PERFECT MASTER

歯科国試
パーフェクトマスター

歯科矯正学

清水典佳・鈴木里奈　著

第2版

JN003095

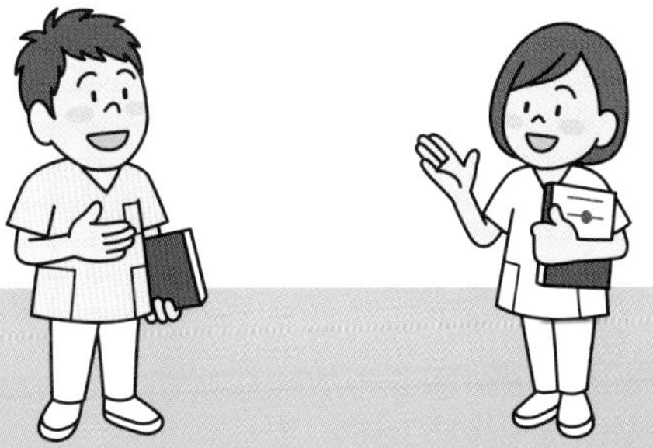

医歯薬出版株式会社

執筆者一覧

日本大学歯学部歯科矯正学講座

清水典佳

鈴木里奈

本書中のマークの見方

Check Point	：各章の最も大切な項目
よくでる	：歯科医師国家試験に頻出の内容
CHECK!	：必ず押さえておきたい重要ポイント
—	：大切なキーワード，キーポイント
—	：理解を助ける補足
コラム	：著者からのアドバイス

This book is originally published in Japanese
under the title of :

Shikakokushi Pāfekutomasutā Shikakyōseigaku
(Orthdontics for National Board of Dental Examination)

Shimizu, Noriyoshi
Professor Emeritus,
Nihon University School of Dentistry
Suzuki, Rina
Nihon University School of Dentistry
Director of Ichibancho Orthodontic Clinic

© 2016 1st ed.
© 2022 2nd ed.

ISHIYAKU PUBLISHERS, INC.
7-10, Honkomagome 1 chome, Bunkyo-ku,
Tokyo 113-8612, Japan

はじめに

歯科矯正学は近年目まぐるしい発展を遂げており，楽しみ尽くすことのない奥の深い学問です．私が歯科矯正学を学び始めたころは，数えるほどしかなかった関連書籍も今や多数存在しますが，残念ながら玉石混合で科学的根拠の乏しいものも散見されます．その中で信頼できる書籍を選んで網羅することは容易ではありません．

近年の厳しい歯科医師国家試験を受験する学生にとっては，歯科矯正学の中でも歯科医師として具備すべき知識および技能を重要度の高い順に効率よく習得することが必要です．しかし国家試験のために改めて教科書を開いても，その内容は膨大で，項目の重要度，優先度の記載はなく，さらに教科書は歯科矯正学を系統的に章として記載しており，数章にまたがる内容の関連性や付随事項についての記載もわずかです．章を超えて関連項目を包括的に学習することで，理解が深まり応用力が格段に身につくものと考えられます．

このような考えのもと，本学では歯科医師国家試験対策として長年に渡り歯科矯正学の重要項目をまとめ，学生教育に利用してきました．その内容を“歯科国試パーフェクトマスターシリーズ”として，2016 年に第 1 版を発刊し，6 年間好評をいただいておりましたが，このたび第 2 版としてリニューアルすることとなりました．第 2 版出版にあたり，歯科医師国家試験出題基準に準拠した内容を精査し，教科書だけでは読者の皆さんが理解しにくい点や間違いやすい点を，写真や図表を多く用いてわかりやすく解説するとともに，関連性の深い項目については章を超えて連結することで，包括的応用力を身に着けられるようにしました．さらに毎年出題される新問題についても詳細に検討し，記載内容の加筆，修正，図の変更，追加などにより漏れのない内容としました．また，臨床実地問題対策として頻出の症例をまとめて付録とし，各症例の特徴，分析値の読み方，治療方針立案，治療による変化などを解説することで，臨床に即した応用力を習得し，タクソノミーⅡ，Ⅲ型問題にも対応できるようにしました．

本書をニューアルしたことで歯科矯正学を一層効率よく理解できる力強い 1 冊になったと自負しております．本書を歯科医師国家試験対策書として活用していただくのはもちろんのこと，ベーシックな歯科矯正学の参考書として歯科医療に携わる多くの方々に利用していただければ望外の喜びです．

2022 年 5 月

清水典佳

歯科国試パーフェクトマスター

歯科矯正学　第２版　目次

Chapter 1　成長発育 …… 1
Chapter 2　咬　合 …… 12
Chapter 3　不正咬合の原因 …… 28
Chapter 4　診　断 …… 40
Chapter 5　検査・分析 …… 42
Chapter 6　矯正歯科治療における抜歯 …… 65
Chapter 7　矯正力 …… 73
Chapter 8　矯正力に対する生体反応 …… 77
Chapter 9　固　定 …… 84
Chapter 10　矯正用材料 …… 89
Chapter 11　矯正用器械・器具 …… 97
Chapter 12　矯正装置 …… 103
Chapter 13　乳歯列期・混合歯列期の治療 …… 130
Chapter 14　永久歯列期の治療 …… 134
Chapter 15　保　定 …… 141
付録1　絶対押さえておきたい国試頻出の症例 …… 144
付録2　解ける！歯科矯正学 …… 155
文献 …… 165
索引 …… 166

Chapter 1 成長発育

Check Point

- 全身の成長発育について理解する.
- 頭部, 顎顔面, 歯列, 咬合, 口腔機能の成長発育について理解する.
- 『パーフェクトマスター小児歯科学』Chapter 1 も参照すること.

Ⅰ. 全身の成長発育

A 成長発育のパターン

1) Scammon の臓器別発育曲線

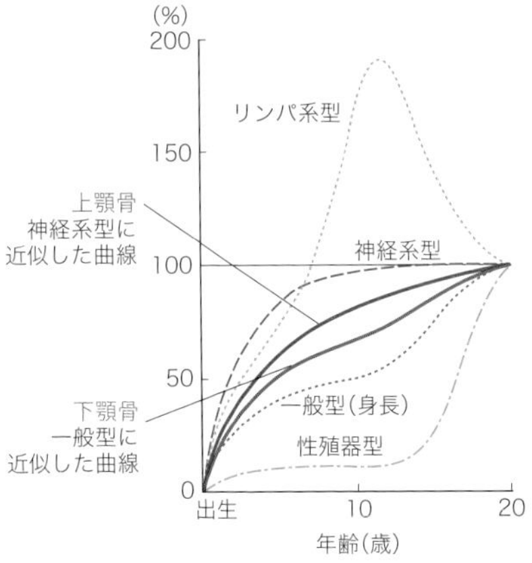

CHECK!

頭蓋冠は神経系型
下顎骨は一般型

脳頭蓋は神経系型, 顔面頭蓋は一般型に属する. 上下顎骨は一般型に属するが, 上顎骨は一部脳頭蓋底に付着しているため神経系型に近似した曲線となり, 下顎骨はより一般型に近似した曲線となる.

頭蓋骨の分類

脳頭蓋（神経頭蓋）		顔面頭蓋（内臓頭蓋，顔面骨）
頭蓋冠	頭蓋底	
ドーム状に脳を包む	脳をのせる	顔面を構成する比較的薄い骨

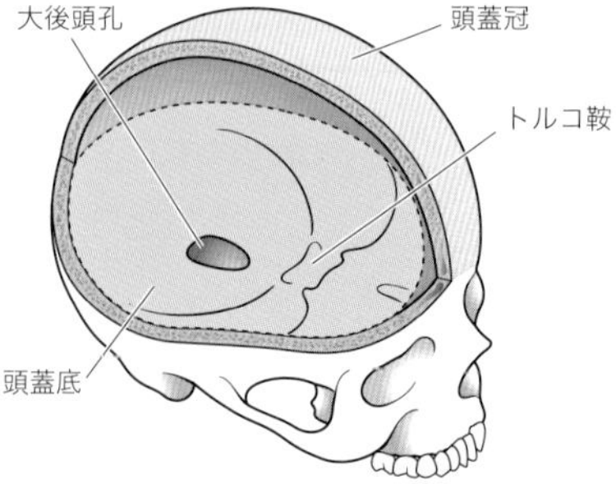

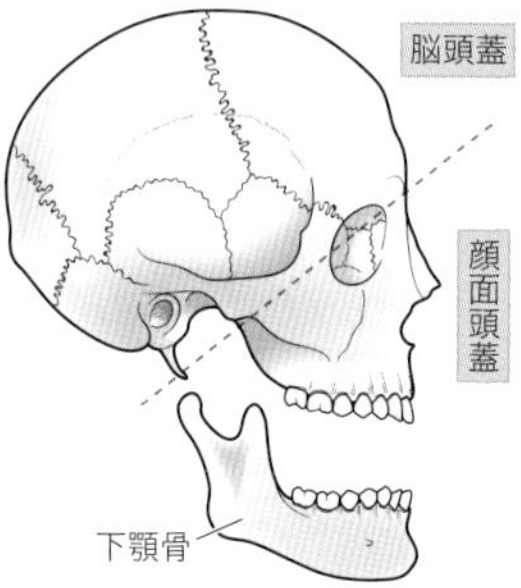

2）身長の成長曲線

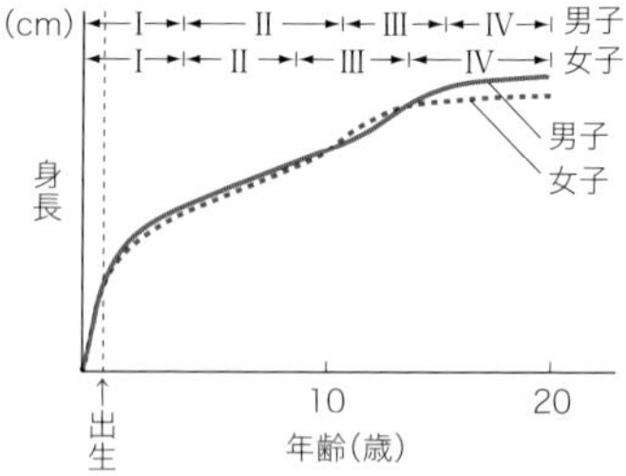

3）成長速度曲線　よくでる

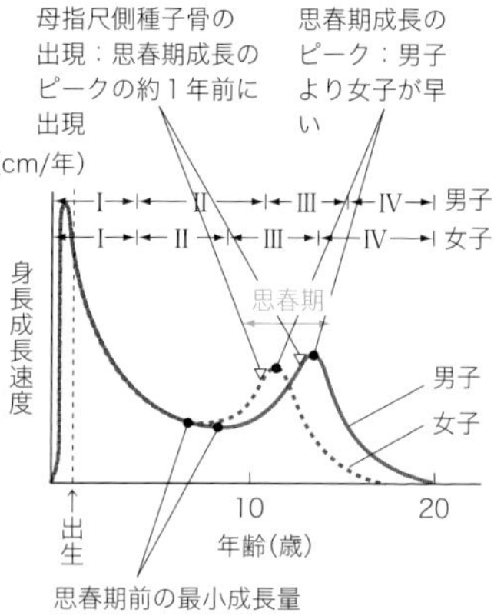

Ⅰ．第一急進期　Ⅱ．安定期
Ⅲ．第二急進期　Ⅳ．漸減期

（高石，1986）

・成長速度のピークは2回ある.

・思春期成長のピークは男子が13～14歳，女子が10～12歳.

・二次性徴が出現すると身長の伸びは緩やかになる.

・初潮は身長の最年間増加量を示す時期の半年～1年後にみられる.

CHECK!

思春期成長のピークは，年齢，性別，母指尺側種子骨の出現，二次性徴の出現などから予測する.

例）13歳女子で「初潮あり」「母指尺側種子骨あり」なら，成長のピークは過ぎたと考える.

B 成長発育の評価法

1）発育指数→『パーフェクトマスター小児歯科学』参照

2）絶対成長と相対成長

・**絶対成長**：生体内のある部分の経年的な成長を評価する方法のこと. 歴齢を基準とする.

・**相対成長**：生体内のある部分を基準として，別のある部分の成長を評価する方法のこと. 相対成長式（アロメトリー式）で表す. 矯正領域では，身長と下顎骨の長さは相対成長が成り立つ.

C 生理的年齢→『パーフェクトマスター小児歯科学』参照

なぜ“残余成長の観察”なの？

成長期の患者で，下顎過成長による骨格性下顎前突の場合，どうするか？　対応を決める大きなポイントは，思春期成長のピークの前なのか後なのか，ということである. ピーク前なら下顎の成長抑制を行う意味があるが，ピーク後ならば残余成長を観察することになる. なぜならピークを過ぎてしまったら成長抑制の効果はあまり期待できないからである. 残余成長を観察し，成長が完了したところで，改めて検査・分析を行い，手術を併用した矯正歯科治療を行う.

Ⅱ．頭部・顎顔面の成長発育

A 骨化様式，骨成長様式 よくでる

骨化様式	
軟骨内骨化	膜内骨化
・人間の身体のほとんどの骨は軟骨内骨化 結合組織 → 軟骨組織 → 骨組織 結合組織から軟骨芽細胞が分化／軟骨芽細胞が軟骨細胞を作る／破骨細胞が軟骨細胞を壊す／骨芽細胞が骨細胞を作る	・顔面頭蓋部の扁平な骨の多くは膜内骨化 結合組織 → 骨組織 結合組織から骨芽細胞が分化／骨芽細胞が骨細胞を作る

<table>
<tr><th colspan="3">骨成長様式</th></tr>
<tr><th>軟骨性成長</th><th>骨膜性成長</th><th>縫合性成長</th></tr>
<tr><td>・軟骨内骨化によって成長する</td><td>・膜内骨化によって成長する</td><td>・縫合部で新生骨が添加して成長する</td></tr>
<tr><td>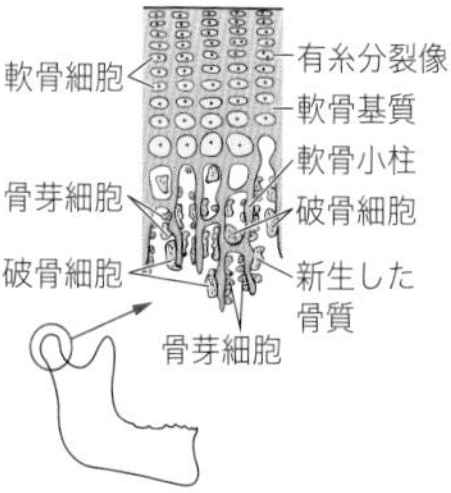
</td><td>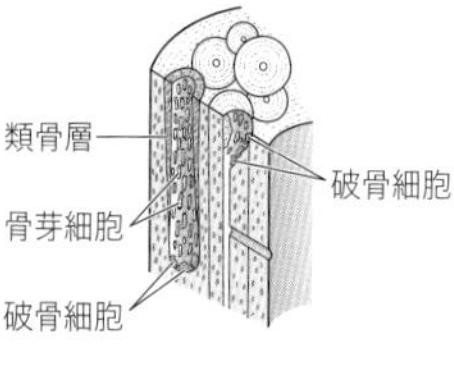
</td><td>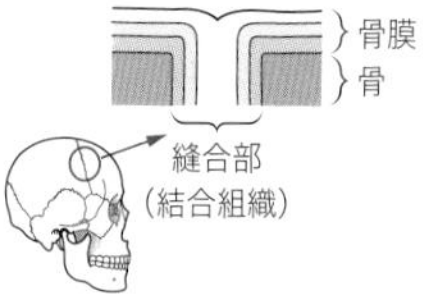
</td></tr>
</table>

（図は歯科矯正マニュアル第 4 版，2006 より改変）

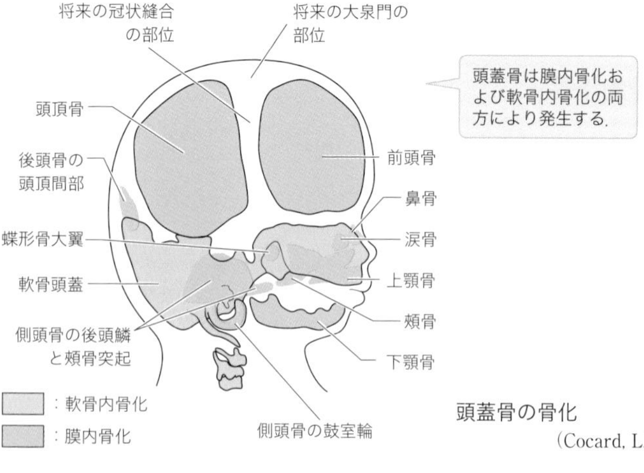

頭蓋骨の骨化

（Cocard, L.R., 2008）

B 頭蓋冠の成長

頭蓋冠は膜内骨化を示す．また，骨膜性成長（頭蓋冠外面の骨添加と内面の骨吸収）と縫合性成長（縫合部骨縁での骨形成）により，頭蓋冠の容積は増大する．

CHECK!

・骨と骨の連結部分を縫合，縫合の交わる部分を泉門という．出生時は骨化しないまま線維性結合組織で満たされているが，やがて骨化し閉鎖していく．
・大泉門は生後約 1 年半〜 2 年で閉鎖し，他の泉門はそれより早期に閉鎖する．

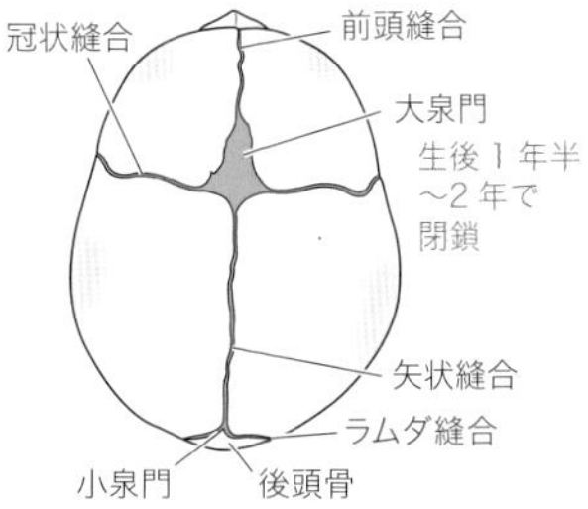

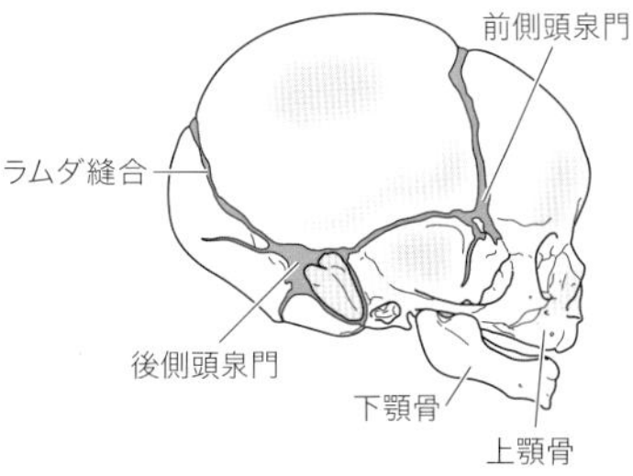

C 頭蓋底の成長

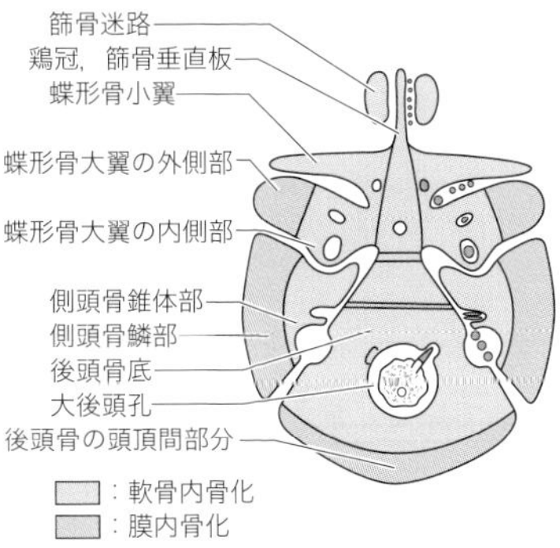

発生中の頭蓋骨の頭蓋底の模式図

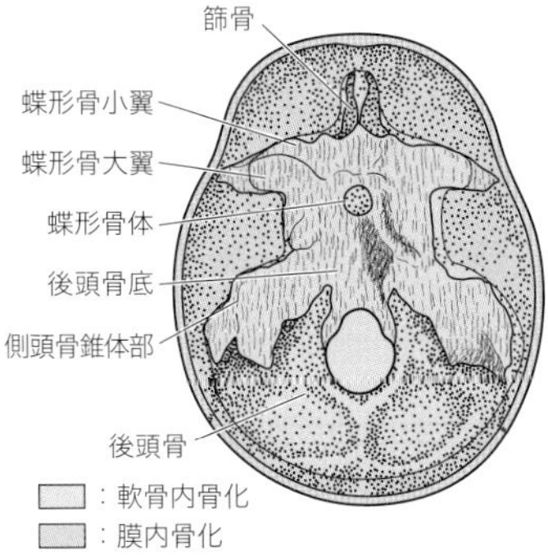

成人の頭蓋底内面（内頭蓋底）

1）頭蓋底の発生

頭蓋底発生の段階で，軟骨原基が形成され，膜性頭蓋骨と合体する．頭蓋底の大部分は軟骨内骨化であるが，厳密には図に青で示す部分が軟骨原基由来であり，軟骨内骨化を示す（赤で示す部分は膜内骨化）．よって，蝶形骨，後頭骨，側頭骨などは軟骨内骨化と膜内骨化の両方を示す．

CHECK!

- 頭蓋底の大部分は，軟骨内骨化を示す．
- 蝶形骨，後頭骨，側頭骨，下顎骨は軟骨内骨化と膜内骨化の両方により成長．

2）頭蓋底の成長

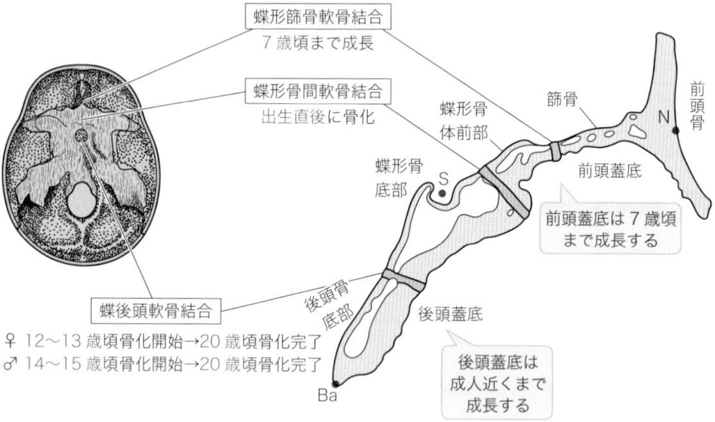

（Enlow, 1990）

頭蓋底は3つの軟骨結合により成長している．蝶形篩骨軟骨結合は7歳頃に骨化するので，前頭蓋底は7歳頃まで成長する．蝶後頭軟骨結合は20歳頃までに骨化するので，後頭蓋底は成人近くまで成長する．蝶形骨間軟骨結合は出生直後に骨化する．

3）頭蓋底正中部における骨リモデリング

成長とともに下垂体窩は拡大する．斜台（蝶形骨部）および大後頭孔前縁は骨リモデリングにより成長し，頭蓋底長径は増大する．

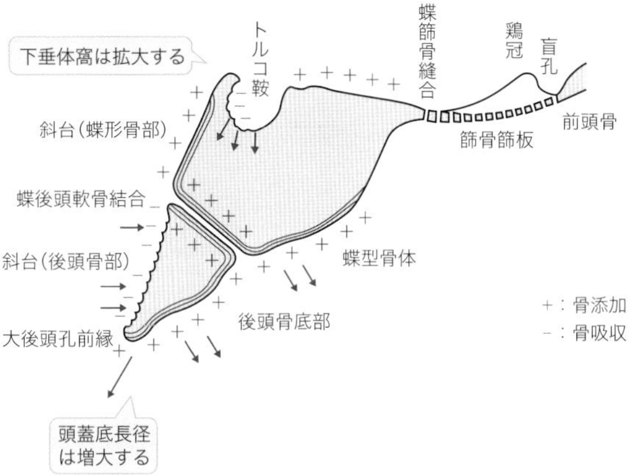

（Melsen, 1974）

D 顔面頭蓋の成長

1）鼻上顎複合体の成長発育

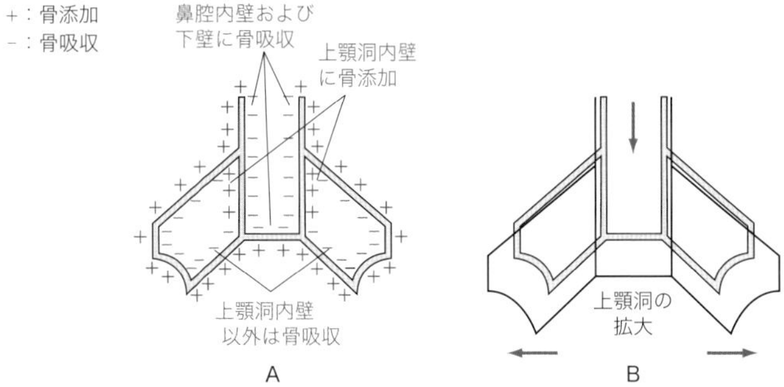

鼻上顎複合体の下方成長（Moyers, 1988）

鼻腔内壁および下壁に骨吸収（A）
上顎洞内壁に骨添加（A）
上顎洞内壁以外は骨吸収（A）
→上顎洞の拡大（B）

(1) 口蓋の成長　よくでる

口蓋は口腔側（下面）に骨添加，鼻腔側（上面）に骨吸収が生じる．これにより口蓋は下方に移動し，鼻腔は拡大する．また，歯の萌出とともに歯槽突起には骨添加が生じ，口蓋の深さと幅が拡大する．

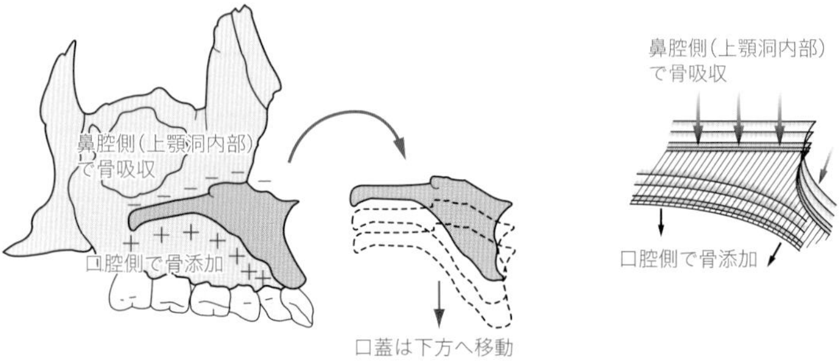

(Enlow, 1990)

CHECK!

- 口蓋は，口腔側の骨添加と鼻腔側の骨吸収により，下方に移動する．
- 歯槽突起は歯の萌出により骨添加する．

(2) 切歯部付近の上顎骨の成長

上顎骨では前鼻棘部は骨添加し，体面部は骨吸収するため，歯槽部は凹彎する．

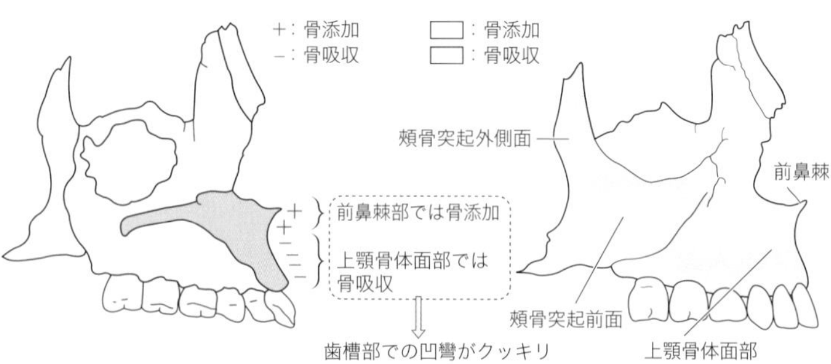

上顎骨における骨吸収と骨添加（Enlow, 1990）

(3) 上顎歯列弓の成長

後方の結節部で骨添加が起こり，歯列弓の幅と長さが増加する．

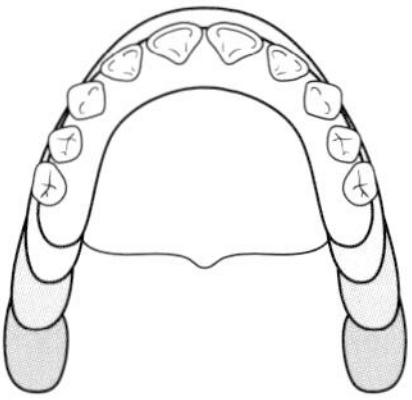

(4) 頬骨突起の成長

頬骨突起前面の骨吸収と内前面の骨添加により後方に移動する．

また，頬骨突起内側面の骨吸収と外側面の骨添加により側方に移動していく．

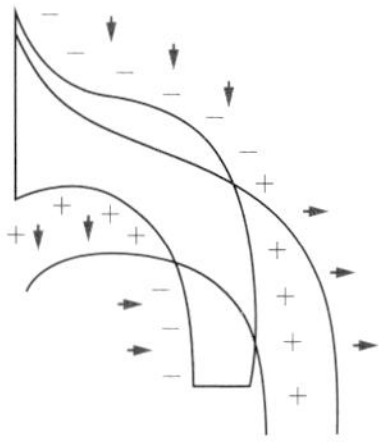

(5) 眼窩の成長

眼窩は骨添加により前方に移動する．

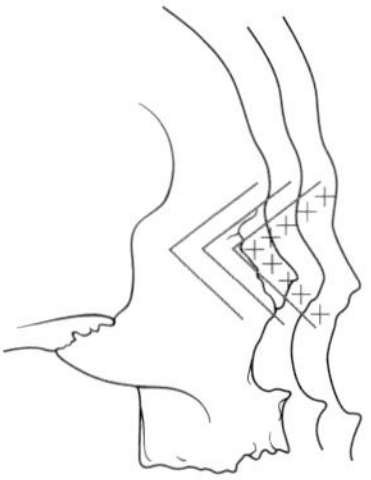

上顎骨の前下方移動のイメージ

頭蓋骨と鼻上顎複合体の間の縫合部が骨添加し，上顎骨は前下方に成長する．

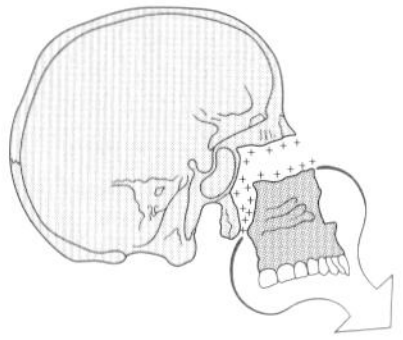

（Proffit，2013）

(6) 縫合部での成長

縫合部における縫合性成長により，鼻上顎複合体は頭蓋骨に対して前下方に移動する．

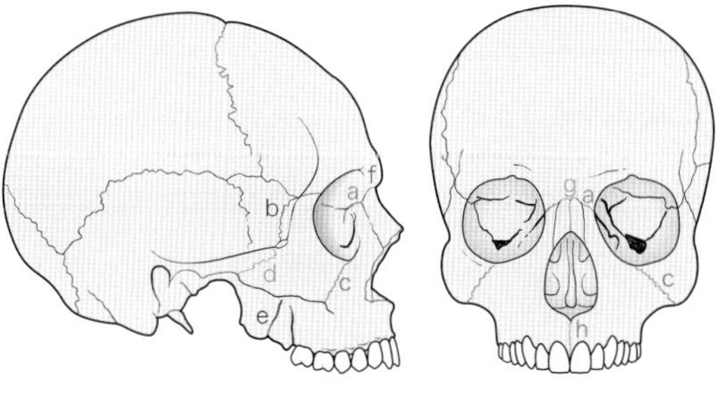

（山下，1977 より改変）

CHECK!

鼻上顎複合体の側方成長に関与するのは，正中口蓋縫合と頬骨上顎縫合

2）下顎骨の成長（骨リモデリング） よくでる

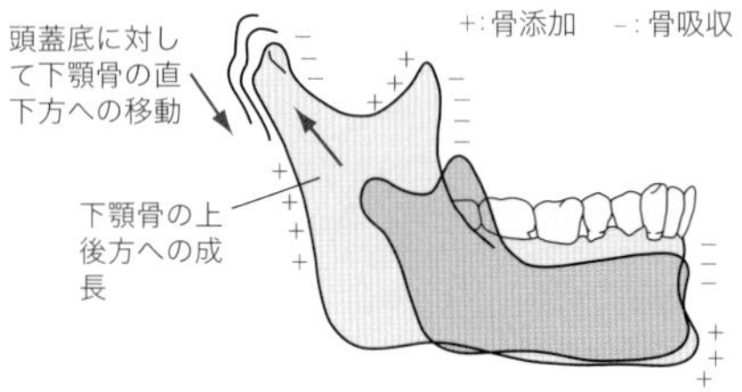

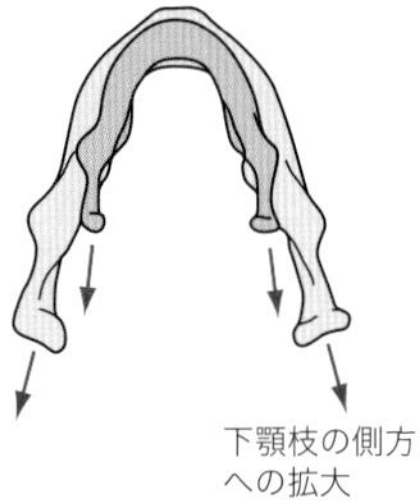

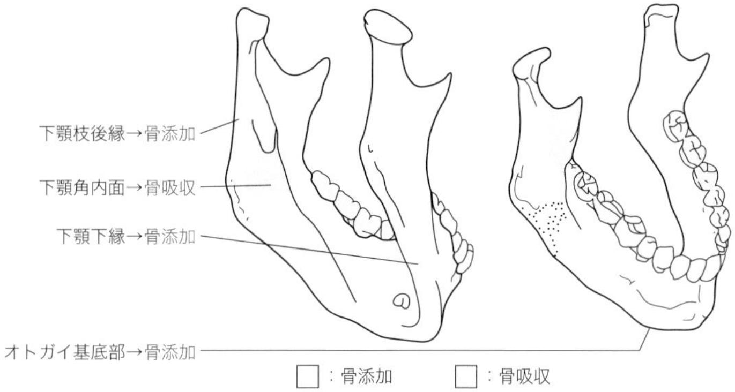

CHECK!

下顎角は成長とともに小さくなり，加齢とともに大きくなる．

3）鼻中隔の成長

鼻中隔軟骨は軟骨内骨化する．

CHECK!

頭蓋底，下顎頭，鼻中隔は軟骨内骨化

CHECK!　下顎骨の成長（骨添加と骨吸収）

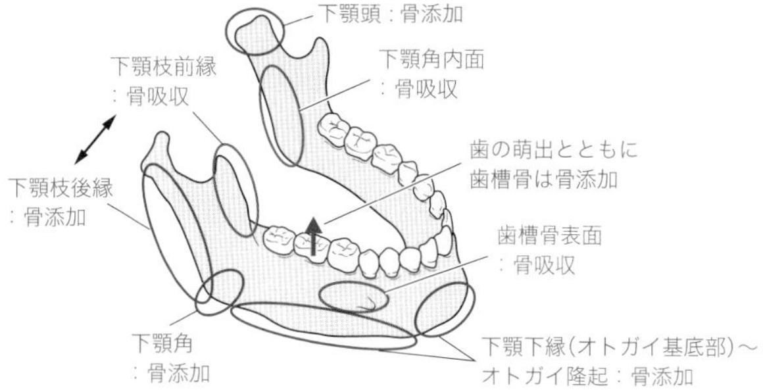

CHECK!　トレース図でみる顔面の成長

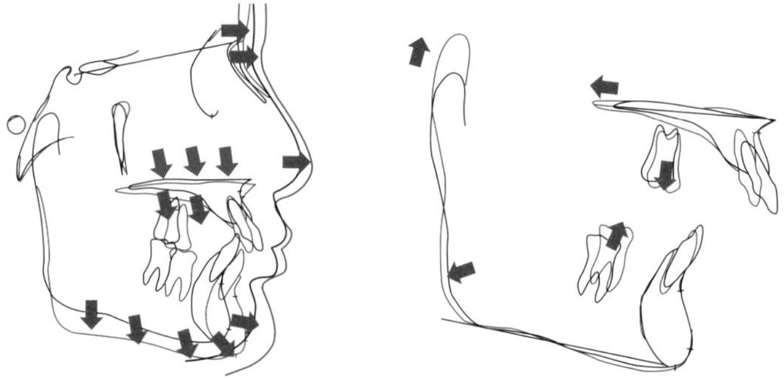

Ⅲ．歯列と咬合の成長発育

Ⅳ．口腔機能の発達

→『パーフェクトマスター小児歯科学』

Chapter 2

咬　合

Check Point

・二態咬合について理解する.
・ポッセルトの図形について理解する.
・閉鎖経路と機能性不正咬合の関係を説明できるようにする.
・正常な永久歯列の咬合における上下顎の接触関係を覚える.
・不正咬合の種類を覚える.
・Angle の不正咬合の分類を覚える.

Ⅰ. 咬合位

上下顎歯の接触状態によって定義される下顎位のこと.

1）咬頭嵌合位（中心咬合位）

上下顎歯の相対する咬頭と窩，隆線が最大面積で接触し，緊密に嵌合する安定した咬合のこと.

2）偏心咬合位

咬頭嵌合位から下顎が偏位した咬合位のこと．前方咬合位，後方咬合位，側方咬合位，切端咬合位などがある.

3）習慣性咬合位

日常的に行われている習慣性開閉運動の終末位のこと．健常者では咬頭嵌合位と一致する.

4）二態咬合　よくでる

習慣性開閉運動の終末位が咬頭嵌合位と一致せず，別の咬合位を示すこと．下顎劣成長の Angle Ⅱ級症例において，下顎の成長促進による治療をはかったが，十分な成長が得られなかった場合に生じやすい．すなわち，治療の結果，習慣性開閉運動の終末位より前方に咬頭嵌合位が構築され，咬合が2カ所存在するようになってしまった状態.

CHECK!

二態咬合は，Ⅱ級ゴム，咬合斜面板，アクチバトール，バイオネーターなどを用いた場合に生じやすい.

矯正歯科治療では，咬頭嵌合位＝習慣性咬合位となるように治療する.
二態咬合を引き起こしてはならない.

Ⅱ．下顎運動

1）ポッセルトの図形（スウェーデンのバナナ）

健常有歯顎者の下顎切歯点の限界運動範囲を表す図形．菱形柱を示す.

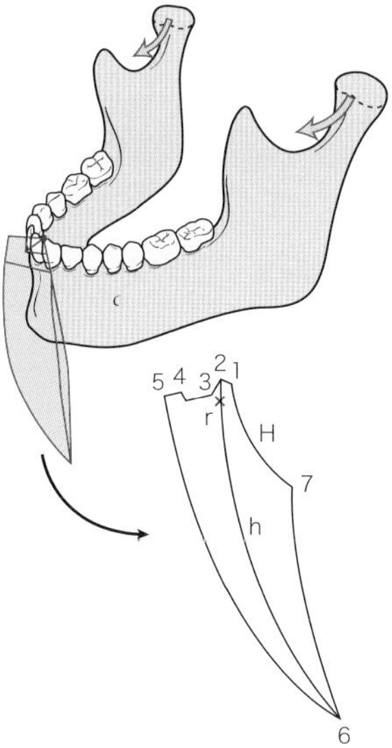

1．最後方位：下顎が最も後退した位置
2．咬頭嵌合位（中心咬合位）：上下顎歯の相対する咬頭と窩，隆線が最大面積で接触し，緊密に嵌合する安定した咬合の位置
3．切端咬合位：上下顎前歯の切縁が接する位置
4．前方咬合位：下顎切歯点が上顎前歯を乗り越え，逆に被蓋している位置
5．最前方位：下顎が前方に最も突出した位置
6．最大開口位
7．終末蝶番運動の終点
r．下顎安静位：身体的，精神的に安静にし，正しい姿勢をとったときの下顎の位置．上下顎の歯の接触はない.
h（2～6）．習慣性運動路：日常的な下顎の運動経路
H（1～7）．終末蝶番運動路：下顎の最後方位にて開閉運動を行った際の運動路．蝶番運動となる.
5～6．前方限界運動路：蝶番運動となる.
1～7～6．後方限界運動路
1～5．上方限界運動路

ポッセルトの図形を理解しよう！

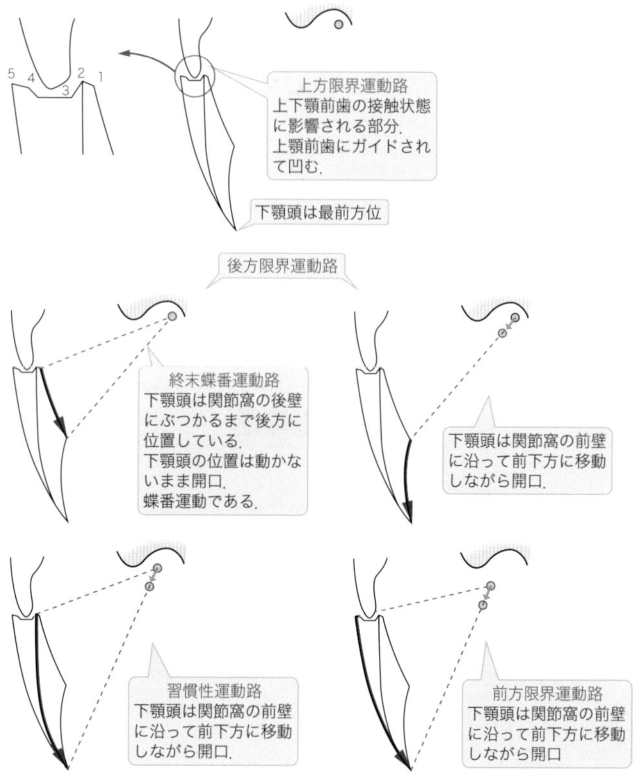
5 4 3 2 1
上方限界運動路
上下顎前歯の接触状態
に影響される部分．
上顎前歯にガイドされ
て凹む．
下顎頭は最前方位
後方限界運動路
終末蝶番運動路
下顎頭は関節窩の後壁
にぶつかるまで後方に
位置している．
下顎頭の位置は動かな
いまま開口．
蝶番運動である．
下顎頭は関節窩の前壁
に沿って前下方に移動
しながら開口．
習慣性運動路
下顎頭は関節窩の前壁
に沿って前下方に移動
しながら開口．
前方限界運動路
下顎頭は関節窩の前壁
に沿って前下方に移動
しながら開口

2）閉鎖経路

習慣性運動路のうち，下顎安静位から咬頭嵌合位にいたる下顎の運動路を閉鎖経路（閉鎖路）という．機能性不正咬合の場合，早期接触により正常な閉鎖経路を妨げ，下顎の偏位を引き起こす．

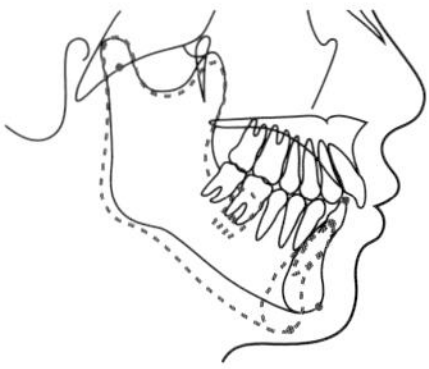
機能的正常咬合

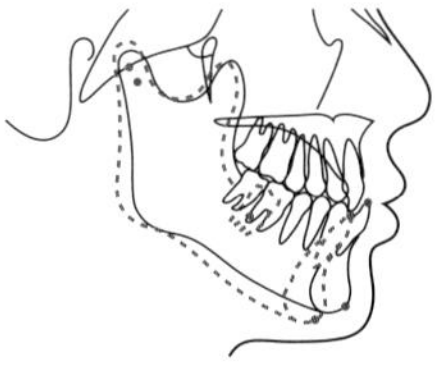
機能的下顎近心咬合

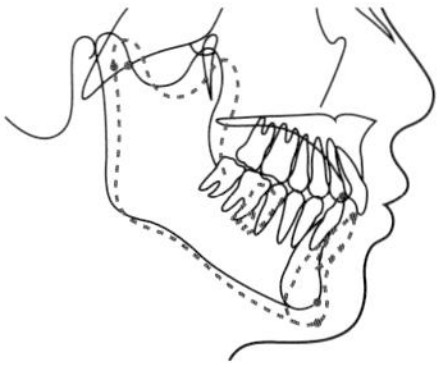
機能的下顎遠心咬合

— 咬頭嵌合位
---- 下顎安静位

機能的下顎近心咬合の場合

下顎切歯点は正常な場合より前方に誘導される.

機能的下顎遠心咬合の場合

下顎切歯点は正常な場合より後上方に誘導される.

CHECK!

閉鎖経路（下顎安静位～咬頭嵌合位）は機能性不正咬合の診断に用いる.

3）咀嚼周期（チューイングサイクル）

咀嚼時の下顎の運動経路を咀嚼周期といい，前頭面，矢状面，咬合面において，切歯点，大臼歯咬頭，下顎頭の運動として表す.

- 前頭面運動路において，下顎切歯点はやや作業側に寄りながら開口→作業側へと偏位→弧を描きながら閉口し，尖形の涙滴状の形を示す.

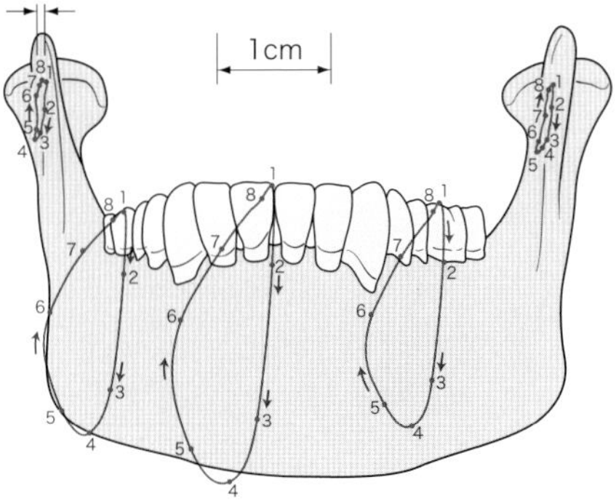

咀嚼運動時の下顎の運動経路

(Lundccn & Gibbs)

- 咀嚼周期において上下顎の切歯はほとんど接触していない.
- 下顎頭は咀嚼周期に伴って，前後的運動＋ベネット運動を行っている.

CHECK!

下顎切歯点の前頭面運動路は尖形の涙滴状.
咀嚼周期に異常がある場合は，形が変形する.

Ⅲ. 正常咬合

A 無歯期〜乳歯列期の正常咬合

→『パーフェクトマスター小児歯科学』

B 永久歯列期の正常咬合 よくでる

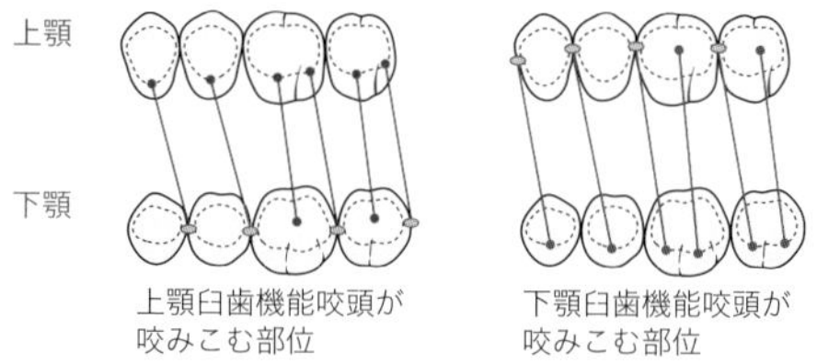

咬合面観

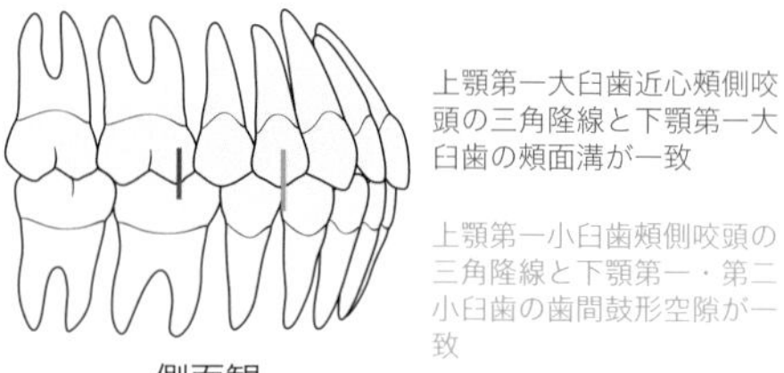

側面観

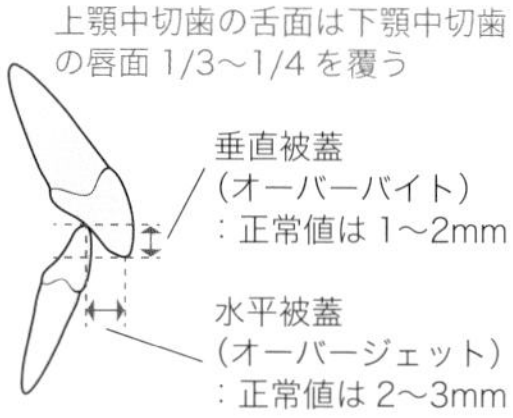

切歯関係

・1 歯対 2 歯の関係で咬合している（下顎中切歯と上顎第三大臼歯以外）.
・咬頭頂と窩，隆線と歯間鼓形空隙，隆線と溝が接触している.

わからなくなったら…？　とっさの手書き！

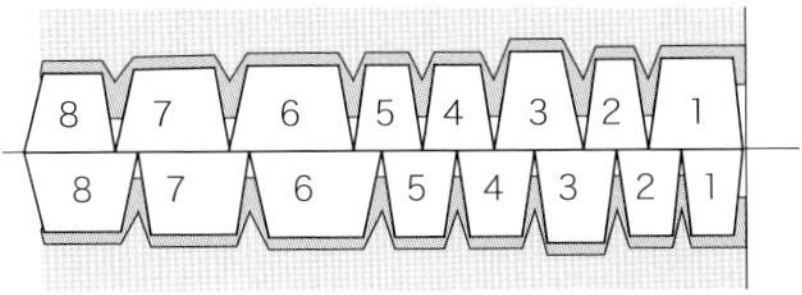

試験中に咬合関係がわからなくなってしまったら，上の図をサッ！　と手書きしてみよう！

1）Spee 彎曲

下顎犬歯の尖頭，小臼歯，大臼歯の頬側咬頭を通り，下顎枝の前面を経て下顎頭の最前部にいたる円弧のこと．

- 下顎の機能運動時に，上下顎歯の距離を一定に保つのに役立つ．
- 不正咬合の場合，正常咬合の場合と比較して Spee 彎曲は過度に強くなる傾向がある．このため，不正咬合の治療では Spee 彎曲を平坦化する必要がある．
- 小児より成人のほうが Spee 彎曲は強い．

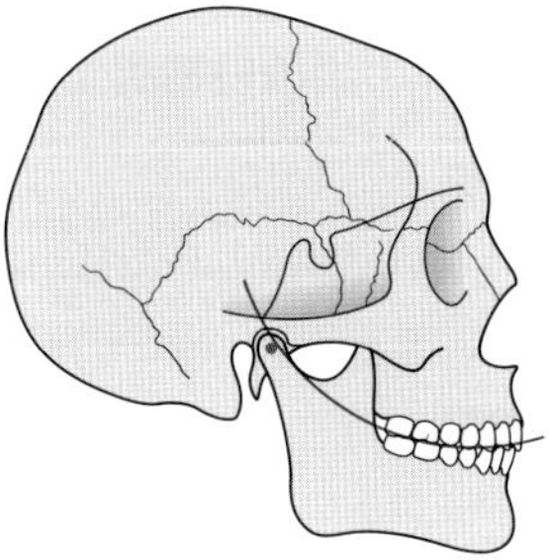

Spee 彎曲

2）バクシネーターメカニズム

歯列の外側からの機能力のこと．

- 帯状に連続した口輪筋，頬筋，上咽頭収縮筋は，内側からの舌の力に拮抗して，歯列や咬合の保持に関与している．
- 上咽頭収縮筋は翼突下顎縫線によって頬筋と結びついている．

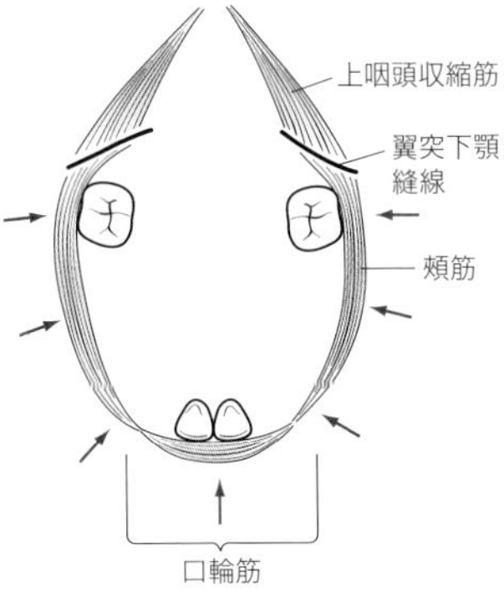

バクシネーターメカニズム

CHECK!

歯列の外側からの機能力＝バクシネーターメカニズム（口輪筋，頬筋，上咽頭収縮筋）
歯列の内側からの機能力＝舌圧
内外側の機能力が拮抗する位置に歯列が並ぶ．

Ⅳ．不正咬合

A 個々の歯の位置異常

1）転位

歯が歯列弓の正しい位置から外れている状態．唇側（頬側）転位，舌側転位，近心転位，遠心転位がある．

2）捻転

歯が長軸を中心にして回転している状態．

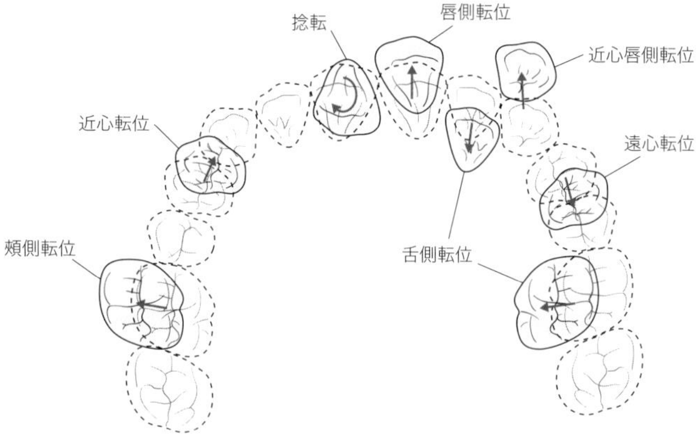

3）低位

歯の切縁あるいは咬頭頂が，咬合平面に達していない状態.

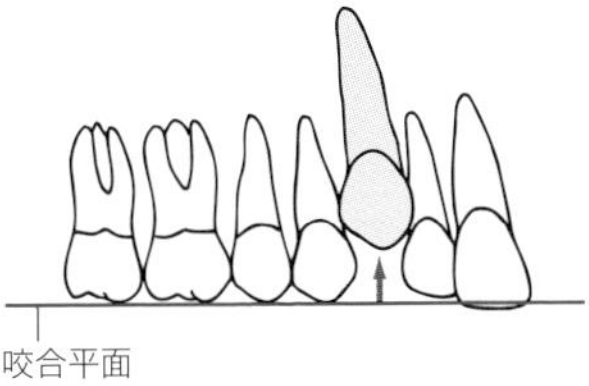

4）高位

歯の切縁あるいは咬頭頂が，咬合平面を越えている状態.

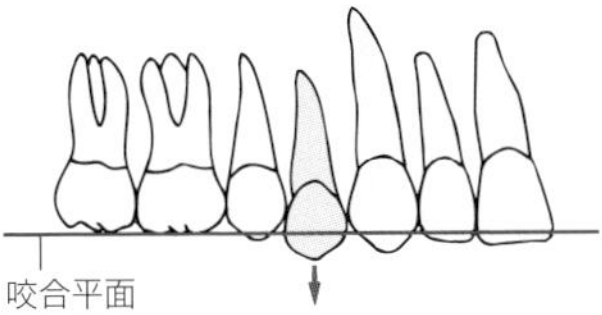

CHECK!

低位：歯が咬合平面に達しない状態
高位：歯が咬合平面を越えた状態
上顎犬歯に多いのは，低位唇側転位

5）傾斜

歯の長軸がいずれかの方向に傾いている状態．唇側（頬側）傾斜，舌側傾斜，近心傾斜，遠心傾斜がある.

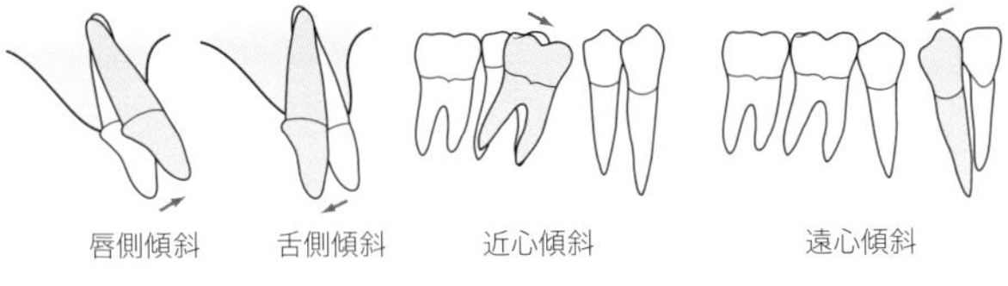

6）移転

歯の萌出位置が入れ替わっている状態.

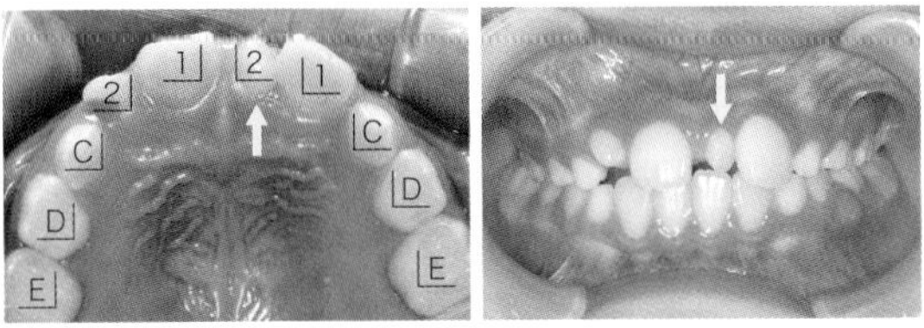

CHECK!

転位と移転を間違えないようにしよう．

B 数歯にわたる位置異常

1）正中離開

1|1 間に間隙がある状態．巨舌や欠損歯により生じやすい．

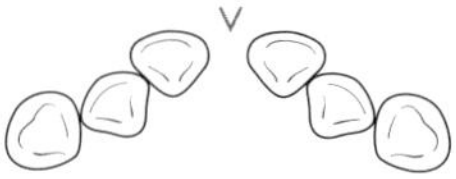

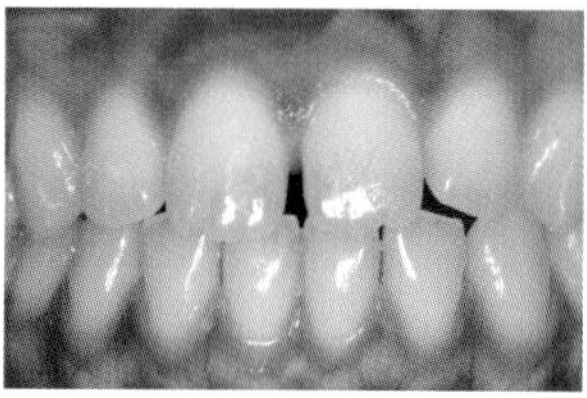

2）翼状（対称）捻転

1|1 が近心捻転している状態．

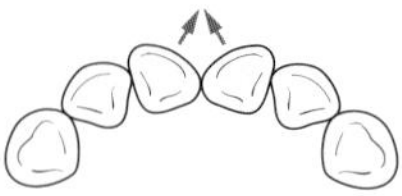

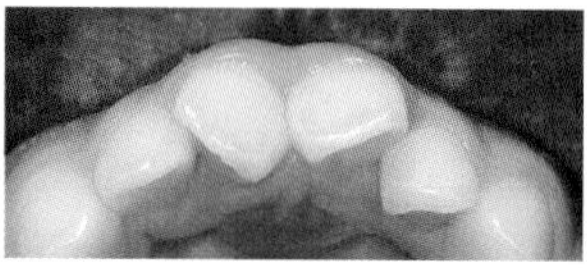

3）叢生

数歯にわたって歯が傾斜や転位，捻転して重なり合っている状態．

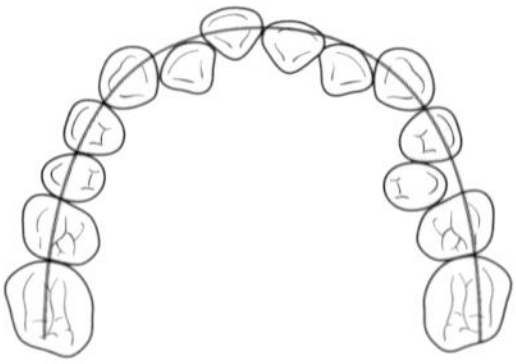

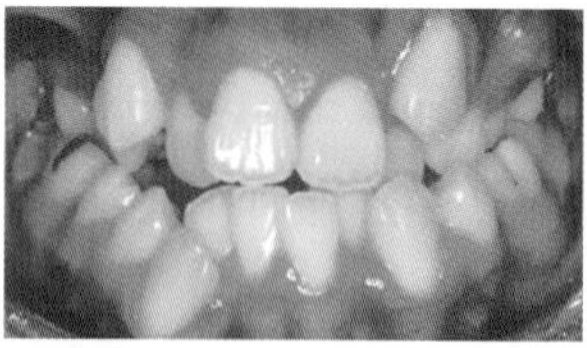

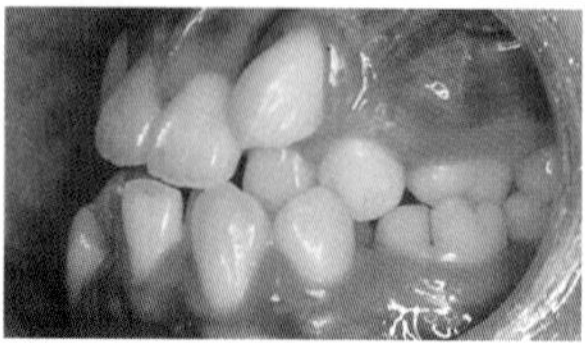

V．歯列弓形態の不正

1）狭窄歯列弓

臼歯間幅径が狭い歯列弓．

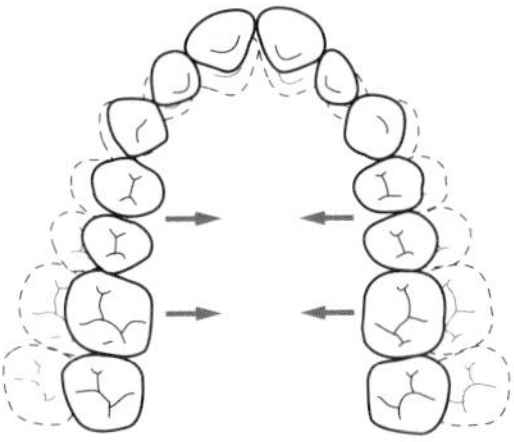

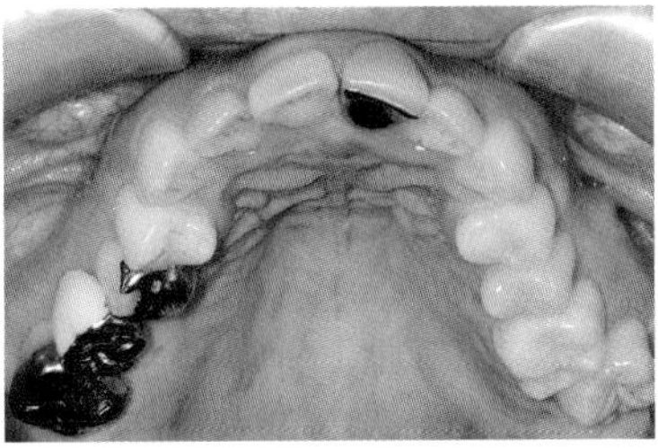

2）V字型歯列弓

犬歯間幅径が狭窄し，中切歯が唇側傾斜し，V字型をした歯列弓．狭窄歯列弓の一種．

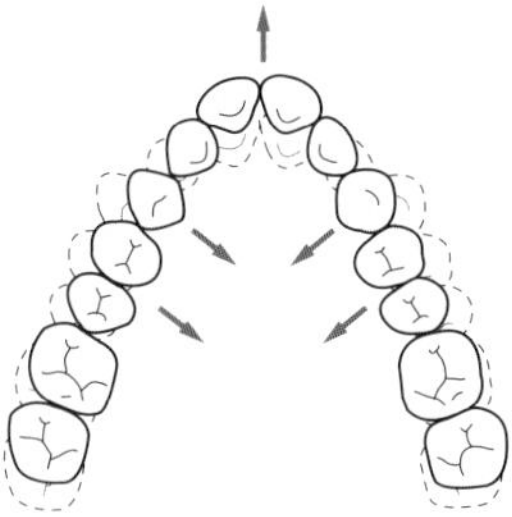

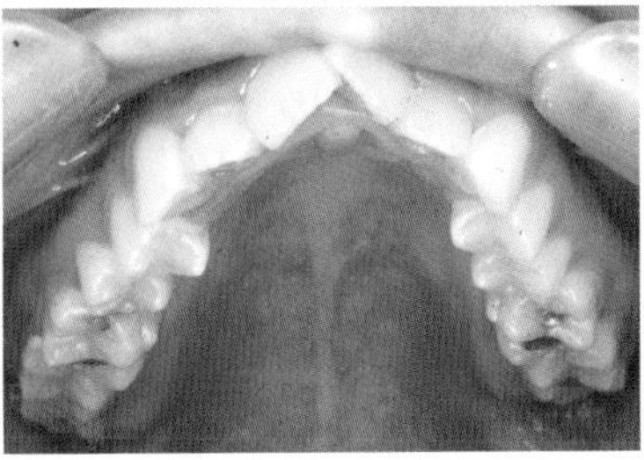

3）鞍状歯列弓　よくでる

小臼歯が舌側に萌出し，鞍状になった歯列弓．下顎に多くみられる．

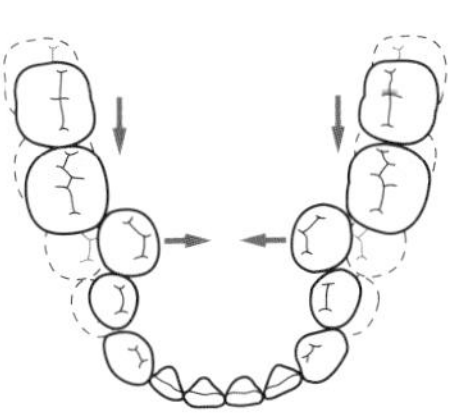

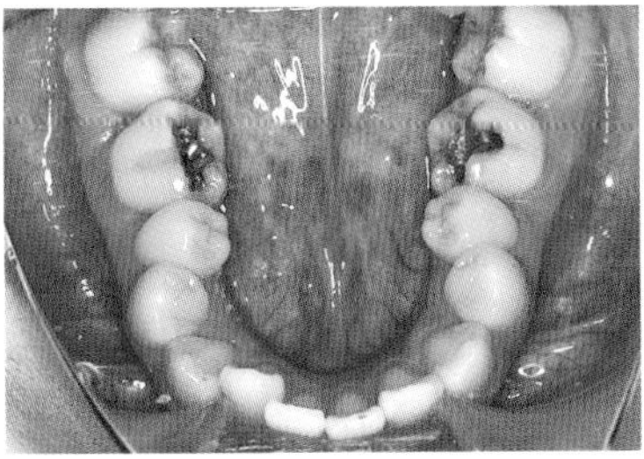

CHECK! 鞍状歯列弓の原因

①下顎の劣成長
②大臼歯の近心転位：第二乳臼歯の隣接面齲蝕，早期喪失などによる
・第二小臼歯の萌出スペースが不足した場合に生じる.
・第二小臼歯の萌出スペースが保たれていれば，大臼歯が早期萌出しても影響はない.

CHECK! 下顎に鞍状歯列弓が多い理由

・下顎の歯は$\overline{1}$→$\overline{6}$→$\overline{2}$→$\overline{3}$→$\overline{4}$→$\overline{5}$→$\overline{7}$の順に萌出することが多く，$\overline{5}$の萌出順序は遅い．そのため，$\overline{5}$の萌出スペースが失われやすい.
・下顎の歯は舌側から萌出するため，鞍状歯列弓になりやすい.

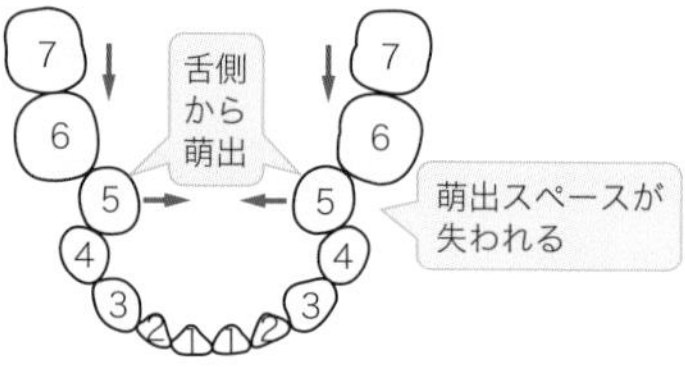

4）空隙歯列弓

歯間に空隙がある歯列弓．顎骨の大きさに対して歯が小さい，巨舌，欠損歯がある場合などにみられる.

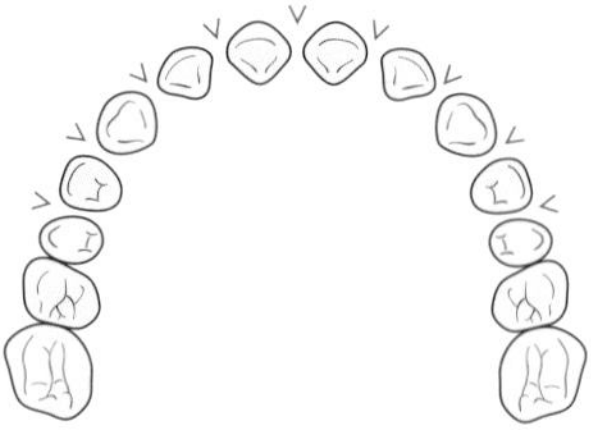

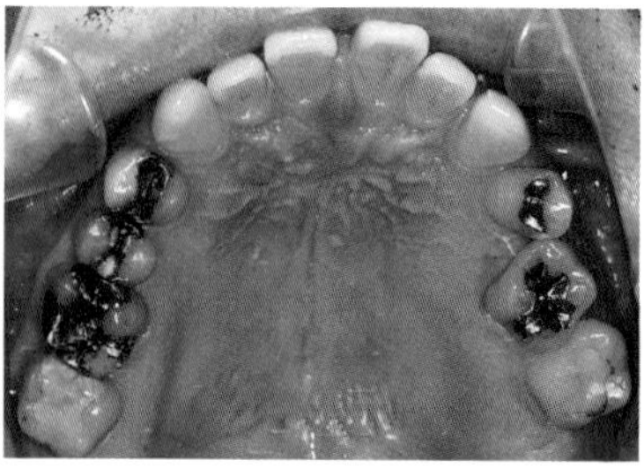

Ⅵ. 上下顎歯列弓関係の不正

A 近遠心関係の異常

近遠心関係の異常の考え方

上顎歯列	下顎歯列	
正常	近心位	下顎近心咬合
正常	遠心位	下顎遠心咬合
近心位	正常	上顎近心咬合
遠心位	正常	上顎遠心咬合
近心位	近心位	上下顎近心咬合
遠心位	遠心位	上下顎遠心咬合
近心位	遠心位	上顎近心咬合＋下顎遠心咬合
遠心位	近心位	上顎遠心咬合＋下顎近心咬合

B 垂直関係の異常

1) 過蓋咬合

前歯部が正常被蓋より深く咬合している状態.

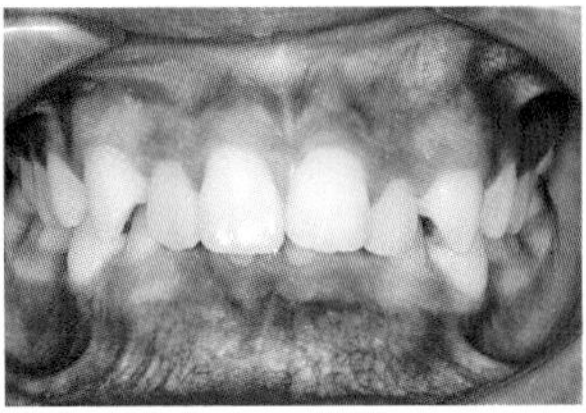

国試では…
上顎前歯に覆われて，下顎前歯がほとんどみえない状態のものは過蓋咬合と考えてよい.

2) 切端咬合

咬頭嵌合位において，上下顎前歯の切縁同士が咬合している状態.

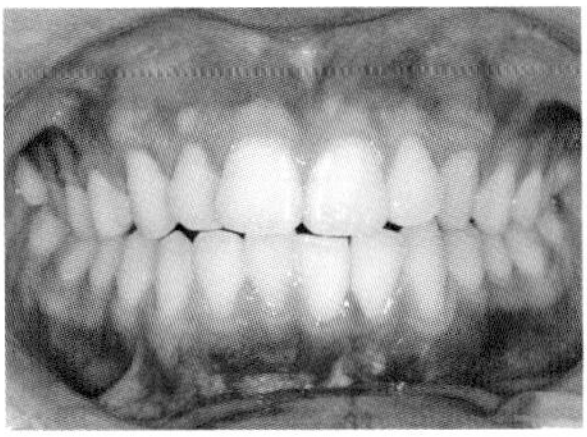

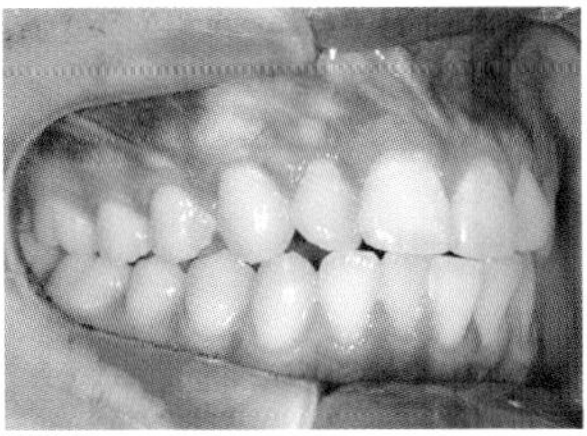

3）開咬

咬頭嵌合位において，数歯にわたって上下顎の歯が接触していない状態．主に前歯にみられる（前歯部開咬）が，臼歯にみられる場合もある（臼歯部開咬）．

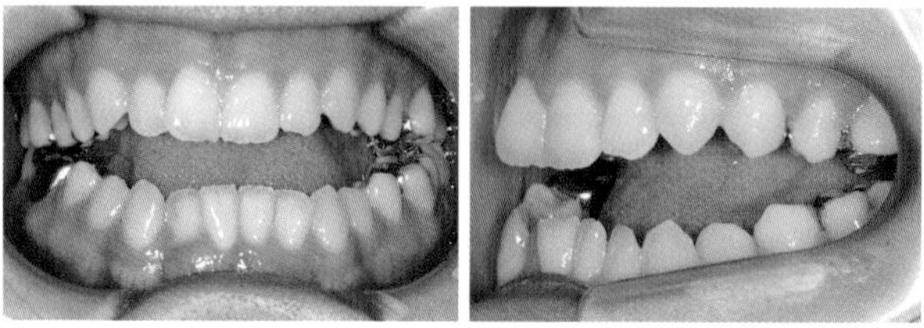

前歯部～臼歯部の開咬

C 水平関係の異常

1）交叉咬合

咬頭嵌合位において，上下顎歯列弓の被蓋関係が逆になっている状態．両側性と片側性がある．

・前歯部交叉咬合のことを一般に反対咬合とよぶ．

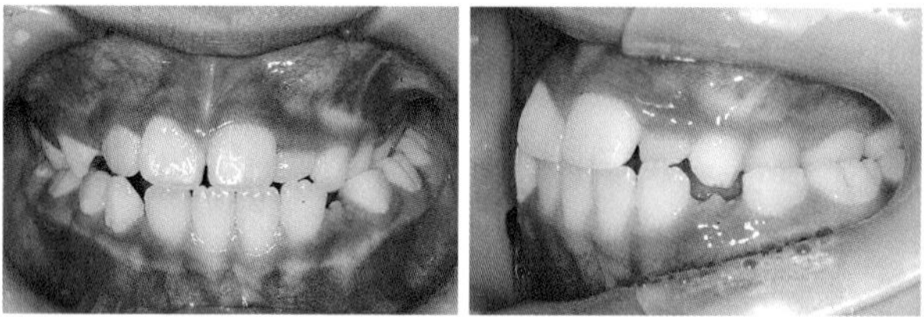

左側臼歯部交叉咬合

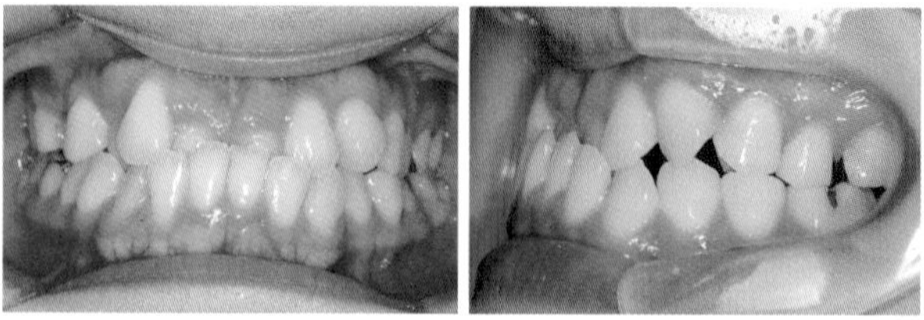

前歯部交叉咬合（反対咬合）

2）鋏状咬合

咬頭嵌合位において，上顎臼歯の舌側咬頭が下顎臼歯の頬側咬頭を越え，鋏状に咬合している状態.

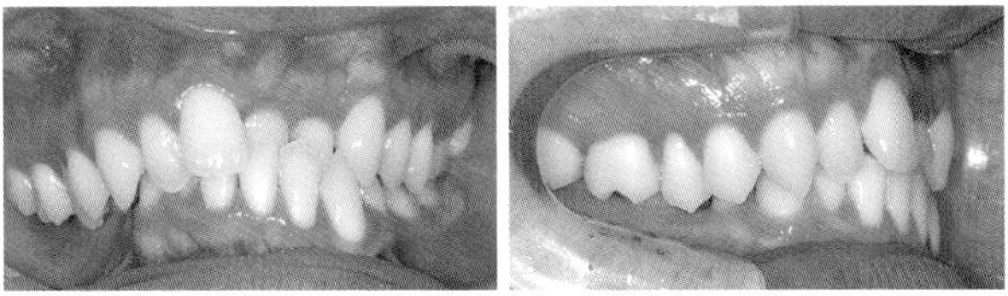

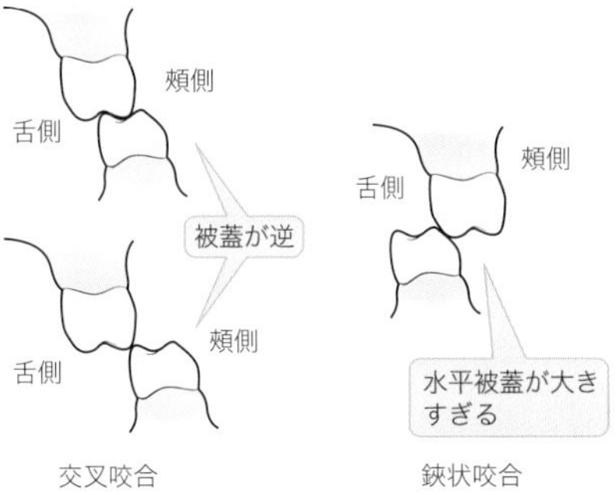

交叉咬合と鋏状咬合の違い

CHECK!

開咬 ：オーバーバイトは小さくなる（マイナスになる）.
過蓋咬合 ：オーバーバイトは大きくなる.
上顎前突 ：オーバージェットは大きくなる.
反対咬合 ：オーバージェットは小さくなる（マイナスになる）.

Ⅶ. 不正咬合の分類

1）Angle の不正咬合の分類

特徴

- 不正咬合の分類である.
- 上下顎歯列弓の近遠心関係を分類.
- $\underline{6}$ の位置を基準として，$\overline{6}$ の近遠心的な位置によって分類.

欠点

- $\underline{6}$ の位置は不変としているため，$\underline{6}$ の位置異常は考慮されていない.
- 垂直的異常，水平的異常については考慮されていない.

Angle I 級は，臼歯関係は正常だが，何らかの不正がある状態のこと．正常咬合ではないので注意すること．

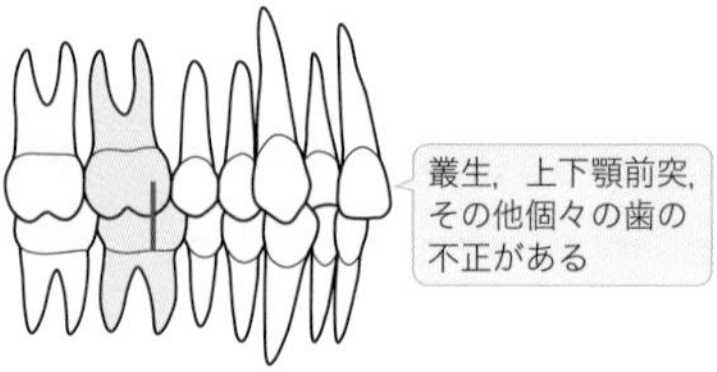

上下顎歯列弓が正常な近遠心的関係
Angle I 級

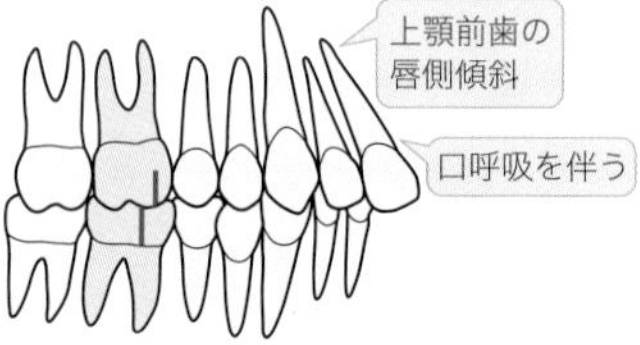

下顎遠心咬合
Angle II 級 1 類

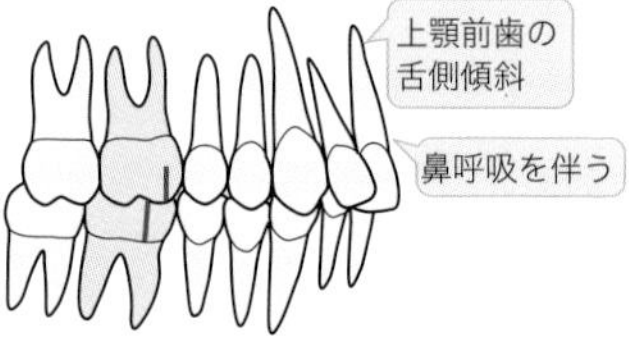

下顎遠心咬合
Angle II 級 2 類

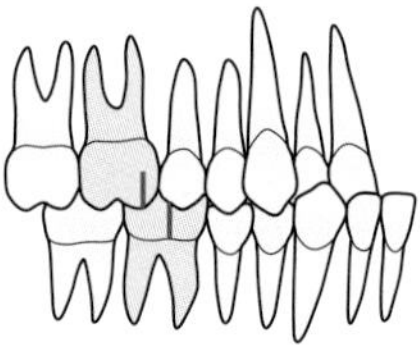

下顎近心咬合
Angle III 級

Angle の不正咬合の分類

CHECK!

正常な大臼歯関係は…

6 近心頬側咬頭の三角隆線と 6 頬側面溝が一致（━）

正常な犬歯関係は…

3 尖頭と 4 3 歯間鼓形空隙が一致（━）

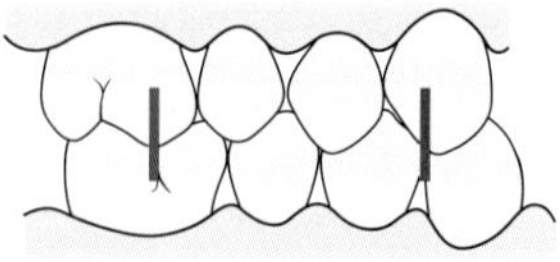

Angle の不正咬合の分類と押さえておくべき特徴

Angle の不正咬合の分類		臼歯関係	特　徴
Angle I級		正常	・臼歯関係は正常だが，叢生，上下顎前突，その他個々の歯の不正があるもの．
Angle II級	1類（上顎前歯が唇側傾斜し，口呼吸を伴うもの）	下顎遠心咬合	・オーバージェットが大きい． ・上下顎中切歯歯軸傾斜角が小さい． ・上顎前歯が唇側傾斜しているため，口唇は閉鎖困難．→無理に閉じようとすると口輪筋やオトガイ筋が過度に収縮し，オトガイ部にシワが寄る． ・通常時は，口輪筋は弛緩している．
	2類（上顎前歯が舌側傾斜し，鼻呼吸を伴うもの）		・オーバージェットが小さい． ・オーバーバイトが大きい（過蓋咬合）． ・上下顎中切歯歯軸傾斜角が大きい． ・FMA は小さい．
Angle III級		下顎近心咬合	・前歯は反対咬合を示すものが多い． ・オーバージェットは小さい．

Angle II級 2 類の特徴　よくでる

・呼吸様式は鼻呼吸である．

・オーバージェットが小さい．

・オーバーバイトが大きい（過蓋咬合）．

・上下顎中切歯歯軸傾斜角が大きい．

・フランクフルト平面に対する上顎中切歯歯軸傾斜角が小さい．

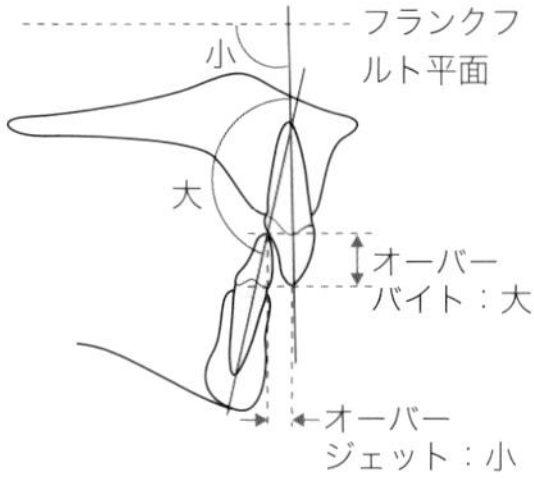

2）骨格分類

上下顎骨の前後的位置関係を分類したもの．

国試における骨格分類の目安

分類	ANB	側　貌
骨格性 I 級	0～2°	ストレートタイプ（直線型）
骨格性 II 級	3° より大きいもの	コンベックスタイプ（凸顔型）
骨格性 III 級	0° 以下	コンケイブタイプ（凹顔型）

※ ANB の標準値は文献により異なるが，ここでは国試における目安となる数値を記載する．→ Angle の不正咬合の分類，側貌型との関係は p.43 参照

Chapter 3

不正咬合の原因

Check Point

- 各先天異常が引き起こす顎骨の不正について理解する.
- 歯数の異常，歯の形態異常，舌の形態異常が引き起こす不正咬合について理解する.
- 各口腔習癖が引き起こす不正咬合について理解する.

I．先天的原因

A 先天異常疾患　よくでる

先天異常と不正咬合　　　　：上顎前突，　　　：下顎前突

先天異常	前後的な顎骨の不正	その他
第一第二鰓弓症候群（Goldenhar 症候群）	下顎劣成長（小顎症）：片側性	顔面非対称，巨口症，耳の形態異常（副耳，小耳症），口唇裂，口蓋裂
Turner 症候群	下顎劣成長（小顎症）	高口蓋，口蓋裂，永久歯の早期萌出
Treacher Collins 症候群（下顎顔面異骨症）	下顎劣成長（小顎症）：両側性	上下顎骨・頰骨形成不全，巨口症，高口蓋，口蓋裂，開咬，頰部・眼・下顎・外耳・中耳の低形成
Russell-Silver 症候群	下顎劣成長（小顎症）	高口蓋，口蓋の狭窄
Pierre Robin 症候群（Robin シークエンス）	下顎劣成長（小顎症）	口蓋裂，舌根沈下，上気道閉塞
猫鳴き症候群	下顎劣成長（小顎症）	高口蓋，口蓋裂
口唇・口蓋裂	上顎劣成長	歯の先天性欠如，歯の形態異常，叢生，埋伏歯，萌出遅延，歯列弓の変形，歯列非対称，上顎歯列狭窄
Down 症候群	上顎劣成長	高口蓋，口蓋裂，巨舌，歯の萌出遅延，歯の先天性欠如，矮小歯，開咬
Crouzon 症候群（頭蓋顔面異骨症）	上顎劣成長	高口蓋，頭蓋縫合の早期癒合，眼球突出

先天異常と不正咬合（つづき）

先天異常	前後的な顎骨の不正	その他
Apert 症候群（尖頭合指症）	上顎劣成長	高口蓋，口蓋裂，頭蓋縫合の早期癒合
鎖骨頭蓋異形成症（鎖骨頭蓋異骨症）	上顎劣成長	高口蓋，乳歯の晩期残存，永久歯の萌出遅延，過剰歯，埋伏歯，形態異常歯
Beckwith-Wiedemann 症候群（EMG 症候群）	上顎劣成長，骨格性開咬	巨舌
Marfan 症候群	不正咬合：特に下顎前突	高口蓋，口蓋裂
軟骨無形成症	上顎劣成長	低身長，四肢短縮型小人症

※上顎劣成長で下顎は正常な成長を示す場合，相対的に反対咬合となる．また，中顔面は劣成長を認める．

※下顎劣成長（小顎症）で上顎は正常な成長を示す場合，相対的に上顎前突となる．

CHECK!

上顎劣成長だと…→反対咬合，中顔面の劣成長
下顎劣成長（小顎症）だと…→上顎前突

CHECK!

先天異常と前後的な顎骨の不正については頻出なので，必ず覚えておくこと．

B 歯数の異常

①過剰歯：上顎正中に多く，正中離開，叢生の原因となる．

②欠如歯：空隙歯列，隣接歯の傾斜の原因となる．

C 歯の形態異常

①巨大歯：$\underline{12}$ に多い．叢生，上顎前歯の唇側傾斜の原因となる．

②矮小歯（円錐歯，栓状歯）：$\underline{2}$ に多い．空隙歯列の原因となる．$\underline{2}$ の矮小歯は，オーバーバイトおよびオーバージェットの減少を引き起こすことがある．

③癒合歯，癒着歯：$\overline{12}$，$\overline{23}$ に多い．歯冠幅径は，$\overline{1}+\overline{2}$ よりも $\overline{12}$ 癒合歯・癒着歯のほうが小さくなる．

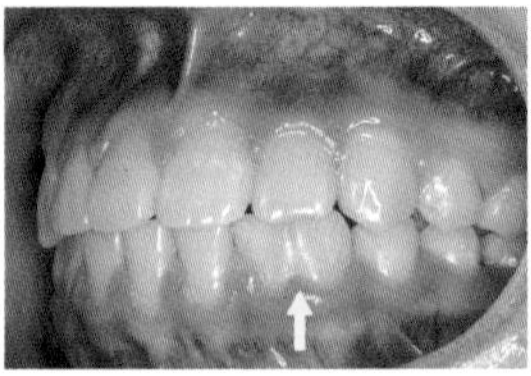

⌈2 3 の癒合歯

CHECK!

歯数の異常，歯の形態異常は，トゥースサイズレイシオ（→ p.48，49 参照）の不均衡を引き起こす．

D 口腔軟組織の形態異常

①巨舌症：歯の唇・頬側傾斜を引き起こし，上下顎前突，開咬，空隙歯列の原因となる．

②小舌症，無舌症：歯列弓の狭窄，叢生の原因となる．

Ⅱ．後天的原因

A 全身的原因

1）内分泌障害

・脳下垂体からの成長ホルモンの過剰分泌による末端肥大症（アクロメガリー）→骨格性下顎前突，舌の肥大による空隙歯列がみられる．

・甲状腺機能亢進→歯の萌出促進がみられる．

・甲状腺機能低下→歯の萌出遅延がみられる．

2）栄養障害

・くる病は，エナメル質減形成，矮小歯や歯の形態異常，萌出遅延，萌出位置異常を引き起こす．

B 局所的原因

1）歯の萌出異常

乳歯から永久歯への歯の交換期において，萌出スペース（特にリーウェイスペース）が確保され，正しい萌出順序で交換が行われることが重要である．これが阻害されると，個々の歯の位置異常が生じることがある．

(1) 時期の異常

・早期萌出：乳歯が早期喪失すると，永久歯が早期萌出することがある．

・萌出遅延：歯胚の位置異常，嚢胞の形成，乳歯の晩期残存，乳歯の早期喪失，萌出スペースの不足，過剰歯，歯牙腫，歯肉の肥厚，歯の骨性癒着などが原因となる．

(2) 位置の異常

・歯胚の位置異常によるもの

・萌出スペース不足によるもの

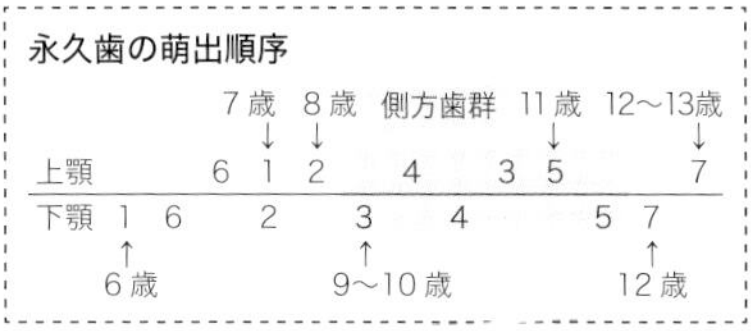

（苅部，2019）

CHECK!

下顎側方歯群の萌出順序は$\overline{3}$→$\overline{4}$→$\overline{5}$が多いので，$\overline{5}$の舌側転位が多い．

2) 永久歯の喪失

歯の連続性の欠如，隣接歯の傾斜，対合歯の挺出などを引き起こす．

3) 口腔習癖　よくでる

口腔習癖は各種不正咬合の原因となる場合がある．また，矯正歯科治療の進行を妨げ，予後の不良をもたらす場合もある．そこで，これらの習癖を的確に診断し，除去することはきわめて重要である．→『パーフェクトマスター小児歯科学』参照

(1) おしゃぶりの長期使用

おしゃぶりを使用する習慣が長期にわたって存在する場合，不正咬合の原因となる．

不正の状態

・上下顎前歯の間にゴム乳首を挿入するため，開咬を生じる．

・口腔内の陰圧状態が継続し，上顎歯列弓が狭窄する．

・上顎歯列弓の狭窄により，臼歯部交叉咬合を生じることがある．

(2) 吸指癖

口腔習癖のうち最も多い．1～2歳でピークとなり，3歳頃から減少する．3歳頃までに中止すれば影響は少ない．

不正の状態

- 口腔内の陰圧状態が継続し，上顎歯列弓が狭窄する．
- 吸引する指や吸引する方向にはさまざまなパターンがあるが，一般的には下唇側（下方）からの母指吸引癖が多い．
- 母指吸引癖により，開咬，上顎前歯の唇側傾斜，下顎前歯の舌側傾斜，上顎前突，下顎の後退，上顎歯列弓の狭窄，臼歯部交叉咬合などが生じる．

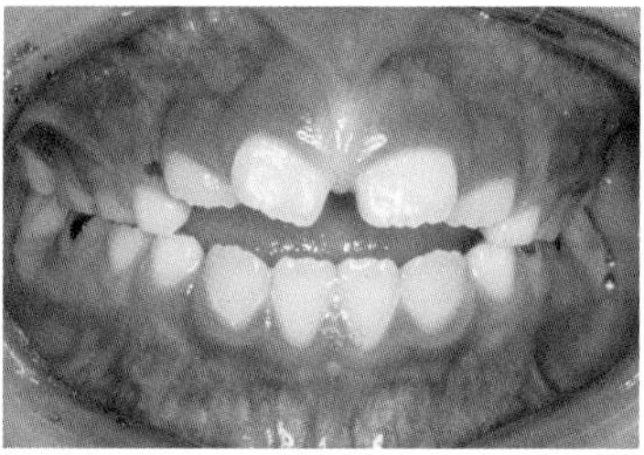

母指吸引癖により生じた開咬

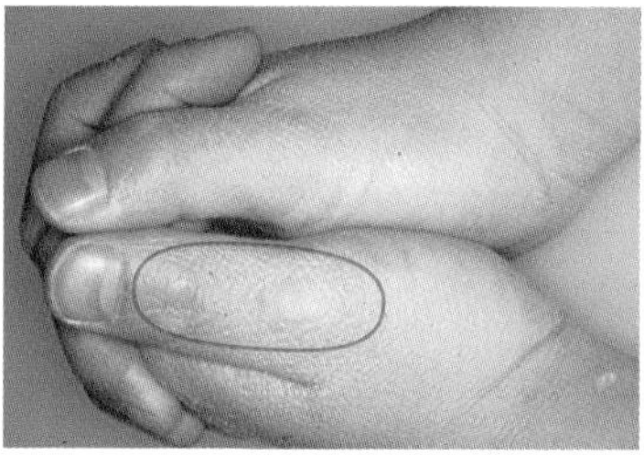

左手の母指にみられる吸いだこ

(3) 弄唇癖

咬唇癖，吸唇癖などがあり，下唇の弄唇癖が多い．

不正の状態

- 下唇の弄唇癖の場合，上顎前歯の唇側傾斜や空隙，下顎前歯の舌側傾斜や叢生などが生じる．
- 成長期に弄唇癖が長期間持続した場合，上顎前突，下顎の劣成長を引き起こす場合がある．

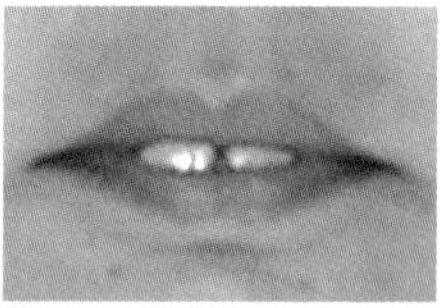

咬唇癖による上顎前歯間の空隙

国試では，特別な記載がないかぎり，
　母指吸引癖：下唇側（下方）から母指を吸引しているもの
　咬唇癖：下唇を咬んでいるもの
について問われていると考えること．
※本書においても，上記の前提で記載する．

(4) 弄舌癖

咬舌癖，舌突出癖などがある．

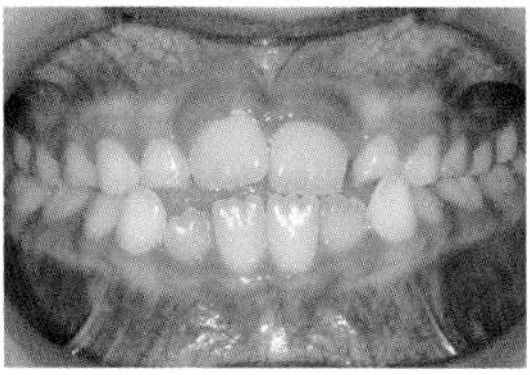
舌突出癖による開咬

不正の状態

・上下顎前歯の唇側傾斜（上下顎前突），開咬，空隙歯列（正中離開など）が生じる．

(5) 口呼吸

アデノイド（咽頭扁桃の増殖肥大），口蓋扁桃の肥厚，鼻中隔彎曲などにより正常な鼻呼吸ができない場合，代償的に口呼吸を行う．

不正の状態

・口で呼吸するため舌は低位となる．すると，頬筋に対して上顎歯列弓を内側から支える力がなくなるため，上顎歯列弓は狭窄する．

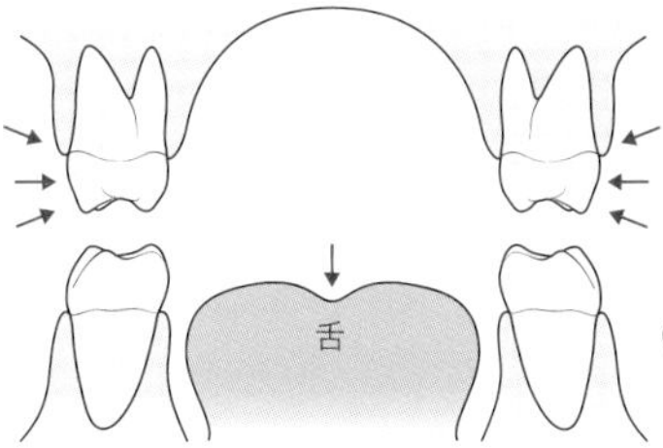

・習慣的に開口しており，口輪筋は弛緩している．上顎歯列弓は側方から頬筋により圧迫されるが，口輪筋の機能力が弱いため上顎前歯は口唇を押しのけて唇側に傾斜する．
・上顎前歯が唇側傾斜するため，口唇は閉鎖不全を生じる．

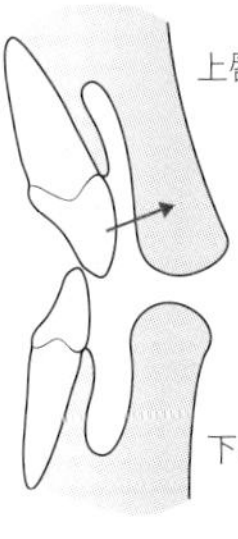

・口呼吸に伴う開咬状態の常習化により，前顔面高およびフランクフルト下顎下縁平面角（FMA）の増大などを生じる．

アデノイド顔貌

よくでる

アデノイド患者に特徴的な顔貌のこと．口唇閉鎖不全，上顎歯列弓の狭窄，上顎前歯の唇側傾斜，前顔面高の増大，フランクフルト下顎下縁平面角の増大，開咬などがみられる．

CHECK!

側面頭部エックス線規格写真（セファログラム）上で，アデノイド（咽頭扁桃の増殖肥大）は読み取れる．

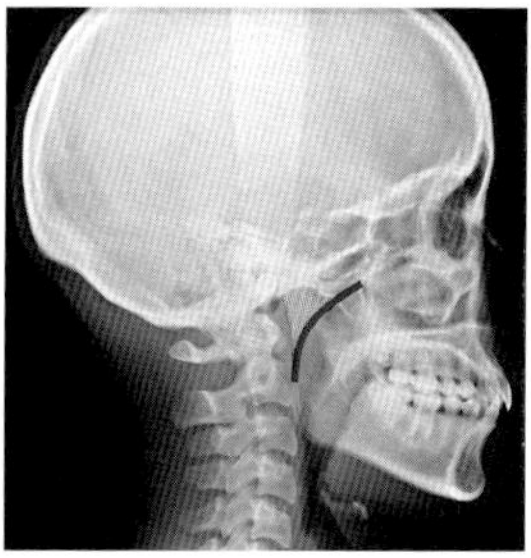

正常像

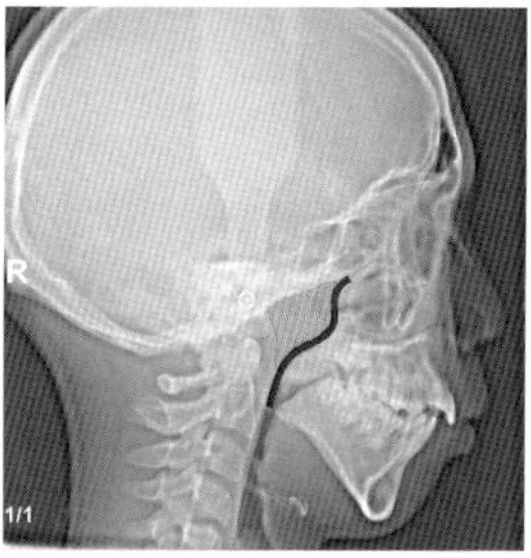

アデノイドにより気道が狭窄している．

CHECK!

口呼吸：低位舌となる→上顎歯列弓を支える舌圧を失う→上顎歯列弓の狭窄

吸指癖：口腔内が陰圧になる→上顎歯列弓の狭窄

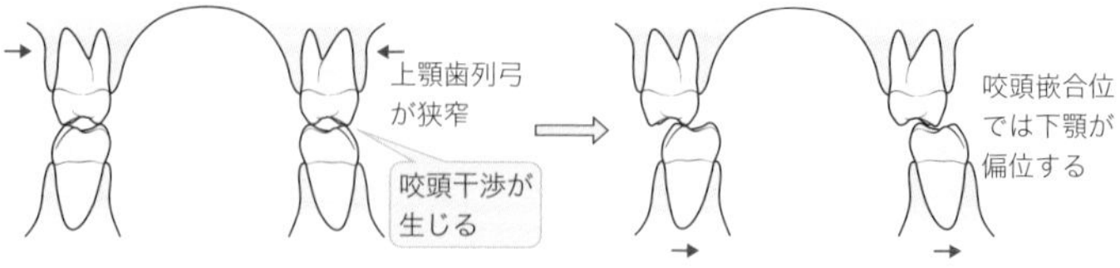

上顎歯列弓が狭窄すると，上下顎臼歯における咬頭干渉が生じ，下顎が側方に偏位し，臼歯部交叉咬合を生じることがある．

(6) 異常嚥下癖

生後2～3年までは，上下顎前歯間に舌尖を挟んで嚥下する乳児型嚥下が行われているが，これが乳歯列完成後も消失せず残存していると，異常嚥下癖とよばれる．

不正の状態

・上下顎前歯の唇側傾斜（上下顎前突），開咬，空隙歯列（正中離開など）が生じる．

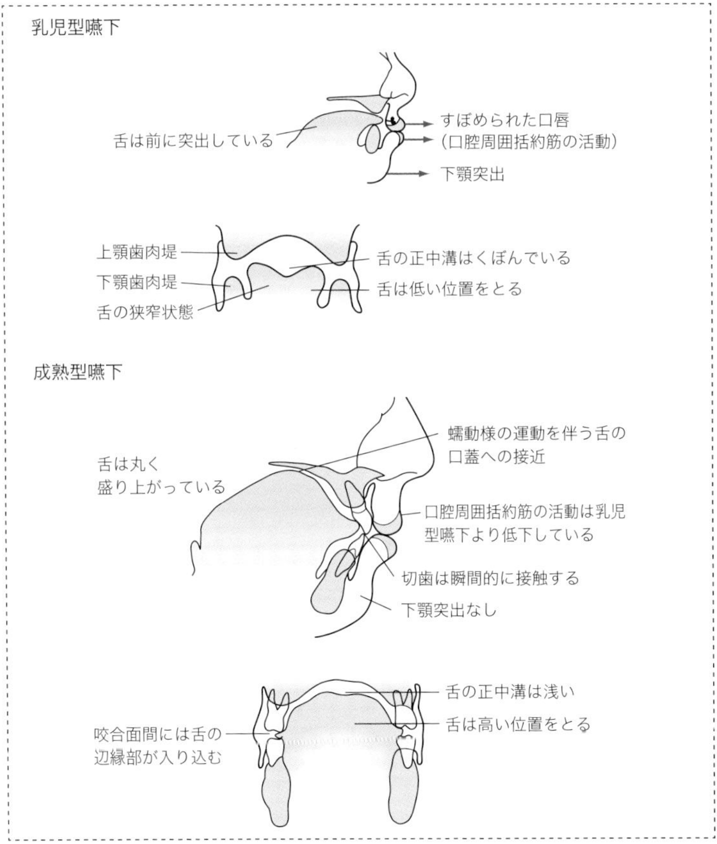

（Graber, 1967）

正常嚥下と異常嚥下

嚥下	舌の位置	上下顎の歯	収縮する筋
正常嚥下	舌尖は上顎前歯の後方 舌背は口蓋に接触	接触	側頭筋，咬筋
異常嚥下	舌尖は上下顎歯列間 舌が突出	接触せず （舌が介在）	口輪筋，オトガイ筋，頬筋

正常嚥下では，口輪筋，オトガイ筋，頬筋の収縮はほとんどみられないが，異常嚥下ではこれが顕著にみられる．

(7) 咬爪癖

爪を咬む癖のこと．2～3歳頃から始まり，学童期に多い．

不正の状態

・切縁の摩耗，歯の傾斜，正中離開，開咬．

(8) 睡眠態癖

睡眠中の習慣的姿勢が顎顔面や歯列の発育に影響を与える場合がある．

不正の状態

・歯列形態の異常など．

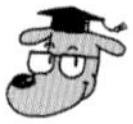

コラム：不正咬合と原因のカンケイは一筋縄ではいかない?!

不正咬合とその原因について勉強するとき，念頭に入れておかねばならないことがある．それは，「原因因子があれば，必ず不正咬合になるというわけではない」ということだ．たとえば，口腔習癖の表をみると，舌突出癖がある場合，開咬や空隙歯列，上下顎前突になりやすいことがわかる．しかし，実際には，このすべてを誘発するわけではない．開咬のみを生じる場合もあれば，上下顎前突と空隙歯列を併発している場合もある．また，舌癖があっても正常咬合の場合もある．つまり，あくまで不正咬合を引き起こす「可能性」ということである．このように原因因子と不正咬合の関係は一様ではないのだが，今，みなさんにとって重要なのは，不正咬合を引き起こす「可能性」のある原因因子について「知っている」ということ，そして，臨床において，不正咬合との因果関係が明らかな原因をみつけた場合は，それを除去することである．

口腔習癖と生じる可能性のある不正咬合　よくでる

口腔習癖	種類	生じる可能性のある不正咬合
おしゃぶりの長期使用	–	・上顎歯列弓の狭窄→臼歯部交叉咬合 ・開咬
吸指癖 （指しゃぶり）	母指吸引癖 示指吸引癖 中指と薬指の吸引癖など （吸引する指，吸引方向などは多様）	母指吸引癖の場合： ・開咬 ・下顎は後退し，上顎前突 ・上顎：前歯の唇側傾斜，歯列弓の狭窄→臼歯部交叉咬合 ・下顎：下顎前歯の舌側傾斜
弄唇癖	咬唇癖 吸唇癖 （下唇が多い）	・開咬 ・下顎は後退し，上顎前突 ・上顎前歯：唇側傾斜，空隙 ・下顎前歯：舌側傾斜，叢生
弄舌癖	舌突出癖 咬舌癖	・開咬 ・空隙歯列（正中離開など） ・上下顎前歯の唇側傾斜（上下顎前突）
口呼吸	アデノイドによるもの 口蓋扁桃の肥厚によるもの 鼻中隔彎曲によるもの など	・低位舌→上顎歯列弓の狭窄→臼歯部交叉咬合 ・口輪筋の弛緩→上顎前歯の唇側傾斜 ・口唇閉鎖不全 ・前顔面高の増大 ・フランクフルト下顎下縁平面角の増大
異常嚥下癖	乳児型嚥下の残存	・開咬 ・空隙歯列（正中離開など） ・上下顎前歯の唇側傾斜（上下顎前突）
咬爪癖	–	・切縁の摩耗 ・歯の傾斜 ・正中離開 ・開咬
睡眠態癖	掌部を顎の下に置いて就眠するなど多様	種々の歯列形態異常

口腔筋機能療法（MFT）

口腔筋機能療法（MFT：oral myofunctional therapy）とは，顎骨や歯列の発育や構音の発達を障害するような口腔習癖（異常嚥下癖，舌突出癖，口呼吸，咬唇癖，吸指癖など）や，低位舌や口腔周囲筋の不調和を訓練により改善し，正常な機能を獲得させる方法のことである．口腔機能の異常は不正咬合の原因となるが，一方で，不正咬合が口腔機能の異常の原因となることもある．そこで，矯正歯科治療中にMFTを併用することで，より高く確実な治療効果を期待することができる．

①舌の訓練

正常な舌の位置および運動を習得し，舌を挙上する筋力を強化する．

②口腔周囲筋（口輪筋など）の訓練

上顎前突，口呼吸の患者は口腔周囲筋の弛緩がみられることがあるので，口腔周囲筋の筋力を強化する．

③咀嚼筋の訓練

正しい顎位で咬合させ，咀嚼を指導する．咀嚼筋の筋力強化も行う．

CHECK!

口腔習癖（異常嚥下癖，舌突出癖，口呼吸，咬唇癖，吸指癖など）や，低位舌や口腔周囲筋の不調和→ MFT を行う．

4）小帯異常

付着位置や形態の異常が不正咬合の原因となることがある．

・上唇小帯の肥厚や高位付着→上顎前歯の正中離開を引き起こす．

・舌小帯の短小や肥厚→異常嚥下，発音障害を引き起こす．

5）齲蝕，歯周疾患

歯の排列を乱す原因となる．

6）顎関節障害

成長期の顎関節強直症や顎関節の外傷は，患側の下顎枝の成長を抑制し，下顎骨の変形による交叉咬合，顔面非対称を引き起こす．

7）鼻咽腔疾患，アデノイド→ p.33，34 参照

8）外傷，口腔腫瘍

発育期に外傷や口腔腫瘍がある場合，顎や歯の正常な発育を障害し，不正咬合を誘発する．

9）ブラキシズム（歯ぎしり）

過度な咬合力により，歯の傾斜，移動が生じることがある．

10）不適合修復物・補綴装置

不適合補綴装置により歯の移動や咬合の変化が生じ，不正咬合が引き起こされることがある．また，不適合補綴装置により生じる歯周疾患が二次的に不正咬合の原因となることもある．

Chapter 4

診　断

Check Point

・問題志向型診療システム（POS）による診療記録法を理解する．
・基礎データの各項目で行う内容を理解する．

Ⅰ．診断の基本

矯正歯科治療における診断は，初回検査時だけでなく，動的治療開始前，動的治療中，動的治療終了時，保定終了時の各段階で必要な資料を採取して行われる．近年では問題志向型診療システム（POS）が広く応用されている．

CHECK!　問題志向型診療システム（POS）による診療記録法

基礎データ
①医療面接
②診　察
③検　査
④分　析
⑤評　価

⑥問題リスト作成
⑦初期計画
⑧治療経過記録（SOAP）
⑨保定・経過観察終了および治療終了のまとめ
⑩問題志向型診療システムの監査と補正

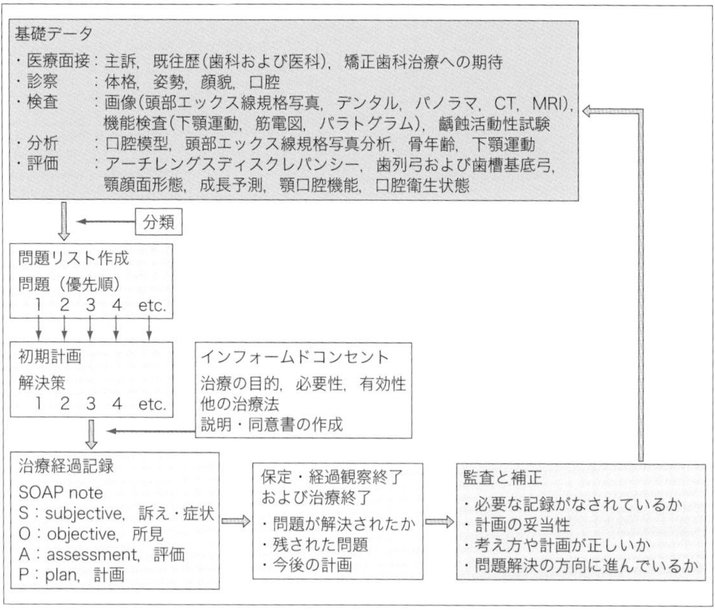
基礎データ
・医療面接：主訴，既往歴（歯科および医科），矯正歯科治療への期待
・診察　　：体格，姿勢，顔貌，口腔
・検査　　：画像（頭部エックス線規格写真，デンタル，パノラマ，CT，MRI），機能検査（下顎運動，筋電図，パラトグラム），齲蝕活動性試験
・分析　　：口腔模型，頭部エックス線規格写真分析，骨年齢，下顎運動
・評価　　：アーチレングスディスクレパンシー，歯列弓および歯槽基底弓，顎顔面形態，成長予測，顎口腔機能，口腔衛生状態
分類
問題リスト作成
問題（優先順）
1 2 3 4 etc.
初期計画
解決策
1 2 3 4 etc.
インフォームドコンセント
治療の目的，必要性，有効性
他の治療法
説明・同意書の作成
治療経過記録
SOAP note
S：subjective，訴え・症状
O：objective，所見
A：assessment，評価
P：plan，計画
保定・経過観察終了
および治療終了
・問題が解決されたか
・残された問題
・今後の計画
監査と補正
・必要な記録がなされているか
・計画の妥当性
・考え方や計画が正しいか
・問題解決の方向に進んでいるか

問題志向型診療システムによる診療記録法　　（氷室，歯科矯正学第5版，2008）

Ⅱ．医療面接

主訴，現病歴，現症，既往歴，家族歴などを聴取する．

Ⅲ．診　察

A 口腔外の診察

体格，姿勢，栄養状態，四肢，遺伝性疾患，顔貌，口唇，呼吸，嚥下，下顎運動，顎関節の状態，口腔習癖，発音異常などを観察する．

B 口腔内の診察

歯肉・小帯，咽頭・扁桃部，現在歯，個々の歯，萌出状態，歯の咬合関係，咬合の分類，歯列弓形態，利用できる空隙の評価，齲蝕や補綴装置，修復物の状況などを観察する．

Chapter 5

検査・分析 よくでる

Check Point

・形態的検査の具体的な方法と分析法を理解する.
・機能的検査の具体的な方法と分析法を理解する.

I. 形態的検査

A 顔面写真

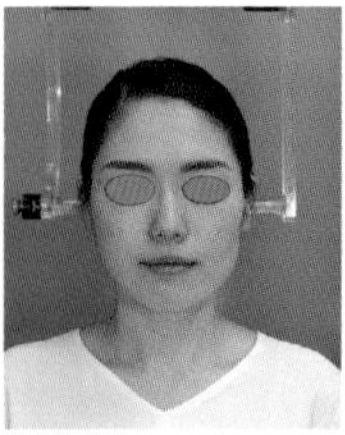

①正貌

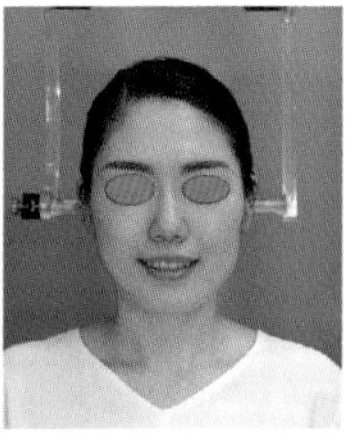

②スマイル

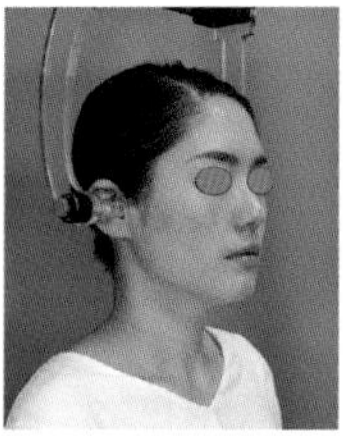

③斜位

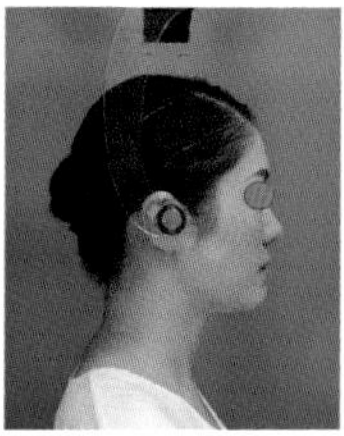

④側貌

①正貌：対称性，口腔周囲筋やオトガイ筋の緊張の有無を確認する.

②スマイル：歯や歯肉の露出程度を確認する.

③斜位：斜め 45 度から撮影．他人が認識する顔に近い.

④側貌：側貌型の分類，E-line と上下口唇の関係などを確認する.

側貌型の分類

額の最前点（グラベラ：G）とオトガイ最突出部（軟組織上のポゴニオン：Pog）を結んだ線に対する鼻下点（サブナザーレ：Sn）の前後的位置から評価する.

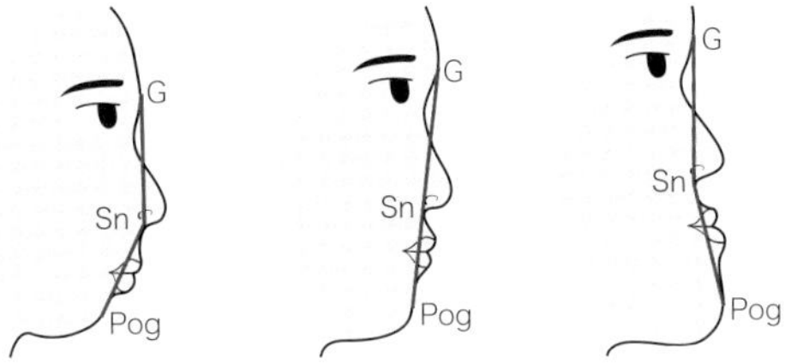

コンベックスタイプ　ストレートタイプ　コンケイブタイプ

額の最前点（G），鼻下点（Sn），オトガイ最突出部（Pog）を指標とする.

Angle の不正咬合の分類：骨格分類-側貌型の関係

・Angle Ⅰ級は骨格性Ⅰ級で側貌はストレートタイプ
・Angle Ⅱ級は骨格性Ⅱ級で側貌はコンベックスタイプ
・Angle Ⅲ級は骨格性Ⅲ級で側貌はコンケイブタイプ

であることが多い.

ただし，これらが一致しない症例も存在する.

E-line（esthetic line）

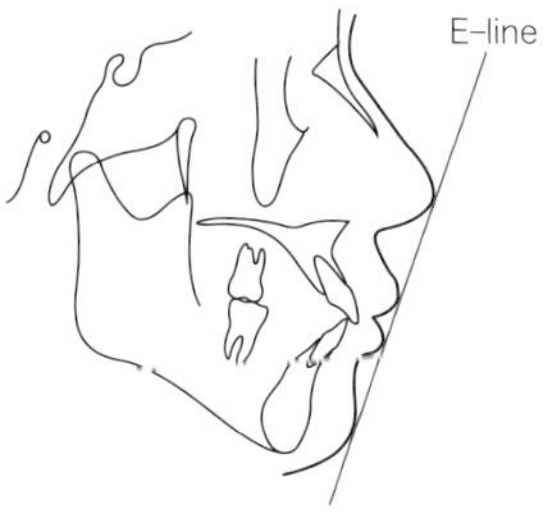

CHECK!

鼻の先端とオトガイ部を結ぶ直線をE-lineといい，上下口唇との位置関係より口元の突出度を評価する.

B 口腔内写真

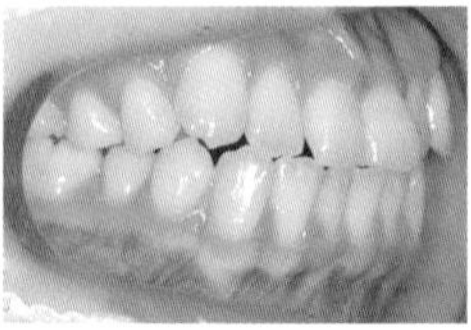

右側面

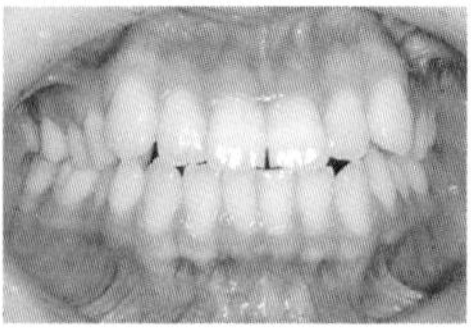

正面

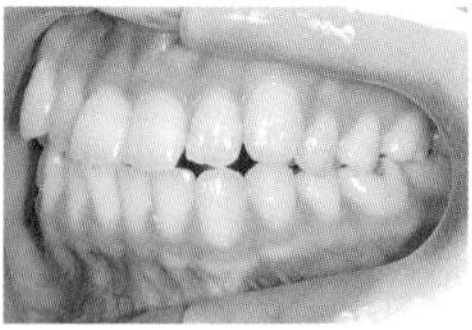

左側面

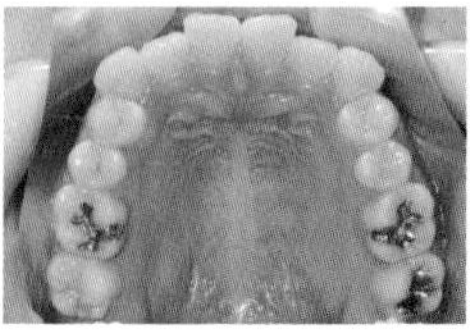

上顎咬合面

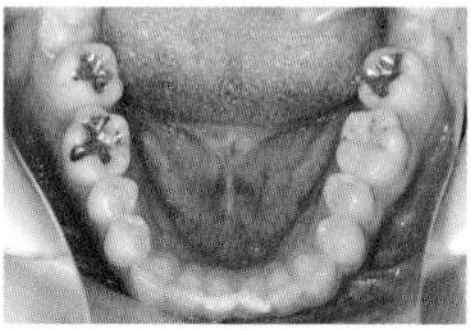

下顎咬合面

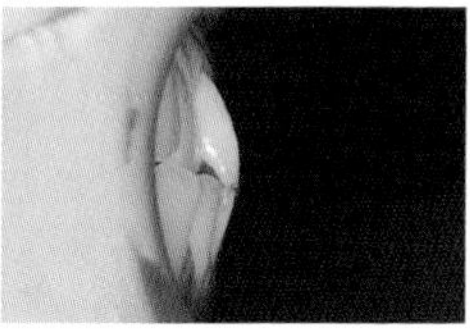

側方

・口腔内の状態を写真にて記録する．

・一般的に，上下顎咬合面，咬頭嵌合位における正面・左右側面・側方の6種類を撮影する．

・症例によっては，早期接触部位や舌突出癖発現時の写真も加えて撮影する．

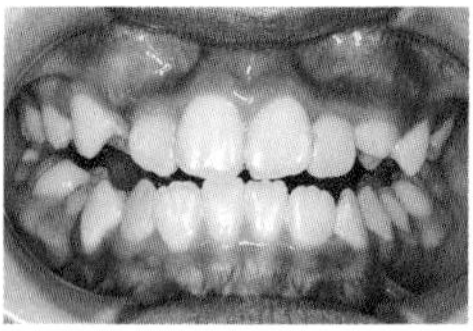

早期接触部位

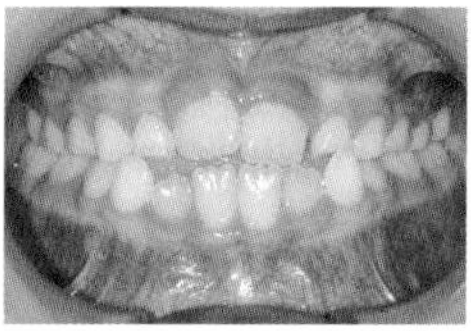

舌突出癖

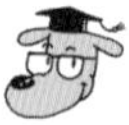

コラム：E-line と唇の理想的なカンケイは？

E-line を提唱した Ricketts は，E-line より口唇が前突している口元は，審美性に欠けることを報告した．その後，世界中の研究者たちが，E-line と口唇との理想的な位置関係について，人種や性別ごとにさまざまな報告を行っているが，上下口唇が E-line よりやや後方にある側貌を美しいとするものが多いようである．また，日本人の場合，欧米人と比較すると鼻梁やオトガイの隆起が乏しいため，口唇は欧米人の基準よりやや前方に位置するのが理想とされている．

C 口腔模型

・歯，歯列弓，歯肉，口蓋などの観察をする．

1）平行模型

・咬合平面と基底面を平行にした模型．

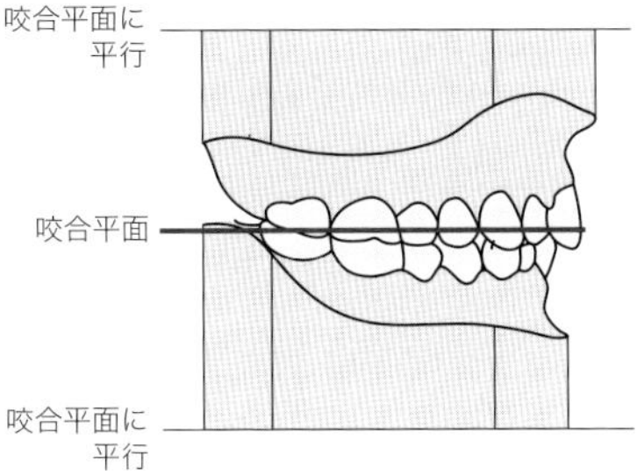

2）顎態模型

・フランクフルト平面と基底面を平行にした模型．

・Simon の三平面が付与されており，顔面頭蓋に対する歯列弓の位置を三次元的に評価できる．

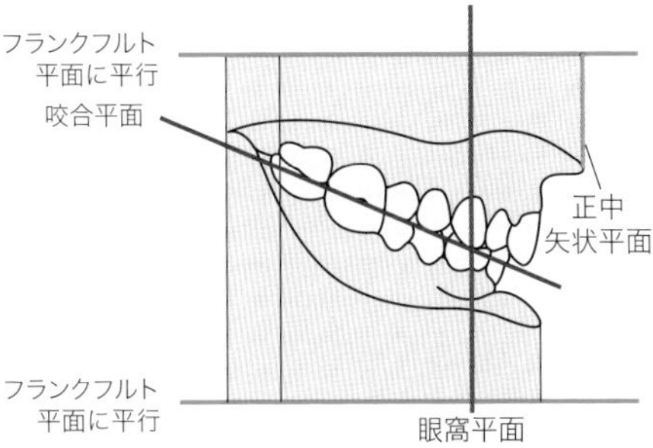

CHECK! Simon の三平面

・フランクフルト平面（眼耳平面）
・眼窩平面
・正中矢状平面

不正咬合の程度を数値化し評価する指標

・DAI（dental aesthetic index）
・PAR Index（peer assessment rating index）

これらは模型を用いて不正咬合の重症度を数値化する．スコアが高いほど重症度が高い．治療前後のスコアを比較することで治療の成果がわかる．

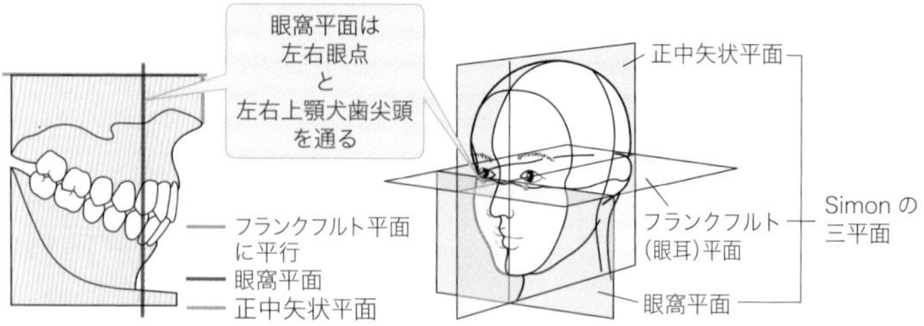

Simon の顎態模型　　Simon の顎態診断法

フランクフルト平面
正中矢状平面
眼窩平面
} 三平面を用いて顔面頭蓋と歯，歯列弓の関係を診断

CHECK!

平行模型・顎態模型どちらも

・アーチレングスディスクレパンシー
・トゥースサイズレイシオ
・オーバーバイト
・オージェット

などが計測できる.

顎態模型のみが

・顔面頭蓋に対する歯列弓の位置

を評価できる.

3）模型計測法

模型計測

・ノギス，大坪式模型計測器などを用いて，歯冠近遠心幅径，歯列弓，歯槽基底弓，歯列弓周長を計測する.

模型計測項目

		計測する器具	計測する部分
歯冠近遠心幅径		ノギス	萌出歯の歯冠の近遠心最大幅径
歯列弓	幅径 arch width	ノギス	左右第一小臼歯頬側咬頭頂間距離 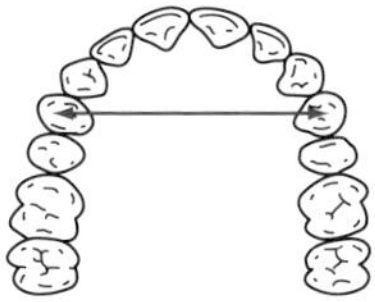 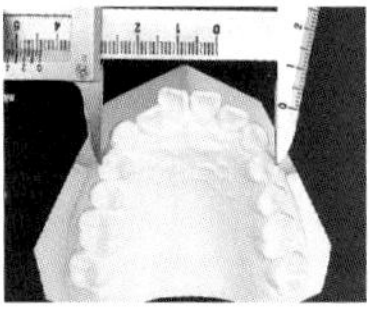
	長径 arch length	大坪式模型計測器	左右第一大臼歯遠心接触点を結ぶ線から中切歯中点までの垂直距離 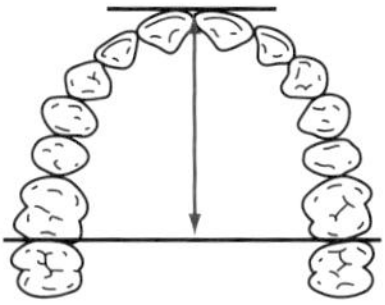 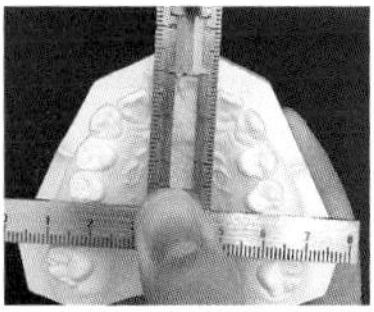
歯槽基底弓	幅径 basal arch width	ノギス	左右第一小臼歯の根尖部に相当する歯肉最深部間の距離 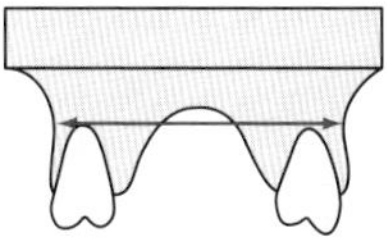 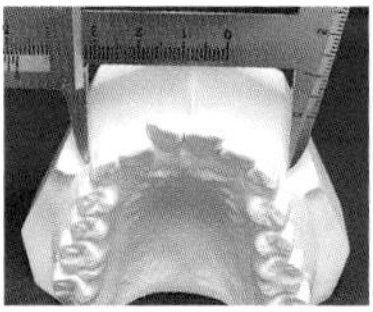
	長径 basal arch length	大坪式模型計測器	左右第一大臼歯遠心接触面から中切歯根尖相当部の距離 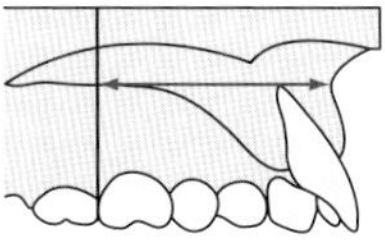 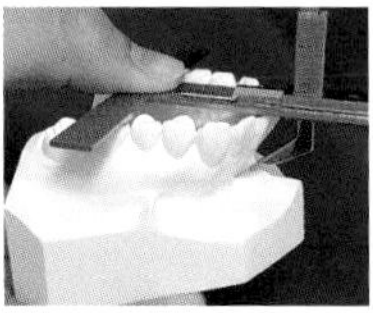
歯列弓周長（アベイラブルアーチレングス）		真鍮線・ノギス	左右第一大臼歯近心面間の歯列弓の長さ：臼歯部の接触点を通り，前歯部の切縁を通る円弧を真鍮線で作り，その長さを測る． 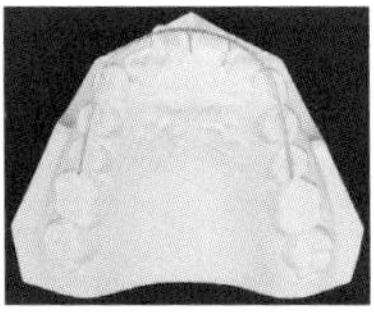

・得られた計測値は，標準偏差図表上にプロットし，標準値と比較する．

CHECK!

標準偏差図表にて，歯列弓幅径が狭い場合は拡大する．
・歯列弓幅径が狭い→緩徐拡大装置，クワドヘリックス装置
・歯槽基底弓幅径が狭い→急速拡大装置

トゥースサイズレイシオ（tooth size ratio）

・歯冠幅径の総和の上下顎比率を算出する．

$$\text{オーバーオールレイシオ} = \frac{\text{㊦顎 12 歯の歯冠幅径の総和（mm）}}{\text{㊤顎 12 歯の歯冠幅径の総和（mm）}} \times 100\ (\%)$$

$$= 91.37 \pm 2.10\%^{※}$$

$$\text{アンテリアレイシオ} = \frac{\text{㊦顎の 6 前歯の歯冠幅径の総和（mm）}}{\text{㊤顎の 6 前歯の歯冠幅径の総和（mm）}} \times 100\ (\%)$$

$$= 78.09 \pm 2.19\%^{※}$$

※数値は日本人の標準値

CHECK!

㊦　下顎が分子
㊤　上顎が分母

・オーバーオールレイシオ：上下左右中切歯〜第一大臼歯の 12 歯で算出
・アンテリアレイシオ：上下左右中切歯〜犬歯の 6 歯で算出
※過剰歯，第二・三大臼歯は含まれない．

トゥースサイズレイシオ増減の例

例	オーバーオールレイシオ	アンテリアレイシオ
1 が巨大歯	分母が大きくなる→小さくなる	分母が大きくなる→小さくなる
2 の矮小歯	分母が小さくなる→大きくなる	分母が小さくなる→大きくなる
4 の欠如	分母が小さくなる→大きくなる	ノーカウント　→変化なし
上顎正中過剰歯	ノーカウント　→変化なし	ノーカウント　→変化なし
下顎前歯の癒合歯	分子が小さくなる→小さくなる	分子が小さくなる→小さくなる
2 の欠如	分子が小さくなる→小さくなる	分子が小さくなる→小さくなる
8 の欠如	ノーカウント　→変化なし	ノーカウント　→変化なし

アーチレングスディスクレパンシー（arch length discrepancy）

・歯の大きさと歯槽基底弓の大きさの不調和の程度を表す指標のこと.

・歯列弓周長（アベイラブルアーチレングス）から歯冠幅径の和（リクワイアードアーチレングス）を引いた差の値のこと.

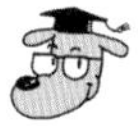

コラム：トゥースサイズレイシオとは，要するにバランス

トゥースサイズレイシオは，簡単にいうと，上下の歯列弓周長のバランスの指標である．正常な咬合では，上顎のアーチが下顎のアーチよりやや大きいので，上顎歯列は下顎歯列を外側から囲むようにして咬合することができる．この上下のバランスが悪いと安定した咬合がとれない．そこで，欠損歯や癒合歯，矮小歯や巨大歯などがある場合は，抜歯部位を工夫したり，隣接面の削除や補綴処置を行って，トゥースサイズレイシオを整える.

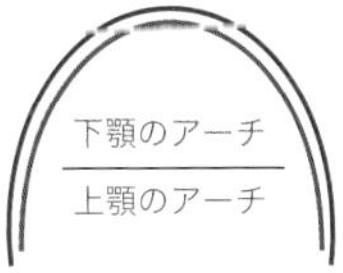

CHECK!

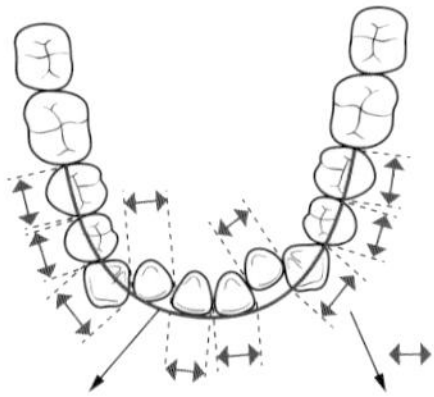

歯を並べるのに足りない分
or
歯を並べるのに余る分
がわかる

↔ の合計

歯列弓周長（アベイラブルアーチレングス）　−　歯冠幅径の和（リワイアードアーチレングス）　＝　−（青が長いのでマイナス）　アーチレングスディスクレパンシー

歯列弓周長（アベイラブルアーチレングス）：臼歯部の接触点を通り，前歯部の切縁を通る円弧の長さ．使うのは 6 近心〜6 近心の長さ．

歯冠幅径の和（リワイアードアーチレングス）：歯冠幅径を合計したもの．使うのは 5〜5 の合計．

アーチレングスディスクレパンシー（−）

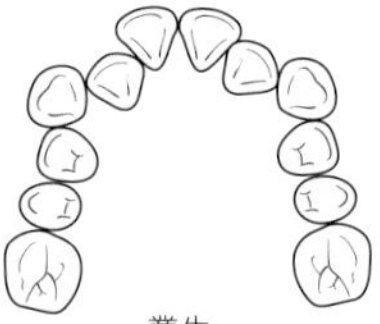

叢生

アーチレングスディスクレパンシー（＋）

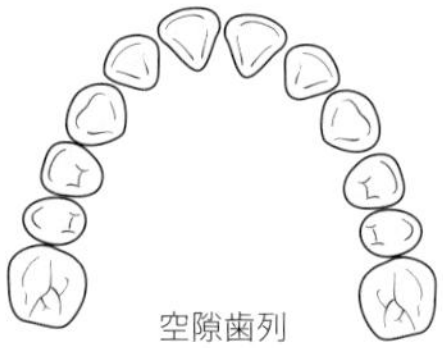

空隙歯列

改善法

歯列弓周長（アベイラブルアーチレングス）を増加させる
① 拡大
② 6 遠心移動
③ 唇側（頬側）傾斜

歯冠幅径の和（リクワイアードアーチレングス）を減少させる
① 抜歯
② 隣接面削除

混合歯列期におけるアーチレングスディスクレパンシーの予測

未萌出の永久歯がある混合歯列期では，歯冠幅径の和を実測することができない．その場合は，

①反対側の同名歯の値を用いる方法
②エックス線写真上で計測し，拡大率を用いて調整する方法
③ 4 前歯の歯冠幅径の総和を回帰方程式や確立表に当てはめて，側方歯群の歯冠幅径を予測する方法

などを用いてアーチレングスディスクレパンシーを予測する．

D 診断用予測模型（セットアップモデル）

・口腔模型の個々の歯を分割し，ワックスにて再排列したもの．
・治療後の咬合状態をシミュレートする．

CHECK!

診断用予測模型は①歯の移動方向・移動量，②固定源の強度，③抜歯部位の選択，などの検討に用いる．

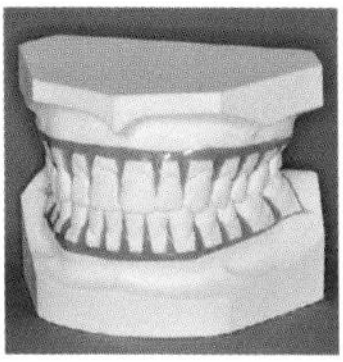

部分分割セットアップモデル

・片側のみをセットアップしたもの．
・主に抜歯症例で用いられる．
・反対側を参照することで，前歯の後退量や大臼歯の近心移動量を視覚化しやすい．
・残っている抜歯空隙の量から，固定源の強度を検討する．

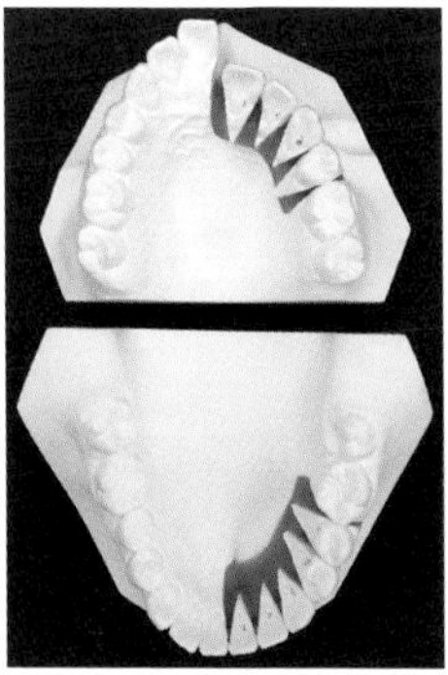

E 頭部エックス線規格写真（セファログラム）分析

エックス線管の焦点，頭部，フィルムの方向と距離を一定に保って撮影するため，定量的な評価ができる．

頭部エックス線規格写真の利用法

①標準値と比較して，診断や治療計画の立案に使用する．
②治療前後で比較して，治療効果を検討する．
③成長前後で比較して，経時的な成長変化を観察する．

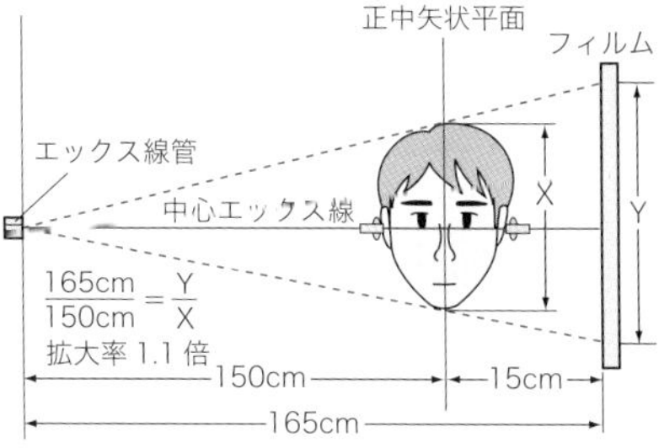

CHECK! 側面頭部エックス線規格写真の撮影

①イヤーロッドを外耳孔に挿入し，頭部を固定する．
②フランクフルト平面（眼耳平面）と床面を平行にする．
③エックス線管の焦点から正中矢状平面までの距離は 150 cm
④正中矢状平面からフィルムまでの距離は 15 cm
⑤拡大率は 1.1 倍

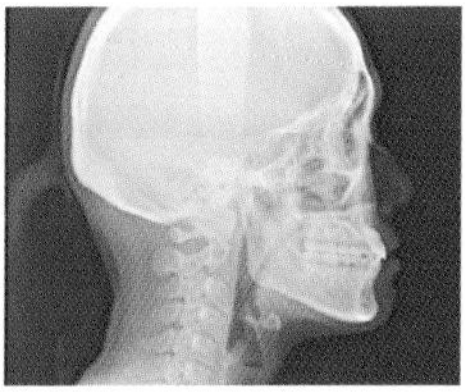

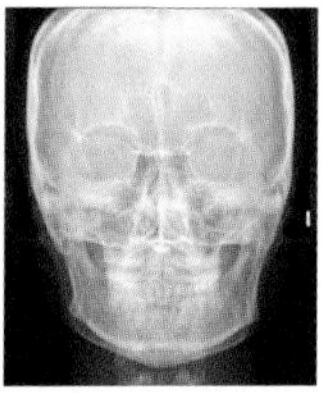

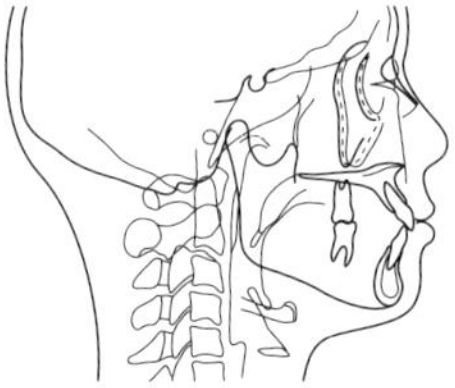

頭部エックス線規格写真で評価できること

種類	評価できること		
	骨格系	歯性	軟組織
正面頭部エックス線規格写真	・歯槽基底弓幅径 ・下顎骨の側方偏位 ・上下顎骨の左右対称性　など	・歯列弓幅径 ・咬合平面の水平的傾斜 ・上下顎歯列の側方偏位　など	
側面頭部エックス線規格写真	・顔面高 ・前後的顎間関係 ・垂直的顎間関係 ・フランクフルト下顎下縁平面角（下顎下縁平面傾斜角）など	・咬合平面の傾斜 ・上下顎大臼歯の位置 ・上下顎中切歯の唇舌的傾斜　など	・アデノイド ・口蓋扁桃 ・舌の位置 ・軟組織側貌 ・口唇の形態 ・口唇の突出度 ・軟口蓋の形態　など

CHECK!

・正面と側面で，それぞれ何が評価できるのかを理解すること．
・側面頭部エックス線規格写真では，硬組織だけでなく，軟組織もある程度観察できる．

1）計測点

CHECK!

まずは計測点を覚える.

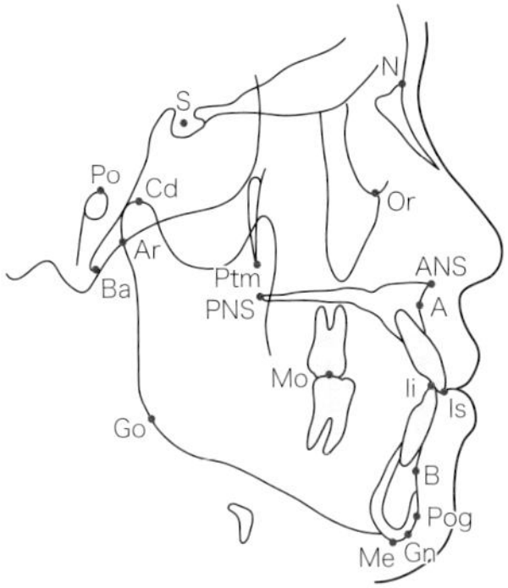

名　称	場　所
S（sella turcicica）：セラ	蝶形骨トルコ鞍の壺状陰影像の中心点
N（nasion）：ナジオン	前頭鼻骨縫合部の最前方点
Ba（basion）：バジオン	大後頭孔の前縁上の最下方点
Or（orbitale）：オルビターレ	眼窩骨縁の最下方点
Po（porion）：ポリオン	外耳道上縁の最上方点
ANS（anterior nasal spine）	前鼻棘の最尖端点
PNS（posterior nasal spine）	後鼻棘の最尖端点
Ptm（pterygomaxillary fissure）	翼口蓋窩の最下方点
A（point A）：A 点	前鼻棘と上顎中切歯間歯槽突起最先端点との間の上顎骨外形線上の最深点
B（pointB）：B 点	下顎中切歯間歯槽突起最先端点とポゴニオンとの間の下顎骨外形線上の最深点
Pog（pogonion）：ポゴニオン	下顎骨オトガイ部の正中断面像の最前方点
Me（menton）：メントン	下顎骨オトガイ部の正中断面像の最下方点
Gn（gnathion）：グナチオン	顔面平面と下顎下縁平面とのなす角の二等分線が下顎骨オトガイ部の正中断面像と交わる点
Ar（articulare）：アーティキュラーレ	頭蓋底下縁の陰影像が下顎枝後縁と交わる点
Go（gonion）：ゴニオン	下顎下縁平面と下顎後縁平面とのなす角の二等分線が下顎角部外形線と交わる点
Mo（molar）	上下顎第一大臼歯の咬頭嵌合の中央点
Is（incisor superius）	上顎中切歯切縁
Ii（incisor inferius）	下顎中切歯切縁
Cd（condyle）：コンダイル	下顎頭の最上点

CHECK!

- 左右に存在する点：Or，Po，Ptm，Ar，Go
- 骨上に存在しない点：Ar，S
- PNS：口蓋骨上に存在する
- Pog：顔面正中に存在する

イメージしにくい点について

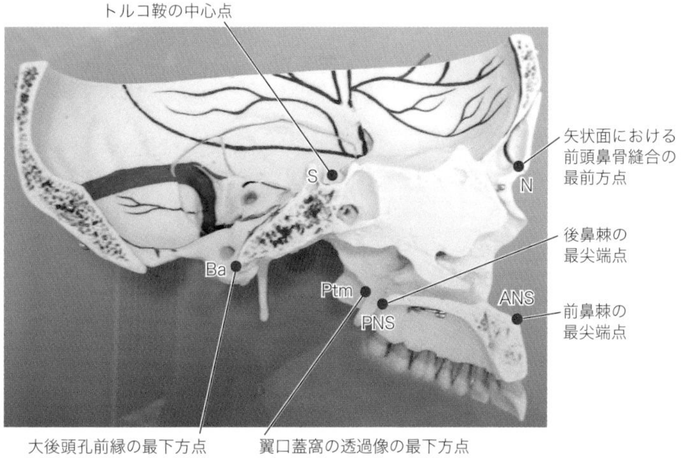

頭部エックス線規格写真では，N-S-Baを頭蓋底角，S-Nを前頭蓋底，Ba-Sを後頭蓋底とする．

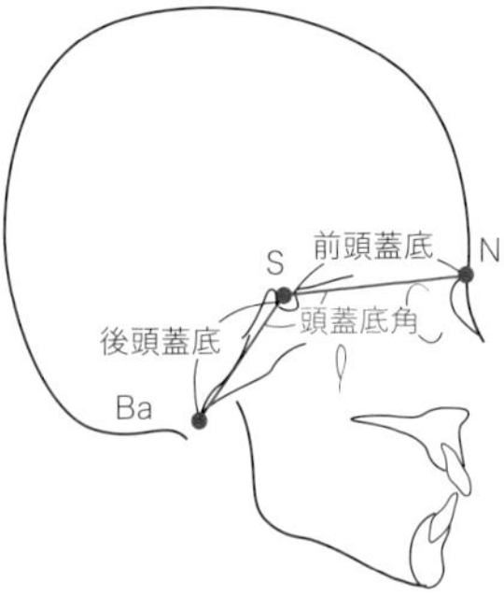

2）計測平面

CHECK!

横線５本，縦線３本を覚える．

横線５本

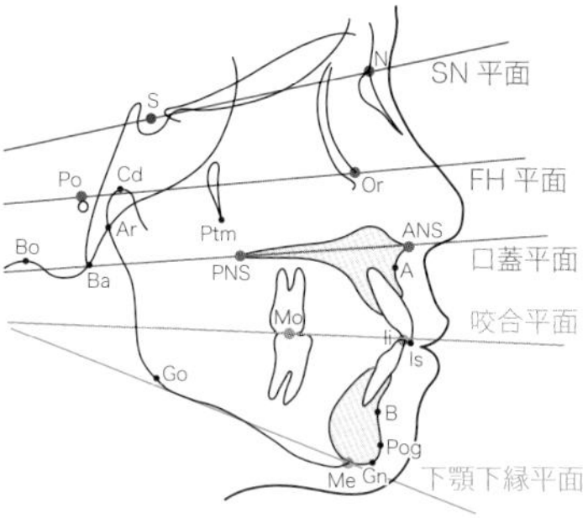

縦線３本

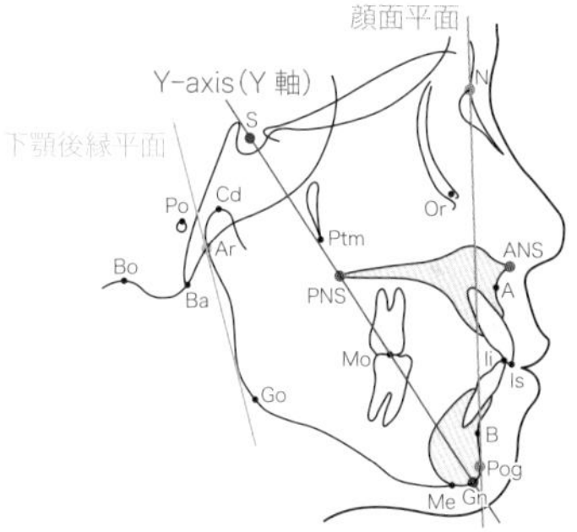

	名 称	場 所
横線	SN 平面	S と N を結ぶ直線
	フランクフルト平面（FH 平面）	Or と Po を結ぶ直線
	口蓋平面	ANS と PNS を結ぶ直線
	咬合平面	上下顎中切歯切縁の中点と上下顎第一大臼歯咬頭嵌合の中央点とを結ぶ直線
	下顎下縁平面	Mo から下顎下縁へ引いた接線
縦線	下顎後縁平面	Ar から下顎枝後縁へ引いた接線
	Y 軸	S と Gn を結ぶ直線
	顔面平面	N と Pog を結ぶ直線

3）計測項目

側面頭部エックス線規格写真（セファログラム）の分析法は数多く発表されており，中でも，Downs 法，Northwestern 法，Tweed 法などの計測項目が一般的である．ここでは，国試に出題されている項目を，ポリゴン図表を中心に記載する．

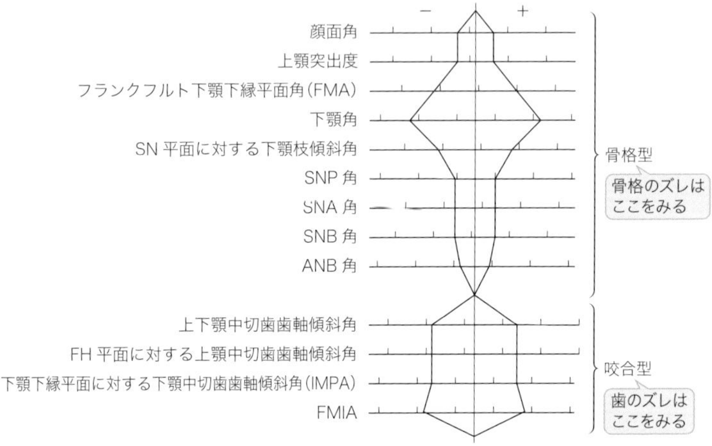

ポリゴン図表の上方は骨格型，下方は咬合型の計測項目である．

(1) ポリゴン図表に記載されている計測項目

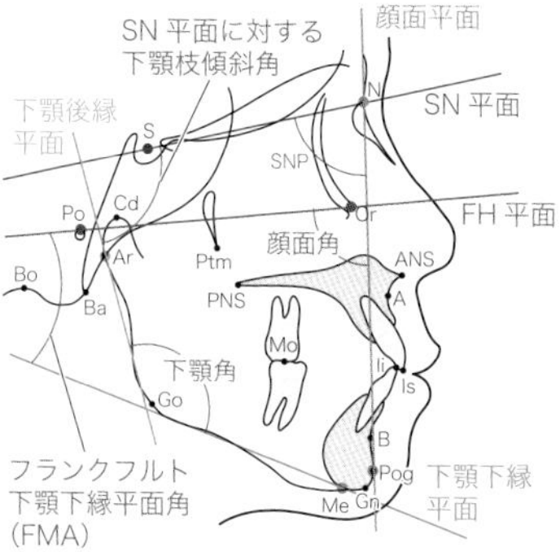

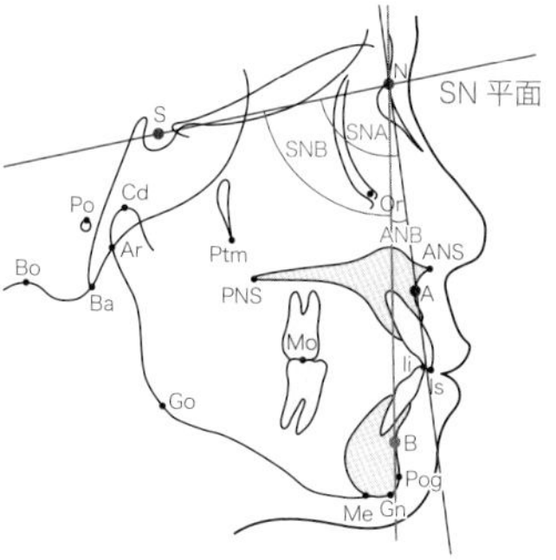

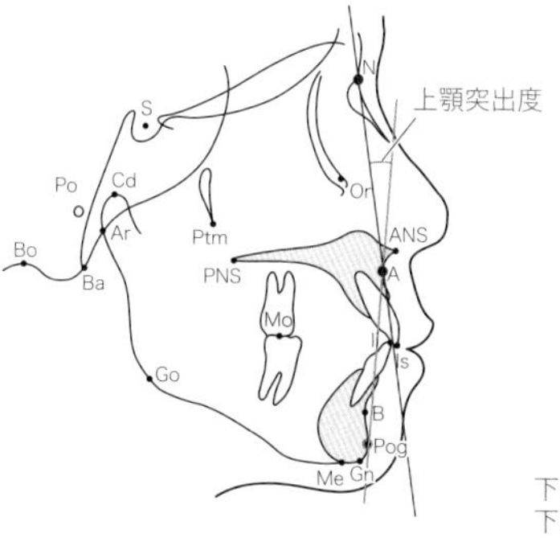

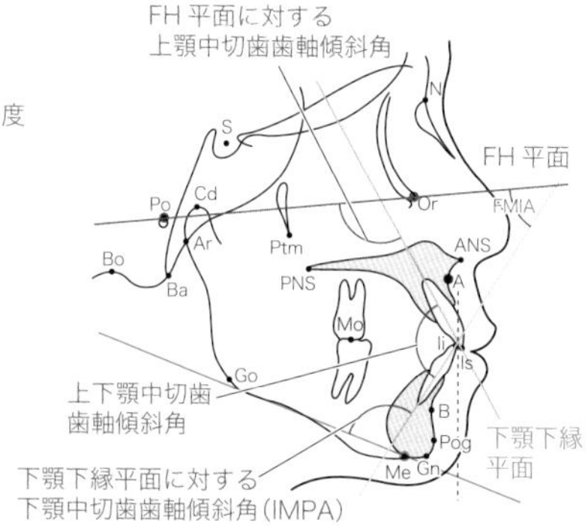

(2) その他の計測項目

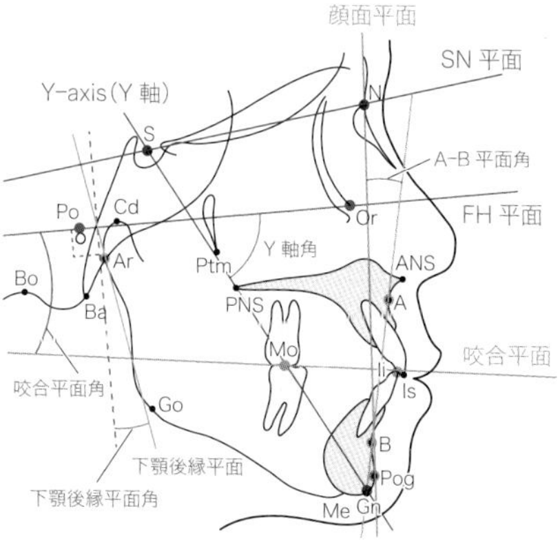

下顎骨長：Gn-Cd
下顎骨体長：Pog-Go

フランクフルト下顎下縁平面角＝下顎下縁平面傾斜角＝下顎下縁平面角＝FH 平面に対する下顎下縁平面角＝FMA

		計測項目	場　所
ポリゴン図表	骨格型	顔面角	顔面平面と FH 平面とがなす角度
		上顎突出度	直線 N-A と直線 A-pog とがなす角度
		フランクフルト下顎下縁平面角（FMA）	FH 平面と下顎下縁平面とがなす角度
		下顎角	下顎下縁平面と下顎後縁平面とがなす角度
		SN 平面に対する下顎枝傾斜角	SN 平面と下顎後縁平面とがなす角度
		SNP 角	SN 平面と直線 N-Pog とがなす角度
		SNA 角	SN 平面と直線 N-A とがなす角度
		SNB 角	SN 平面と直線 N-B とがなす角度
		ANB 角	直線 A-N と直線 N-B とがなす角度
	咬合型	上下顎中切歯歯軸傾斜角	上下顎中切歯歯軸が交差する角度
		FH 平面に対する上顎中切歯歯軸傾斜角	FH 平面と上顎中切歯歯軸とがなす角度
		下顎下縁平面に対する下顎中切歯歯軸傾斜角（IMPA）	下顎下縁平面と下顎中切歯歯軸とがなす角度
		FMIA	FH 平面と下顎中切歯歯軸とがなす角度
その他	骨格型	Y 軸角	FH 平面と Y 軸（直線 S-Gn）とがなす角度
		A-B 平面角	顔面平面と直線 A-B とがなす角度
		下顎後縁平面角	FH 平面と下顎後縁平面とがなす角度（余角）
	咬合型	咬合平面角	FH 平面と咬合平面とがなす角度

CHECK! 計測項目についての特記事項

- Y 軸角：オトガイ部・下顎骨の成長発育方向を評価する.
- A-B 平面角と顔面角：骨格性下顎前突の場合，大きくなる.
- 上顎突出度：骨格性上顎前突の場合，大きくなる.

下顎の成長方向と Y 軸角の変化

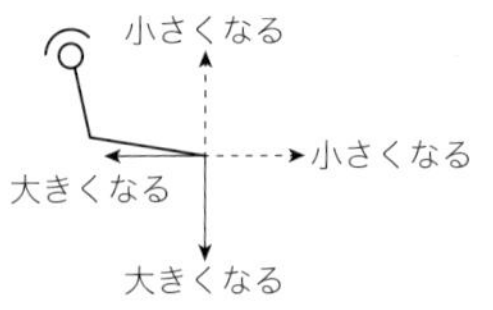

下顎が前方・上方→小さい
後方・下方→大きい

CHECK! 骨格性開咬の特徴

- 下顎枝高が短い.
- FMA が大きい.
- Y 軸角が大きい.
- 下顎角が大きい.

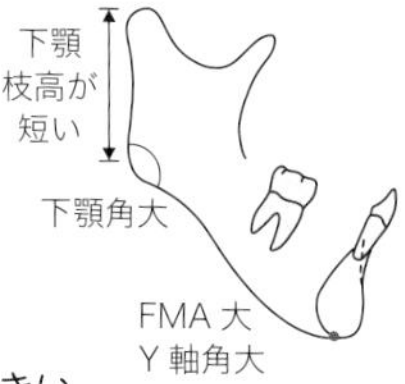

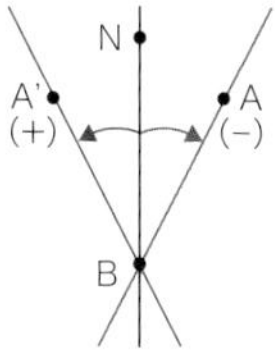

A-B 平面角は A 点が B 点より前方にあるときをマイナス，後方にあるとき（A' 点）をプラスとする．したがって，骨格性下顎前突の場合は大きくなる．

4）重ね合わせ

頭部エックス線規格写真のトレース図を重ね合わせて，治療前後の顎顔面および歯の変化を評価する．

重ね合わせの種類		原点	一致させる平面	評価すること
顎顔面全体	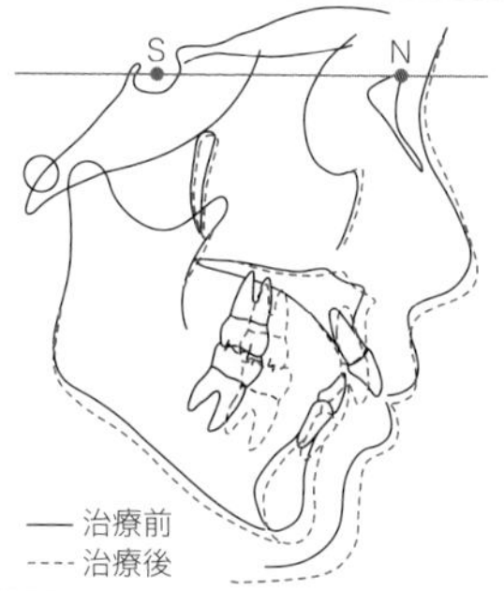	S	SN 平面	頭蓋を基準とした軟組織側貌や上下顎骨の変化
上顎骨	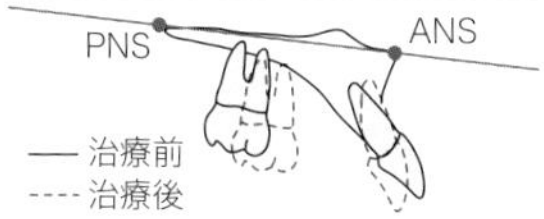	ANS	口蓋平面	上顎骨内における上顎大臼歯や中切歯の位置変化
下顎骨	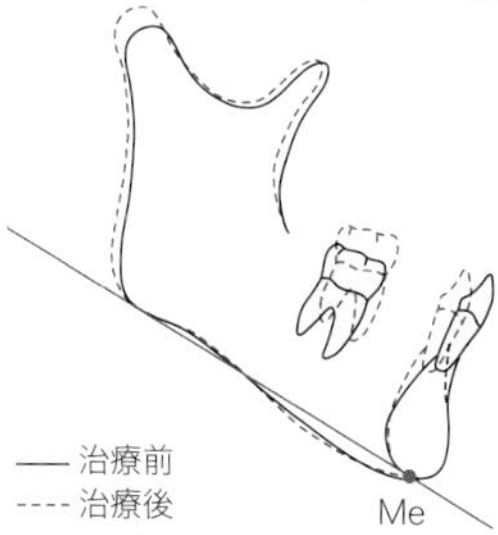	Me	下顎下縁平面	下顎骨内における下顎大臼歯や中切歯の位置変化 下顎骨（関節突起，筋突起など）の成長

5）軟組織側貌の分析

・E-line，側貌型などを分析する（→ p.42 参照）

顔面高について

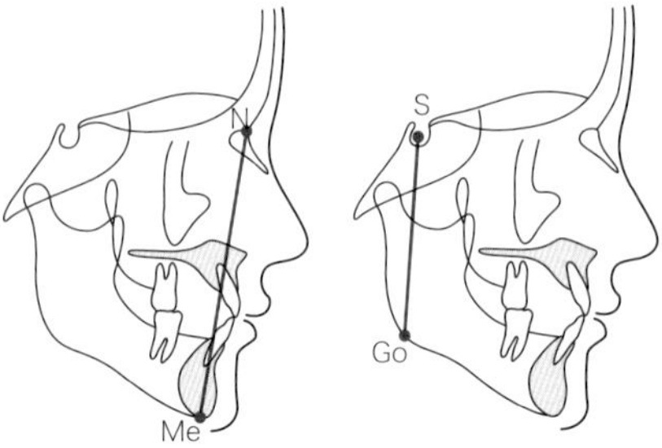

前顔面高　　　　後顔面高

前顔面高：直線 N-Me の長さ
後顔面高：直線 S-Go の長さ

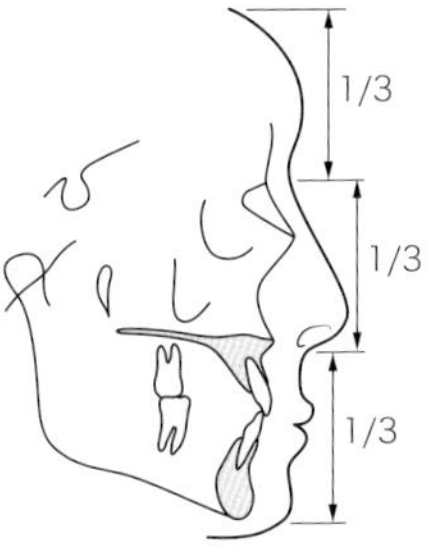

・上顔面高：髪の生え際から軟組織上のナジオン（N）までの距離
・中顔面高：軟組織上のナジオン（N）から鼻下点（サブナザーレ：Sn）までの距離
・下顔面高：鼻下点（サブナザーレ：Sn）から軟組織上のポゴニオン（Pog）までの距離

※理想的な側貌は，上顔面高，中顔面高，下顔面高の長さがほぼ等しい．

F その他の画像検査

1）パノラマエックス線写真

・上下顎歯列，歯槽骨，顎骨の状態を全体的にとらえる．

・上顎洞，鼻腔，顎関節の状態も確認する．

・前歯部は後方組織と重なるため，判別に注意を要する．

さまざまなパノラマエックス線写真像

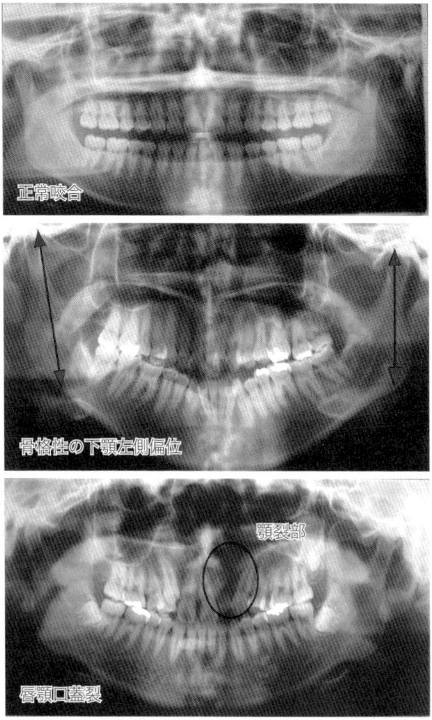

CHECK!

マルチブラケット装置による治療中・治療後にパノラマエックス線写真で評価するもの：歯根の平行性，歯根吸収の有無，歯槽骨吸収の有無など

2）デンタルエックス線写真

・パノラマエックス線写真に追加して撮影されることが多い．

・パノラマエックス線写真では判別しにくい上下顎4前歯のみを撮影することが多い．

3）オクルーザルエックス線写真

・埋伏歯，過剰歯の位置や方向の確認，口蓋裂の位置や状態の確認に用いる．

・急速拡大時の正中口蓋縫合の離開状態や仮骨程度の確認にも用いる．

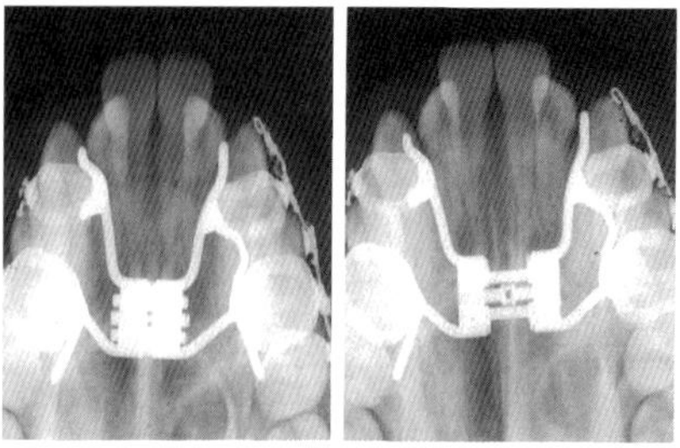

拡大前　　　拡大後

（第 100 回歯科医師国家試験）

4）手部エックス線写真

・成長期における骨成熟度の判定に用いる．

・特に母指尺側種子骨は最大思春期成長の予測の指標として重要である．

→ p.2，3および『パーフェクトマスター小児歯科学』参照

5）顎関節部のエックス線写真

・顎関節部の位置や形態の異常を観察するために用いる．

6）エックス線 CT

・三次元的な観察が可能．

7）MRI

・顎関節円板の位置を観察するために用いる．

Ⅱ．機能的検査

A 下顎運動検査

1）下顎位の検査

咬頭嵌合位（中心咬合位），中心位，下顎安静位，最大開口位などについて検査する．

2）下顎限界運動路

上下，前後，左右で最大限の下顎運動を行ったときの軌跡のこと．一般的に，下顎切歯に取りつけたマーカーの動きで下顎切歯の運動を電気的に描記する（→ p.13 参照）．

3）咀嚼運動路

習慣性の咀嚼運動を記録する．

4）閉鎖経路（閉鎖路）

機能性不正咬合の場合，閉鎖経路（閉鎖路）（下顎安静位から咬頭嵌合位にいたる下顎の運動路）が咬合干渉（早期接触）により妨げられる．（→ p.14，15 参照）

機能性不正咬合と診断するための検査・分析は重要である．

側面頭部エックス線規格写真による機能分析（Thompson 法）

下顎安静位と咬頭嵌合位において側面頭部エックス線規格写真を撮影し，トレースする．得られた 2 枚のトレースを SN 平面で重ね合わせることで，咬合干渉による下顎の偏位をとらえたもの．

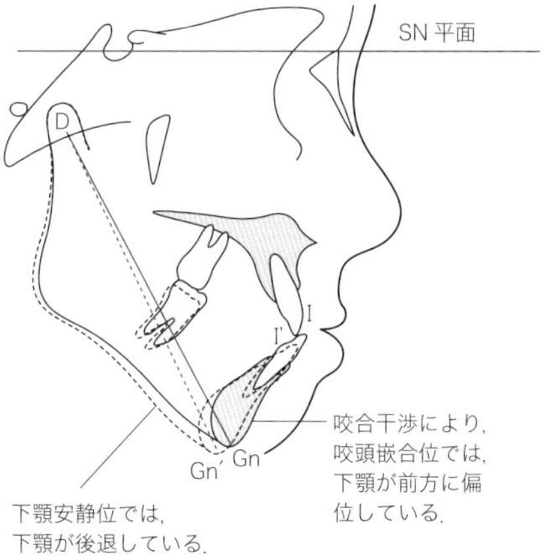
SN 平面
D
I
I'
Gn'
Gn
咬合干渉により，
咬頭嵌合位では，
下顎が前方に偏
位している．
下顎安静位では，
下顎が後退している．

CHECK!　Thompson 法

不正咬合が機能性なのか骨格性なのかを判定する際に有効．

機能的ワックスバイト法による機能分析（ファンクショナルワックスバイト法）

・早期接触により下顎が機能的に偏位する症例において，早期接触の位置を診断する方法

・口蓋正中部に適合し，上顎臼歯部を覆うようなワックスを模型上で製作する．ワックスを軟化させて口腔内に挿入し，下顎を静かに閉口してもらい，ワックスに歯が接触したと感じるところで止める．これを数回繰り返し，早期接触部位を診断する．

・上下の歯は咬合させない．ワックスに穴が開くほど咬みこませない．

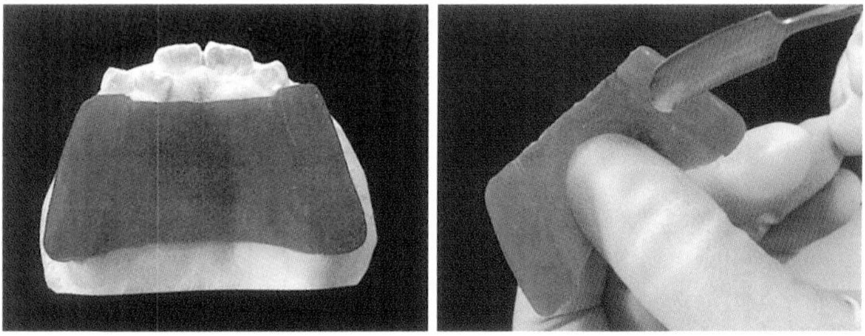

（第 100 回歯科医師国家試験）

B その他の機能的検査

必要に応じて，これらの検査を行う．

①筋機能検査

②咀嚼機能検査

③咬合機能検査

④嚥下機能検査

⑤発音機能検査

Chapter 6
矯正歯科治療における抜歯

Check Point

・Tweedの抜歯基準を理解する．
・連続抜去法を理解する．

I．矯正歯科治療における抜歯とは

A 目的と適応症

1）目的

被蓋関係や咬合関係を改善し，歯と顎骨の不調和（ディスクレパンシー）を解消して，正常咬合を確立し，治療後の咬合の安定をはかる．

2）適応症

・歯と顎骨の大きさに著しい不調和があるとき
・前歯の顕著な唇側傾斜（前方位）があるとき
・顎骨の前後的位置関係に不正があるとき
・顎骨の垂直的位置関係に不正があるとき
・後方臼歯の近心転位があり，これを遠心に移動することができないとき（歯列弓周長の不足）

B 抜歯部位の選択

咀嚼能率，審美性に影響が少なく，犬歯の遠心移動と前歯の再排列を円滑に進めることができる歯を選択する．第一小臼歯，第二小臼歯の抜歯頻度が高い．また，歯列の正中の偏位などを生じさせないために，原則として，左右対称に抜歯する．

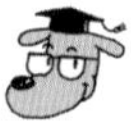

コラム：抜歯部位の基本的な考え方

矯正歯科治療のための抜歯部位：第一小臼歯，第二小臼歯が多い．原則として，上下左右の歯の数が合うように抜歯する．

国試でよく問われる症例について，抜歯部位の基本的な考え方を下の表にまとめたので参考にされたい．実際の臨床では，齲蝕の状態，歯周組織の状態，歯の予後，歯の幅径，顎顔面の骨格なども考慮して抜歯部位を選定することになるが，基本的な考え方は理解しておくようにしよう．

●表の読み方：1番上の例であれば，Angle Ⅰ級の前歯部叢生で，固定は上下顎最大の場合の抜歯部位と考え方，と読むこと（→ p.88 参照）．

<table>
<tr><th>臼歯関係</th><th>歯列不正</th><th>固　定</th><th>抜歯部位</th><th>考え方</th></tr>
<tr><td>Angle Ⅰ級
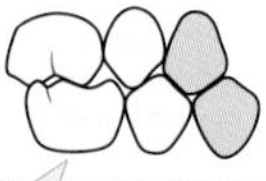</td><td>前歯部叢生</td><td>上顎：最大
下顎：最大</td><td>4|4
4|4</td><td>臼歯のⅠ級関係は保ち，前歯部叢生を改善したい．また，最大の固定なので，大臼歯は近心移動させたくない．そこで，第一小臼歯抜歯となる．</td></tr>
<tr><td>Angle Ⅰ級</td><td>歯槽性
上下顎前突</td><td>上顎：最大
下顎：最大</td><td>4|4
4|4</td><td>臼歯のⅠ級関係は保ち，前歯の唇側傾斜を改善したい．また，最大の固定なので，大臼歯は近心移動させたくない．そこで，第一小臼歯抜歯となる．</td></tr>
<tr><td>Angle Ⅰ級</td><td>下顎左側
中切歯欠損
前歯部叢生</td><td>上顎：最大
下顎：最大</td><td>4|4
4|−</td><td>臼歯のⅠ級関係は保ち，前歯の叢生を改善したい．また，最大の固定なので，大臼歯は近心移動させたくない．そこで，第一小臼歯抜歯となるが，下顎左側に関しては欠損歯があるため抜歯しない．下顎の歯の隣接面を削合して，オーバーオールレイシオを合わせる．</td></tr>
<tr><td>Angle Ⅱ級
(end on)
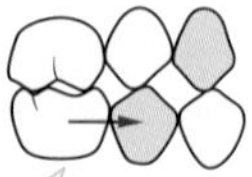</td><td>歯槽性
上顎前突</td><td>上顎：最大
下顎：最小</td><td>4|4
5|5</td><td>臼歯のⅡ級関係を改善したい．上顎は最大の固定なので，大臼歯が近心移動しにくい第一小臼歯を抜去する．下顎は最小の固定なので，大臼歯が近心移動しやすい第二小臼歯を抜去する．上顎大臼歯を近心移動させず，下顎大臼歯が近心移動させることで，臼歯のⅡ級関係が改善する．</td></tr>
</table>

Angle II 級 (full step) 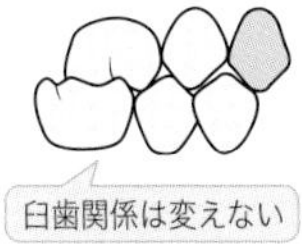	歯槽性 上顎前突	上顎：最大 下顎：ー	$\dfrac{4 \mid 4}{- \mid -}$	臼歯のII級関係が強く，1咬頭分ずれている．咬頭と窩がしっかり咬みこむため，この位置を維持する方法もある．上顎第一小臼歯のみを抜歯し下顎は非抜歯として，臼歯のII級関係（full step）を獲得する．
Angle III級 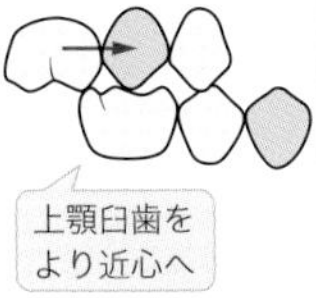	歯槽性 下顎前突	上顎：最小 下顎：最大	$\dfrac{5 \mid 5}{4 \mid 4}$	臼歯のIII級関係を改善したい．上顎は最小の固定なので，大臼歯が近心移動しやすい第二小臼歯を抜去する．下顎は最大の固定なので，大臼歯が近心移動しにくい第一小臼歯を抜去する．上顎大臼歯を近心移動させ，下顎大臼歯を近心移動させないことで臼歯のIII級関係が改善する．
Angle III級 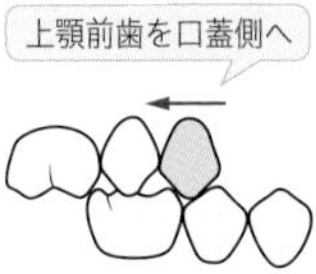	骨格性 下顎前突 （上顎前歯の唇側傾斜があるもの） 外科手術を伴うもの	上顎：最大 下顎：ー	$\dfrac{4 \mid 4}{- \mid -}$	骨格性下顎前突の場合，歯性補償（上顎前歯の唇側傾斜と下顎前歯の舌側傾斜）が認められることが多い．上顎前歯の唇側傾斜を改善させたいので，第一小臼歯抜歯が有利．一方，下顎は歯性補償を改善するために前歯を唇側傾斜させることになるので，非抜歯となる．→ p.138 参照
Angle III級	骨格性 下顎前突 （上顎前歯の唇側傾斜がないもの） 外科手術を伴うもの	上顎：ー 下顎：ー	$\dfrac{- \mid -}{- \mid -}$	骨格性下顎前突の場合，歯性補償（上顎前歯の唇側傾斜と下顎前歯の舌側傾斜）が認められることが多いが，上顎前歯の唇側傾斜が軽度な場合もある．その場合は上顎前歯の唇側傾斜を改善させる必要がないため，非抜歯となる．一方，下顎は歯性補償を改善するために前歯を唇側傾斜させることになるので，非抜歯となる．

第一小臼歯抜歯 or 第二小臼歯抜歯？

① Angle Ⅰ級前歯部叢生，前歯の唇側傾斜を改善したい場合
前歯部に近い歯を抜去するほうが有利→第一小臼歯抜歯が有利

②最大の固定の場合（大臼歯を近心移動させたくない場合）
大臼歯から遠い歯を抜去するほうが有利→第一小臼歯抜歯が有利

③最小の固定の場合（大臼歯を近心移動させたい場合）
大臼歯に近い歯を抜去するほうが有利→第二小臼歯抜歯が有利

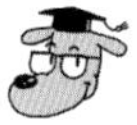

コラム：Angle Ⅱ級で治っていいの！？

● Angle Ⅱ級の臼歯関係

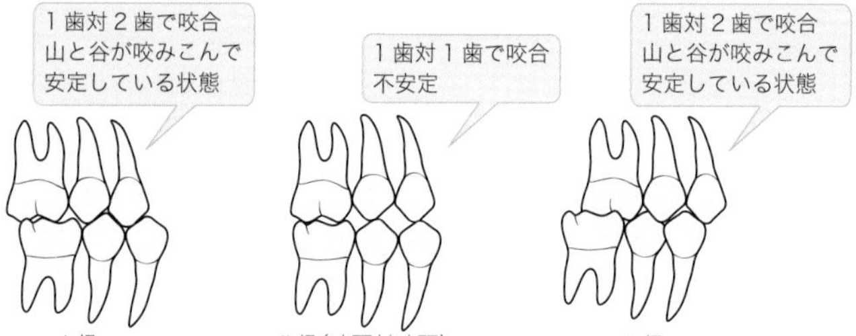

Ⅰ級　　Ⅱ級(咬頭対咬頭)(end on)　　Ⅱ級(full step)

● 臼歯関係 full step Ⅱ級を利用した治療例

1 咬頭ずれて咬むことで，臼歯部に緊密で安定した咬合を獲得できる full step Angle Ⅱ級を目標として治療する場合もある．

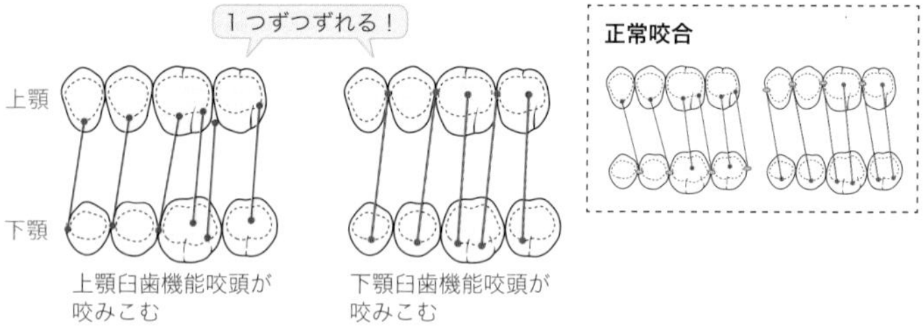

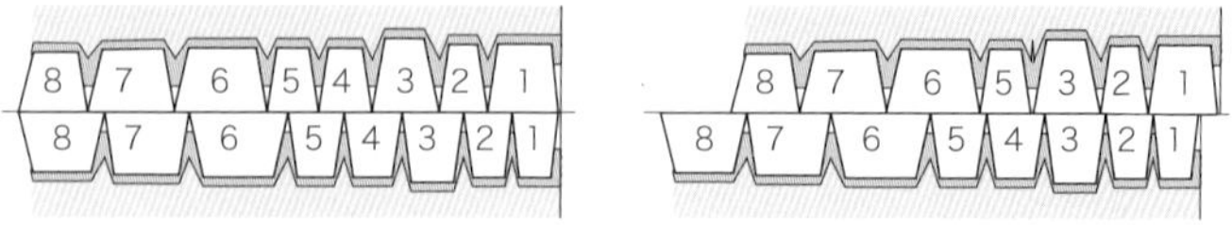

Angle Ⅰ級　　full step Angle Ⅱ級で治る

Ⅱ．Tweed の抜歯基準　よくでる

模型分析と頭部エックス線規格写真（セファロ）分析を連動させた抜歯基準である．模型分析で下顎のアーチレングスディスクレパンシーを算出し，側面頭部エックス線規格写真分析でヘッドプレートコレクション（セファログラムコレクション）を算出し，これらを合計してトータルディスクレパンシーを求める．トータルディスクレパンシーが－4 mm 以下である場合を抜歯症例とする．

CHECK!

・アーチレングスディスクレパンシー＋ヘッドプレートコレクション＝トータルディスクレパンシー
・アーチレングスディスクレパンシー：歯を歯列に並べるために足りない（－）or 余る（＋）スペースを求める．Tweed の抜歯基準では下顎の値を用いる．
・ヘッドプレートコレクション：歯を理想的な歯軸にするために足りない or 余るスペースを求める．

CHECK!　Tweed の三角

FMA ＝フランクフルト下顎下縁平面角
IMPA ＝下顎下縁平面に対する下顎中切歯歯軸傾斜角
FMIA ＝フランクフルト（FH）平面に対する下顎中切歯歯軸傾斜角．日本人は 57° が理想値

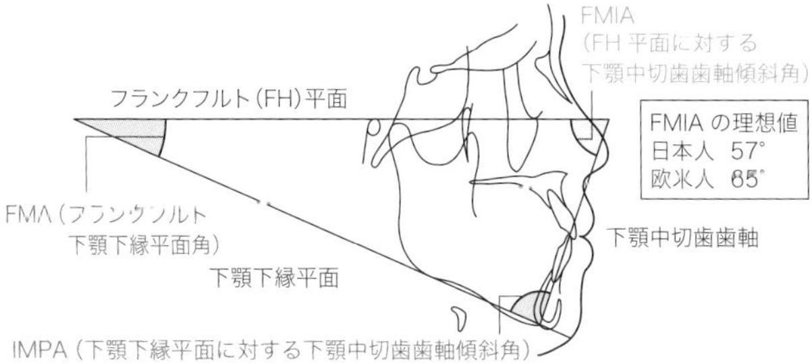

アーチレングスディスクレパンシーの計算方法

歯列弓周長（アベイラブルアーチレングス）－歯冠幅径の和（リクワイアードアーチレングス）＝アーチレングスディスクレパンシー（→ p.50 参照）

ヘッドプレート（セファログラム）コレクションの計算方法

（患者の FMIA － 57°）× 0.4 mm × 2 ＝ヘッドプレートコレクション

- 57°：日本人の理想値
- 0.4 mm：1° につき 0.4 mm
- × 2：左右側なので 2 をかける

> 下顎前歯を 1° 舌側に傾斜させる→スペースは片側 0.4 mm 減少する．
> 下顎前歯を 1° 唇側に傾斜させる→スペースは片側 0.4 mm 増加する．

ヘッドプレートコレクションの考え方

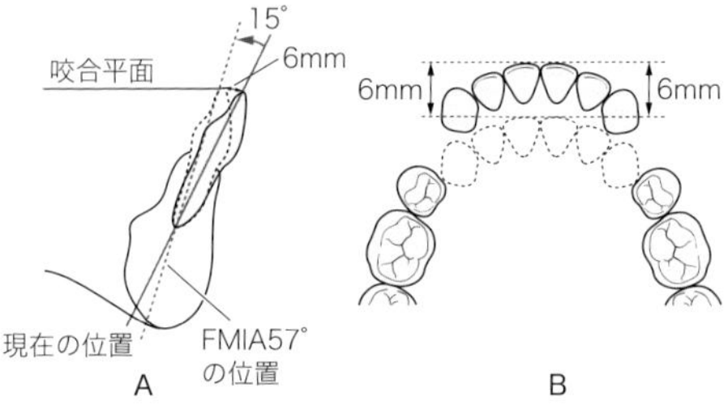

下顎前歯を 15° 舌側に傾斜させたい場合（A），切端が 6 mm 舌側に移動するため（15×0.4＝6 mm），両側では 12 mm のスペースが減少する．
そこで 12 mm のスペースが必要とわかる（B）．

Spee 彎曲の平坦化に必要な長さ

Spee 彎曲を平坦化するためには，スペースが必要になる．

$$\frac{\text{左右の Spee 彎曲の深さの和}}{2} = \text{Spee 彎曲の平坦化に必要な長さ}$$

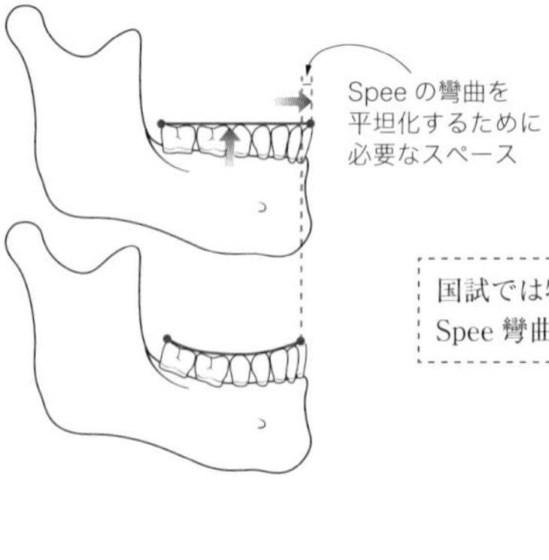

> 国試では特に記載がなければ，
> Spee 彎曲の平坦化に必要な長さ＝0 mm とする．

CHECK!

トータルディスクレパンシー≦－4 mm→抜歯
トータルディスクレパンシー＞－4 mm→非抜歯

計算例　アーチレングスディスクレパンシー－3 mm の場合

① FMIA 47° とすると

$(47-57)\times 0.4\times 2+(-3)=-10\times 0.4\times 2$

$=-11$ mm→抜歯

② FMIA 67° とすると

$(67-57)\times 0.4\times 2+(-3)=10\times 0.4\times 2(-3)$

$=+5$ mm→非抜歯

Steiner の抜歯基準

Tweed の抜歯基準と同様に，模型分析と頭部エックス線規格写真分析を連動させた抜歯基準．抜歯・非抜歯の判定のほか，歯や歯列弓をどれだけ移動すべきかを示している．

Ⅲ．連続抜去法

混合歯列期の顎骨と歯の大きさの不調和による Angle Ⅰ級不正咬合において，あらかじめ早期に不調和を予測して計画的に乳歯，永久歯を抜去する方法である．

適応症

・混合歯列期の Angle Ⅰ級不正咬合

・将来的に負のアーチレングスディスクレパンシーにより永久歯の抜去が必要となると予測される場合

利点と問題点

利点	1. 前歯部叢生の自然な改善がなされる 2. 動的治療の軽減と動的治療期間，保定期間が短縮できる 3. 矯正歯科治療による障害を減少できる
問題点	1. 連続抜去の適用を計画する時点で，その後の顎発育の予測が困難である 2. 乳犬歯，第一小臼歯の抜去で下顎前歯部の舌側傾斜が生じやすい 3. 第一小臼歯の抜去により後方歯の近心傾斜や移動が起こり，過蓋咬合になりやすい 4. 治療期間が長期にわたるため，小児に精神的負担を与えることがある 5. 下顎の場合，萌出順序が上顎と異なるため，抜歯空隙に向かって両隣接歯が傾斜し，咬合平面が折れ曲がりやすい

（佐藤・三浦，歯科矯正学第5版，2008）

術式

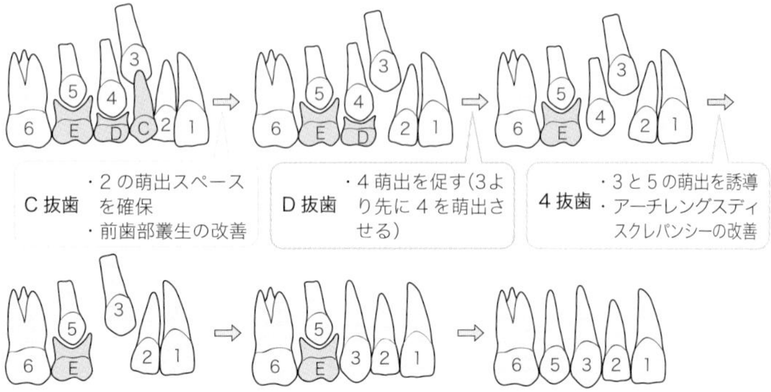

CHECK!

・連続抜去法では，混合歯列期の負のアーチレングスディスクレパンシーの改善ができる．
・C → D → 4 の順で抜歯する．

CHECK! 連続抜去後に生じやすいもの

・過蓋咬合
・犬歯の遠心傾斜
・下顎前歯の舌側傾斜
・後方歯（第二小臼歯・第一大臼歯・第二大臼歯）の近心傾斜・移動

Chapter 7

矯正力

Check Point

- 器械的矯正力を発揮する装置と機能的矯正力を発揮する装置を覚える.
- 矯正力の作用様式を理解し，相当する矯正装置を覚える.
- 歯の移動様式を理解する.

I．矯正力の種類

A 作用の目的による分類

①（狭義の）矯正力：歯を移動するために加える力.

②顎整形力：顎骨の成長変化を制御することを目的として顎骨に作用させる力.

例）チンキャップ，上顎前方牽引装置，ヘッドギア，急速拡大装置など

B 移動する手段による分類

①器械的矯正力：矯正装置が発揮する器械力を矯正力として用いる.

例）矯正用ワイヤー，コイルスプリング，顎間ゴム，エラスティックチェーン，拡大ネジなど

②機能的矯正力：筋の機能力を矯正力として用いる.

例）アクチバトール，バイオネーター，Fränkel 装置，咬合挙上板，咬合斜面板，リップバンパー，オーラルスクリーン，口腔筋機能療法など

チンキャップ，上顎前方牽引装置，ヘッドギア，急速拡大装置などは，器械的矯正力を生じ，顎整形力を発揮する．

よくでる

リップバンパーは，下唇の筋機能圧を利用した機能的矯正装置である．

Ⅱ．矯正力の作用様式

A 矯正力の大きさ

①弱い矯正力：最適な矯正力よりも小さな矯正力

②強い矯正力：最適な矯正力よりも大きな矯正力

③最適な矯正力：歯の移動速度が最大となる矯正力．歯根膜面積が大きな歯ほど最適な矯正力も大きくなる．大臼歯＞前歯

④差動矯正力：それぞれの歯の最適な矯正力の差のこと．この差を利用し，固定源としたり移動歯としたりする．

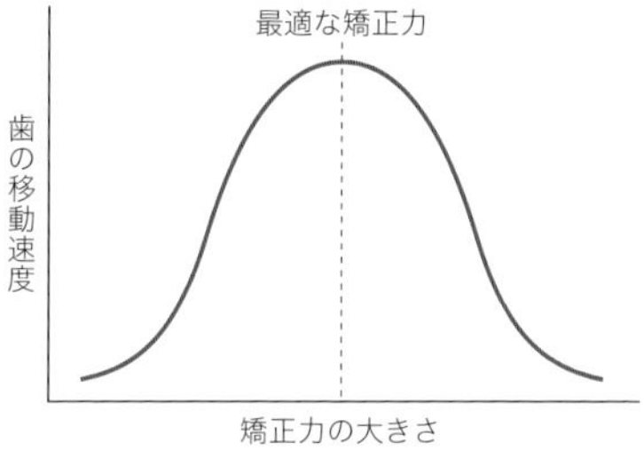

差動矯正力の利用例

第一小臼歯を抜去し，大臼歯を固定源として犬歯を遠心移動する場合，犬歯に最適な矯正力を適用すると，大臼歯には弱すぎる矯正力となり，大臼歯の近心移動は少なく，犬歯の遠心移動が多く得られる．逆に，大臼歯に最適な矯正力を適用すると，犬歯には強すぎる力となり，犬歯の遠心移動は少なく，大臼歯の近心移動が多くなる．

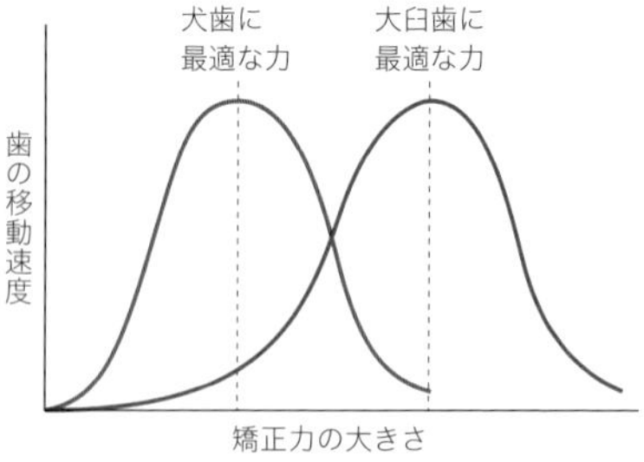

B 作用様式 よくでる

①持続的な力

・矯正力が緩やかに減衰する．

・矯正力の作用する時間は連続する．

②断続的な力

・矯正力が急激に減衰する．

・比較的短時間で矯正力はゼロになる．

③間歇的な力

・装置が装着している間だけ矯正力が働く．

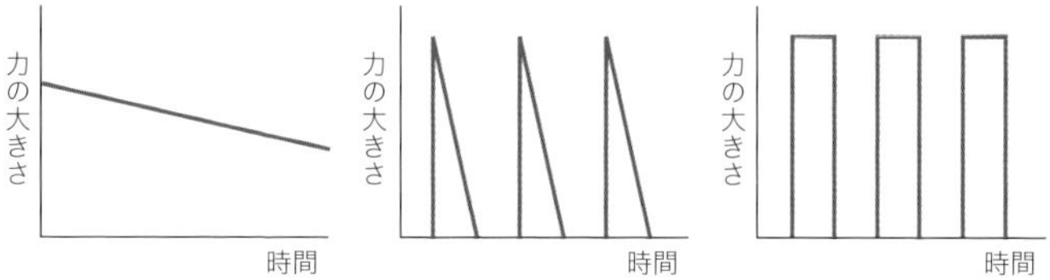

持続的な力　　断続的な力　　間歇的な力

矯正力の作用様式と装置

作用様式	装　置
持続的な力	リンガルアーチ（舌側弧線装置）の補助弾線，マルチブラケット装置のアーチワイヤーの力，コイルスプリング，エラスティックによる力など
断続的な力	拡大ネジ，ブラケットに結紮線を結紮したときの力など
間歇的な力	顎外固定装置（ヘッドギア，チンキャップ，上顎前方牽引装置など），アクチバトール，咬合斜面板，咬合挙上板など

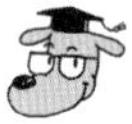

コラム：歯を動かす力とは？

歯を動かすための矯正力に適するのは，弱く持続的な力である．これは，顎の成長をコントロールするための顎整形力（顎外固定装置や急速拡大装置などで発揮される力）と比較して，「弱い」力という意味である．この弱い力を持続的に負荷する工夫として，ステンレススチールワイヤーにループを組み込んだり，ニッケルチタンワイヤーを用いたりする．また，最適な矯正力とは，顎矯正力と比較して「弱い」とされる矯正力の中で，弱すぎず，強すぎず，歯が最も動きやすい力のことを指す．

Ⅲ. 歯の移動様式

A 傾斜移動

・歯根の根尖側 1/3 を回転中心に，根尖は歯冠と反対方向へ移動.

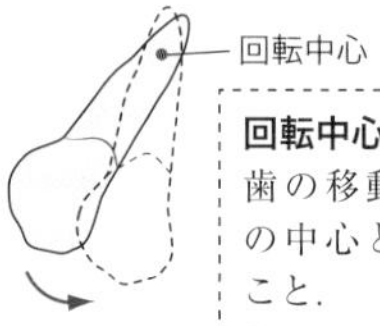

回転中心
歯の移動時に回転の中心となる点のこと.

B 歯体移動

・歯冠と歯根が同じ方向へ同じ距離だけ移動.

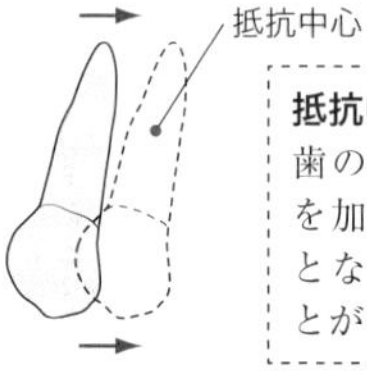

抵抗中心
歯の重心．この点に力を加えると回転することなく歯を移動することができる.

C 挺出

・長軸に沿って歯冠方向へ歯槽から引き抜かれる方向へ移動.

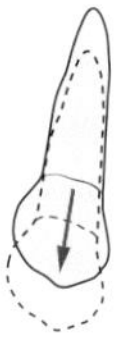

D 圧下

・長軸に沿って根尖方向へ押し込まれる方向へ移動.

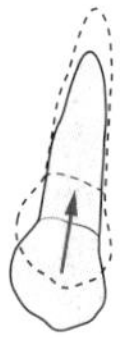

E 回転

・長軸を中心に回転させること.

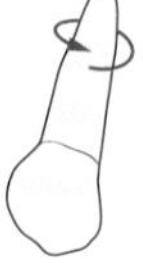

F トルク

・唇側（頬側），舌側への歯根の移動. 歯冠部にモーメントを与え，トルク（ねじり）力を得る. マルチブラケットエッジワイズ法で，レクタンギュラーワイヤーに「ねじり」を付与することで，ワイヤーにトルクが生じる(→ p.117参照). 回転中心はブラケットの中心付近.

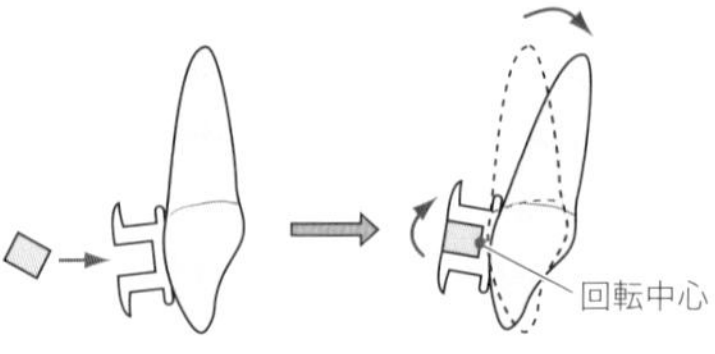

ねじりを加えたレクタンギュラーワイヤーをスロットに入れる.

ねじった方向にワイヤーが戻ろうとし，歯にトルクが生じる.

Chapter 8

矯正力に対する生体反応

Check Point

- 矯正力に対する歯周組織の反応を，圧迫側，牽引側に分けて理解する．
- 歯根吸収のリスクファクターを理解する．
- 矯正学的な歯の移動の様相について理解する．
- 適切な矯正力，過大な矯正力に対する生体反応について理解する．

Ⅰ．歯根膜の変化　よくでる

矯正力を歯に作用させると，歯周囲の歯槽骨で骨リモデリングが生じ，歯は力の作用方向へ移動する．このとき，歯根膜には圧迫側と牽引側という 2 つの領域が形成される．

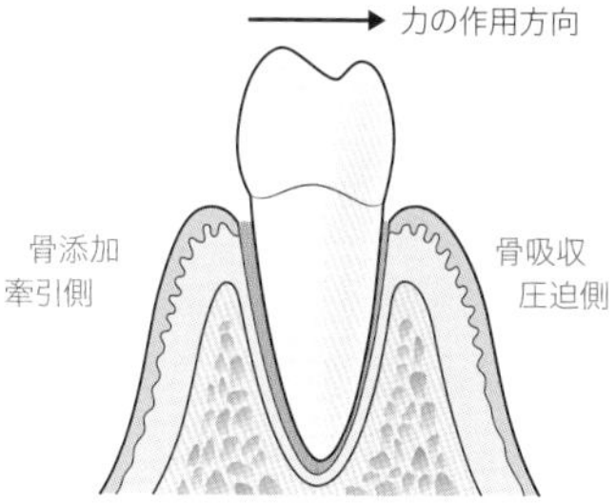

歯体移動

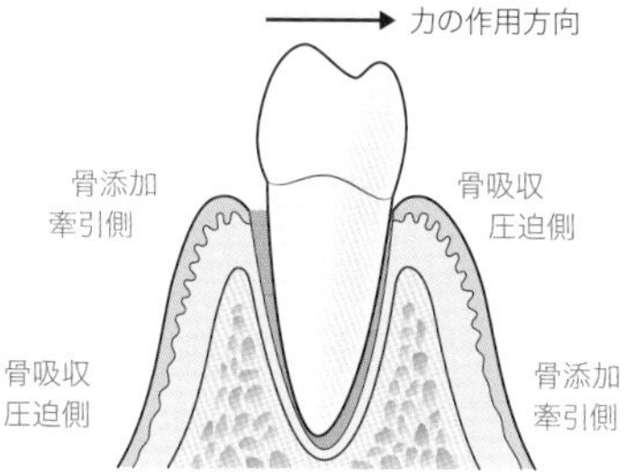

傾斜移動

A 圧迫側

力の作用方向に対応する歯根膜は圧迫され，その領域の歯槽骨は吸収される．

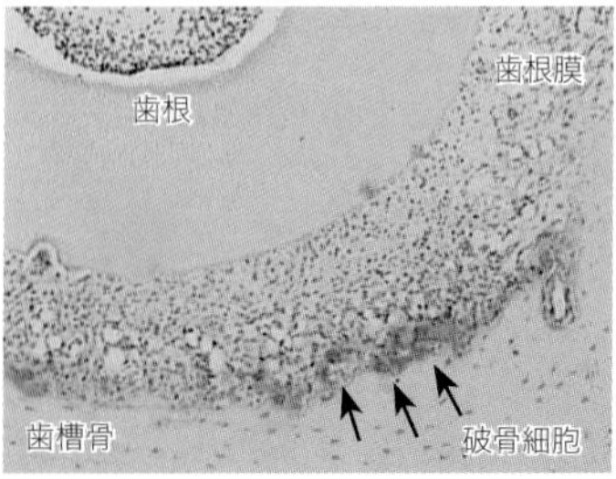

歯の移動による圧迫側歯周組織の変化（TRAP 染色）

1）強い力の作用部位

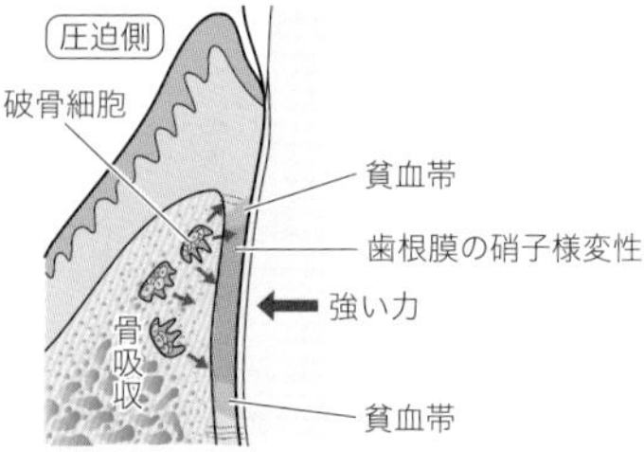

穿下性骨吸収：回り込んで骨吸収する

矯正力により，歯根膜組織が強く圧迫され，重度の血流障害が生じる．この領域を貧血帯という．貧血帯では，血管が閉鎖され，組織への栄養供給がほとんど途絶えるため，歯根膜細胞は硝子様変性する．

貧血帯では，歯槽骨表層に硝子様変性組織が接しており，破骨細胞は歯槽骨表層に接近できないため，歯槽骨の直接性骨吸収が起こらない．破骨細胞は歯槽骨壁の背面あるいは側面から骨を吸収し，これを穿下性骨吸収とよぶ．

穿下性骨吸収が進行すると，やがて変性組織も吸収され，最終的には歯根膜線維の再形成・再配列が行われる．

2）弱い力の作用部位

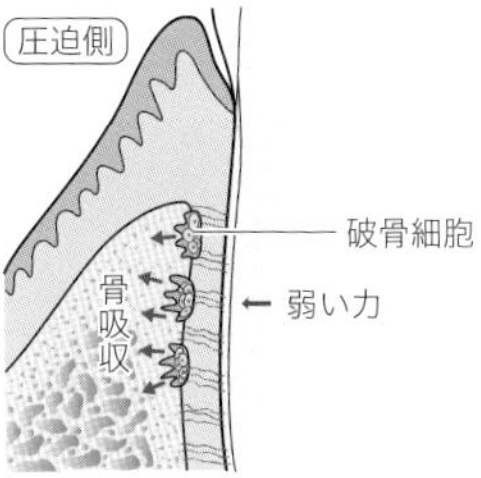

直接性骨吸収

矯正力により，歯根膜組織が弱く圧迫され，軽度の血流障害が生じる．この領域を充血帯という．充血帯では，血管壁の透過性の亢進に伴い，多数の破骨細胞やマクロファージが出現する．こうして生じた破骨細胞は近接する歯槽骨表層を吸収し，これを直接性骨吸収とよぶ．

最終的には，歯根膜線維の再形成・再配列が行われる．

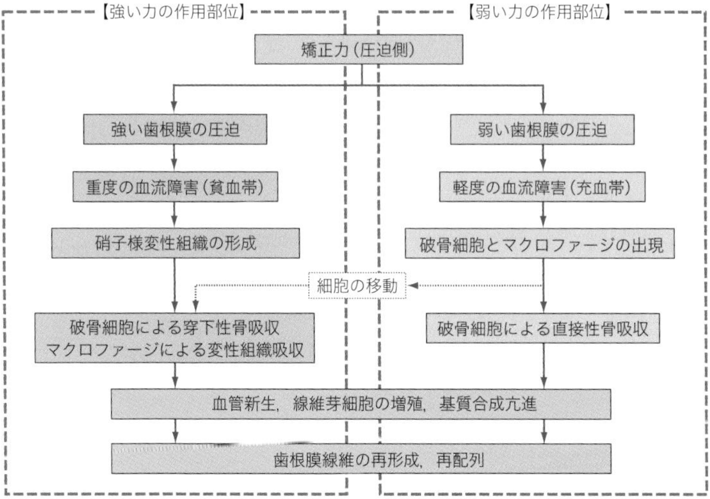

圧迫側での歯周組織の反応
点線で示す矢印は，充血帯に出現した破骨細胞とマクロファージの貧血帯への移動を示す．
（溝口，歯科矯正学第6版，2019）

B 牽引側

力の作用方向と反対側の歯根膜は牽引され，その領域の歯槽骨は形成される．

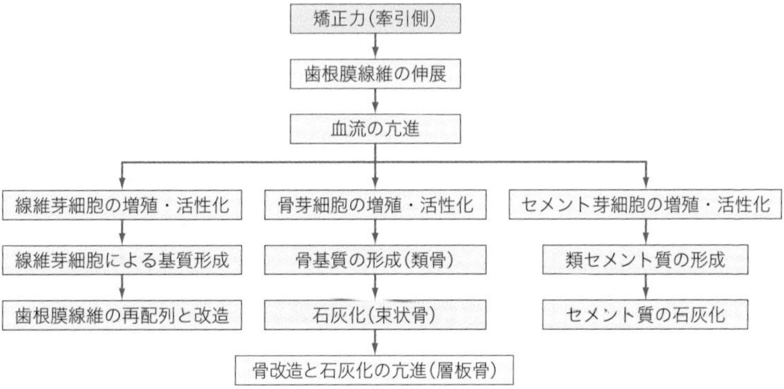

牽引側での歯周組織の反応（溝口，歯科矯正学第 6 版，2019）

矯正力が付与されると，牽引側の歯根膜腔は拡大し，歯根膜線維は牽引されて伸展する．牽引された歯根膜腔では血流が亢進し，線維芽細胞，骨芽細胞，セメント芽細胞の分化，増殖，代謝活性が促進され，骨形成，セメント質形成，歯根膜線維の再形成・再配列が行われる．

CHECK! 圧迫側の変化

強い力の作用部位

貧血帯→硝子様変性→破骨細胞が貧血帯周囲から骨吸収→穿下性骨吸収

弱い力の作用部位

充血帯→破骨細胞出現→直接性骨吸収

Ⅱ．その他の変化

A 歯槽骨全体の変化

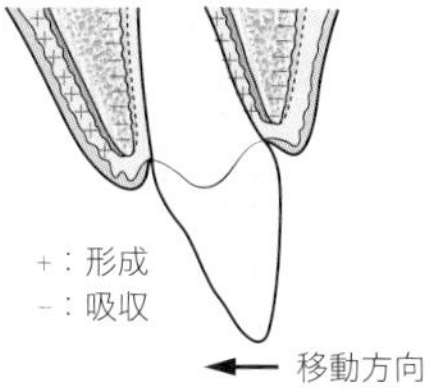

歯槽骨外側面でも，歯の移動に伴って骨吸収と骨添加が生じている．

B 歯髄の変化

歯の移動に伴う血流障害によって，一過性の軽度の歯髄反応を引き起こすことがあるが，最終的な影響はそれほどない．血流障害が長期化した場合，象牙芽細胞の空胞化，歯髄組織の線維化などの組織変化を生じることもある．

C 歯肉の変化

歯の移動に伴い，歯肉線維は一過性の牽引あるいは弛緩状態となるが，最終的な影響はそれほどない．まれに歯肉の変形（歯肉退縮など）を生じることがある．

D 歯根吸収

矯正歯科治療により，歯根表層あるいは根尖に限局したわずかな歯根吸収が認められることがある．通常はセメント芽細胞による修復機転が生じ，臨床上大きな問題とはならないが，まれに吸収が広範囲に及び，歯の機能と安定に大きな影響を及ぼすことがある．

CHECK! 歯根吸収のリスクファクター

矯正歯科治療に関わるもの
- 過度な矯正力，治療の長期化，歯の大きな移動量，歯の移動様相，ジグリング

患者自身に関わるもの
- 歯根形態の異常，遺伝性素因，年齢，性別，歯種，全身的な代謝障害，ホルモンバランスの異常，歯の外傷の既往，舌や口唇の習癖

E 顎骨，顎関節の変化

チンキャップ，ヘッドギア，上顎前方牽引装置などの顎外固定装置や，アクチバトールなどの機能的矯正装置などにより，顎整形力や筋機能力を顎骨や顎関節に作用させ，上下顎骨の成長を制御する．

1）縫合部

縫合部では，圧迫力による成長抑制，牽引力による成長促進が認められる．

2）顎関節部

下顎を近心に誘導すると，下顎頭軟骨での細胞増殖活性の亢進，軟骨層の肥厚，下顎頭部での骨形成量の増加が認められる．また，下顎を遠心牽引すると，下顎頭軟骨の増殖活性の低下と下顎頭部での骨形成量の減少を認める．

CHECK!　よくでる

縫合部の成長を制御する装置
・成長促進：上顎前方牽引装置，急速拡大装置
・成長抑制：ヘッドギア
下顎頭の成長（軟骨性成長）を制御する装置
・成長促進：アクチバトール，バイオネーター，咬合斜面板など
・成長抑制：チンキャップ（オトガイ帽装置）

Fränkel 装置は，歯列の側方拡大と下顎頭の成長（軟骨性成長）の促進ができる．

Ⅲ．歯の移動

A 歯科矯正学的な歯の移動様相

歯に矯正力を負荷すると，3つの移動様相（①歯根膜および歯槽骨の粘弾性変形による初期移動，②硝子様変性組織の出現による停滞期，③変性組織の消失と骨リモデリングに伴う歯の再移動）を示す．

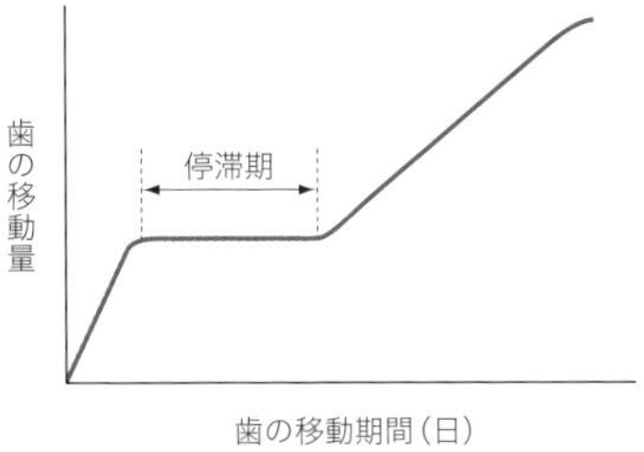

CHECK!

停滞期には，硝子様変性組織が出現し，穿下性骨吸収が行われている．

B 適切な矯正力による反応

適切な矯正力とは，歯の移動速度が最大であり，歯周組織への為害作用が可及的に少ない矯正力のことである．

C 過大な矯正力による反応

過大な矯正力により，さまざまな為害作用が生じる．

過大な矯正力による為害作用
- 歯の移動速度の減少
- 重度の歯根吸収
- 歯の動揺度の亢進
- 歯髄反応の出現
- 歯肉の退縮・変形
- 歯の骨性癒着（アンキローシス）

Chapter 9
固 定

Check Point

・歯の移動しやすさの原則を理解する.
・固定の部位による分類，抵抗の性質による分類，抜歯空隙利用のための固定の分類をそれぞれ理解する.

Ⅰ. 歯の移動しやすさ

CHECK!

・歯の移動しやすさは，①挺出→②傾斜移動→③歯体移動→④圧下の順である.
・側方歯群では，遠心移動より近心移動のほうが移動しやすい.
・歯根の長さや歯根表面積の大きい歯ほど移動しにくい.

Ⅱ. 固定の種類

矯正力を歯あるいは顎骨に作用させる場合，力の反作用に耐える抵抗源を固定（固定源 anchorage）という. 固定源となる歯が期待しない方向へ，あるいは期待しない量を移動してしまうことを固定の喪失（anchorage loss）といい，矯正歯科治療の失敗につながるので，固定源の設定は熟慮する必要がある.

A 固定の部位による分類

固定の種類		例
顎内固定	固定源が移動する歯と同一顎内に存在する場合	大臼歯 vs 犬歯：大臼歯を固定源として犬歯を遠心移動させたとき 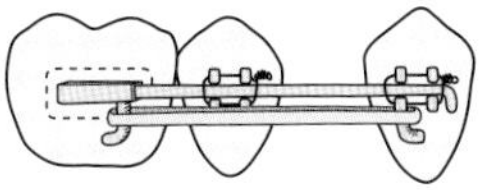 大臼歯 vs 前歯：クロージング時に大臼歯を固定源として前歯を舌側移動させたとき（→ p.117 参照） リンガルアーチ（舌側弧線装置）
顎間固定	固定源が移動する歯の対顎に存在する場合	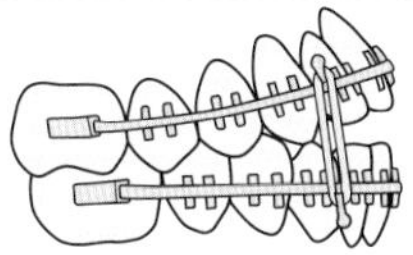 垂直ゴム 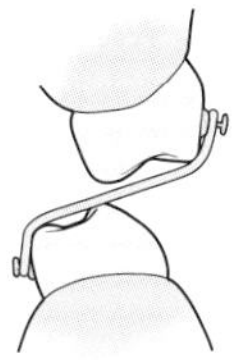 交叉ゴム 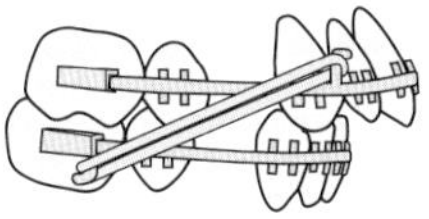 II 級ゴム 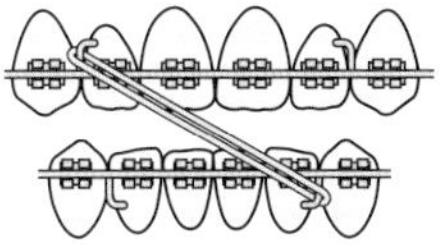 対角ゴム 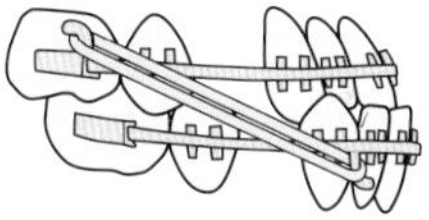 III 級ゴム
顎外固定	固定源が口腔外に存在する場合	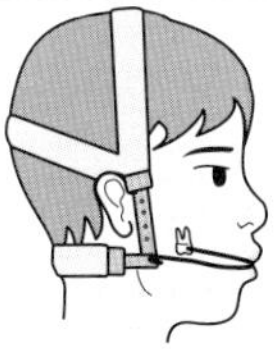 ヘッドギア 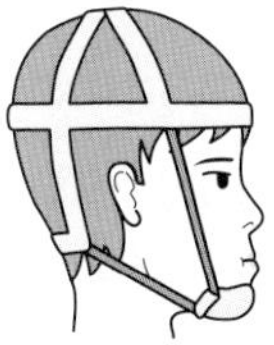 チンキャップ 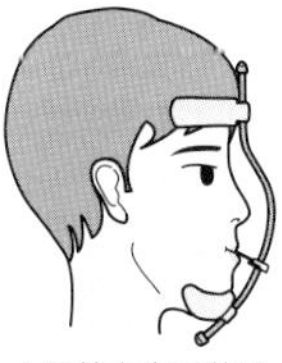 上顎前方牽引装置

CHECK! 顎間ゴムの目的

垂直ゴム：負のオーバーバイト（開咬）を改善する.
Ⅱ級ゴム：Ⅱ級の臼歯関係を改善する.
Ⅲ級ゴム：Ⅲ級の臼歯関係を改善する.
交叉ゴム：鋏状咬合を改善する.
対角ゴム：上下顎歯列正中の不一致を改善する.

CHECK! Ⅱ級ゴムとⅢ級ゴム

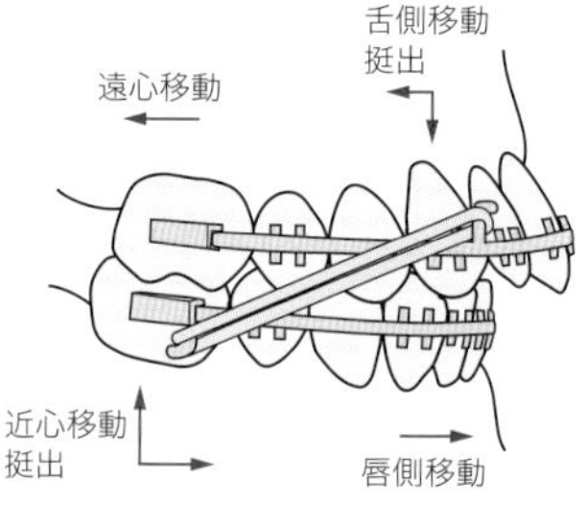

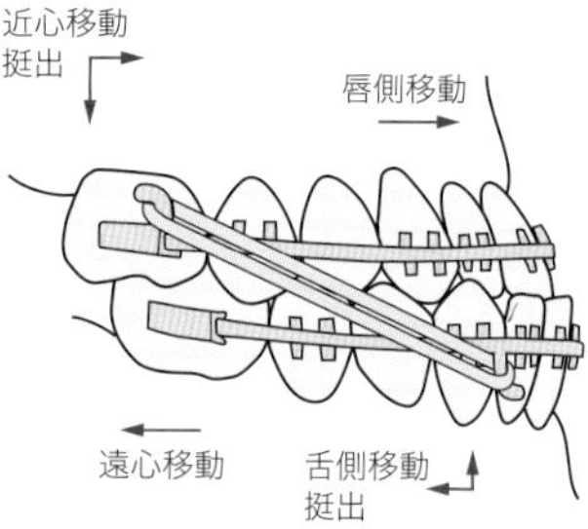

Ⅱ級ゴムによって生じる変化

上顎前歯：挺出＋遠心移動
下顎大臼歯：挺出＋近心移動
咬合平面角：大きくなる
下顎下縁平面角（FMA）：大きくなる

下顎大臼歯の挺出のため

Ⅲ級ゴムによって生じる変化

上顎大臼歯：挺出＋近心移動
下顎前歯：挺出＋遠心移動
咬合平面角：小さくなる
下顎下縁平面角（FMA）：大きくなる

上顎大臼歯の挺出のため

B 抵抗の性質による分類

固定の種類			例
相反固定	単純固定	固定源が傾斜移動で矯正力に抵抗 弱い固定 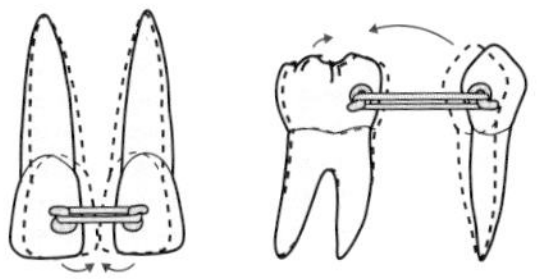	歯面に装着されたフックにエラスティックをかけて歯を移動させたとき
	不動固定	固定源が歯体移動で矯正力に抵抗 単純固定より強い固定 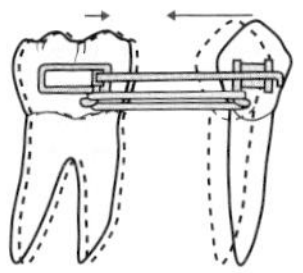	マルチブラケット装置のスロットにワイヤーを装着し，エラスティックの力で歯を移動させたとき
加強固定		抵抗源を付加して固定を強化 これらの付加装置を加強固定という	マルチブラケット装置に付加装置（ヘッドギア，Nance のホールディングアーチ，リップバンパー，顎間ゴム，トランスパラタルアーチなど）を用いるとき
準備固定		固定を準備すること	大臼歯と小臼歯を遠心傾斜させたとき

Tweed の準備固定

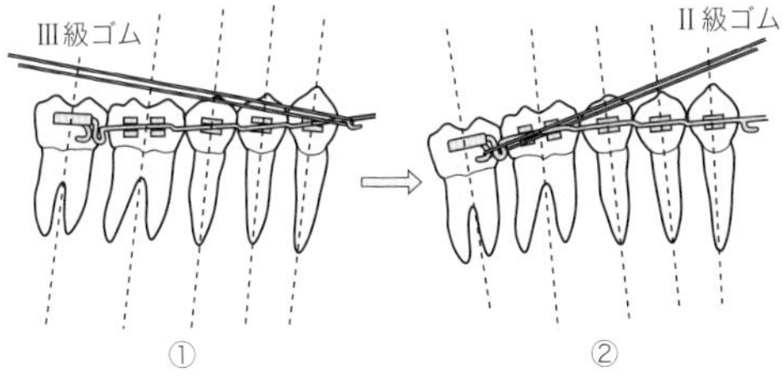

①下顎のアーチワイヤーに臼歯を遠心に傾斜させる曲げを入れ，Ⅲ級ゴムを用いて側方歯を遠心傾斜させる．

②次に，下顎歯列を固定源としてⅡ級ゴムを用いて上顎歯列の遠心移動をはかる．遠心傾斜した下顎臼歯はⅡ級ゴムの矯正力に対して強い固定となる．

C 抜歯空隙利用のための固定の分類

抜歯症例においては，許容される臼歯の近心移動量によって，臼歯に求める固定の強さを3つに分類している．

抜歯空隙利用のための固定の分類

固定の種類	臼歯の近心移動量
①最大の固定	抜歯空隙の 1/4 以内
②中等度の固定	抜歯空隙の 1/4 〜 1/2
③最小の固定	抜歯空隙の 1/2 以上

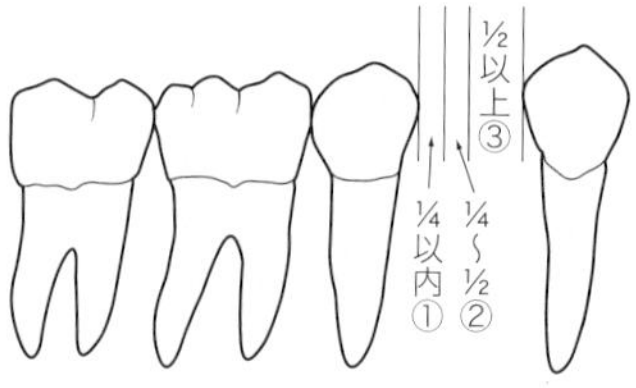

1）最大の固定

・臼歯部の保持のために加強固定を用いる．

・ヘッドギアなどの顎外固定装置や歯科矯正用アンカースクリューが有効．

・ヘッドギアは基本的に日中の使用ができないので，Nance のホールディングアーチやトランスパラタルアーチのような顎内固定装置を併用すると，固定の効果は高まる（→ p.114 のコラム参照）．

2）中等度の固定

・症例に応じて加強固定を用いる．

3）最小の固定

・加強固定を用いないことが多い．

CHECK! 最大の固定の場合

・ヘッドギア，歯科矯正用アンカースクリューが有効．
・ヘッドギアに Nance のホールディングアーチやトランスパラタルアーチを併用すると固定の効果 UP.

抜歯空隙利用のための固定の例

下顎歯列において，
・抜歯空隙が左右で 15.0 mm
・アーチレングスディスクレパンシーが -8.0 mm
・ヘッドプレートコレクションが -5.0 mm
の場合，臼歯の近心移動量は両側で 2.0 mm（片側で 1.0 mm，抜歯空隙の 1/4 以内）となる．
したがって，最大の固定を用いて治療することが必要となる．

Chapter 10
矯正用材料

Check Point

・矯正用材料にはどのようなものがあるのか覚える.
・矯正用材料の特性，用途，材質を把握する.

I．線材料

矯正歯科治療で用いる線材料

線材料	用　途
18-8 ステンレス鋼線	マルチブラケット装置のアーチワイヤー
コバルトクロム（Co-Cr）線	（同上）
ニッケルチタン（Ni-Ti）線	（同上）
ニッケルクロム（Ni-Cr）線	リンガルアーチ（舌側弧線装置）の主線・補助弾線 床矯正装置のクラスプ・唇側線

発揮される力の大きさ
18-8 ステンレス鋼線＞コバルトクロム線＞ニッケルチタン線

コバルトクロム（Co-Cr）線は硬化熱処理により弾性限が高くなる.

チタンモリブデン（Ti-Mo）線は，金属アレルギーの患者に使用されることが多い.

A 機械的特性

1）応力-ひずみ曲線

・ワイヤーに応力（荷重）を加えた場合，ワイヤーはたわんで変形する．この変形の度合をひずみ（たわみ）とよび，応力とひずみの関係は，応力-ひずみ曲線で示される.

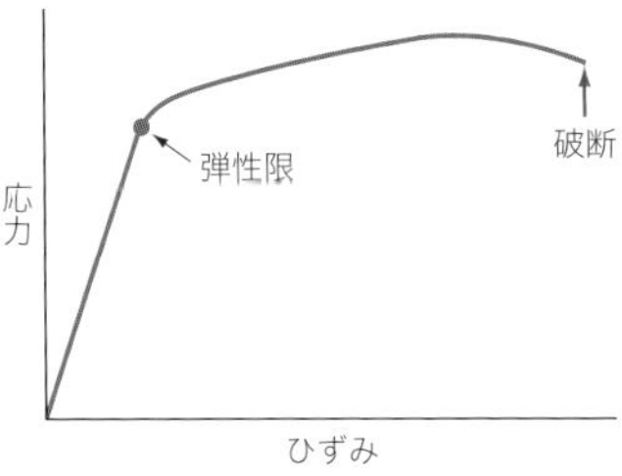

・たわんだワイヤーが元に戻ろうとする性質を弾性という.
・弾性限までは，ひずみは応力に比例して大きくなり，応力を除去すればワイヤーのひずみは元に戻る.
・弾性限を超えて応力を加えると，ワイヤーは永久変形を生じ，ひずみは元に戻らない．また，さらに応力をかけ続けると，最終的には破断する.

2）弾性エネルギー（レジリエンス）

・弾性限内で応力を加えたとき，ワイヤー内に蓄積されたエネルギーを弾性エネルギーとよび，線材料の復元力を表す.

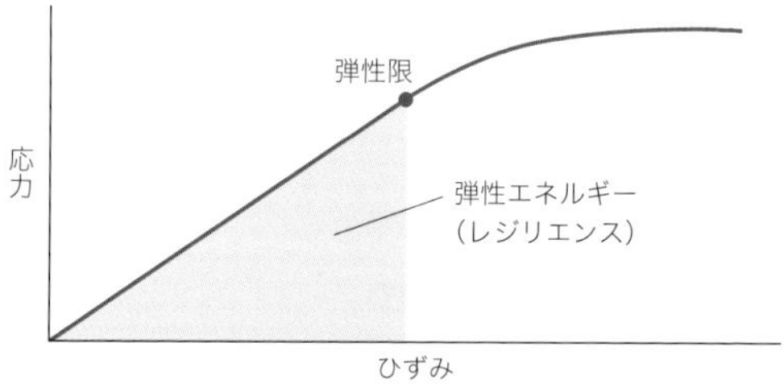

矯正用線材料と応力-ひずみ曲線
ワイヤーの形状付与（屈曲）を行うには，弾性限度は低いほうが行いやすいが，装着時にはワイヤーの弾性限度が高いほうが変形しにくいため望ましい．そのため歯科臨床においては，しばしば屈曲後に硬化熱処理を行う.

B 種類

1）アーチワイヤー

・断面は丸型と角型がある.
・弱く持続的な力を発揮するもの（弾性エネルギーが大きく，減衰が少なく，歯の移動に適した力を一定に発揮するもの）が望ましい.
・ワイヤーにループを組み込むと，ワイヤー長さが増大し，弱く持続的な力を発揮する.

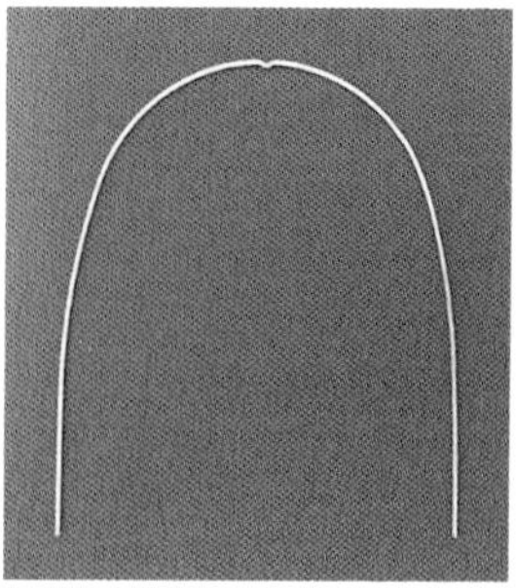
アーチワイヤー

ここでいう「弱い力」とは，他分野の線材料（義歯のクラスプなど）と比較した場合の「弱い力」である．この「弱い力」は，歯科矯正学分野における「適切な力」とほぼ同意義のものと考えてよい．

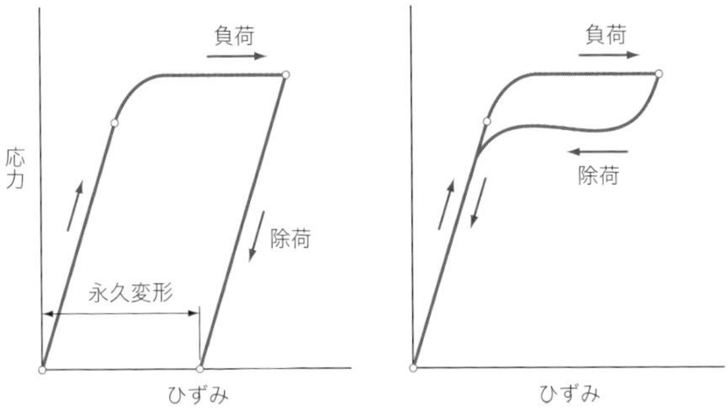

通常の金属材料　超弾性合金

応力–ひずみ曲線
（宮﨑ほか：臨床歯科理工学，2006 を改変）

CHECK! ニッケルチタンワイヤーの特徴

・超弾性（永久変形を起こしにくく，変形に対する荷重増加も少ない）を有する．
・大きなたわみを加えても発揮される力の大きさが一定である．
・除荷すると元の点に復元する．
・大きなたわみ量を有する．
・力が持続的に発揮される．

2）コイルスプリング

①オープンコイルスプリング：空隙を離開させるスプリング．

②クローズドコイルスプリング：空隙を閉鎖させるスプリング．

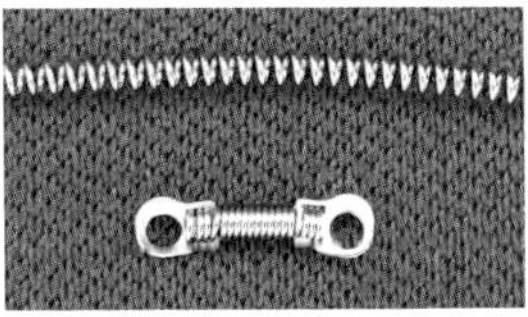
コイルスプリング
上：オープンコイルスプリング
下：クローズドコイルスプリング

3）弾線

リンガルアーチ（舌側弧線装置）に組み込む．

4）結紮線

アーチワイヤーとブラケットを結紮するときに使用する．

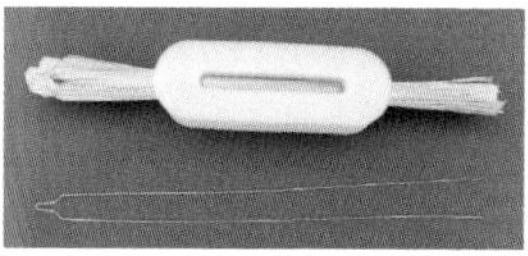

結紮線

5）ブラスワイヤー

アーチワイヤーにろう付けし，フックとして用いる．真鍮線を用いる．

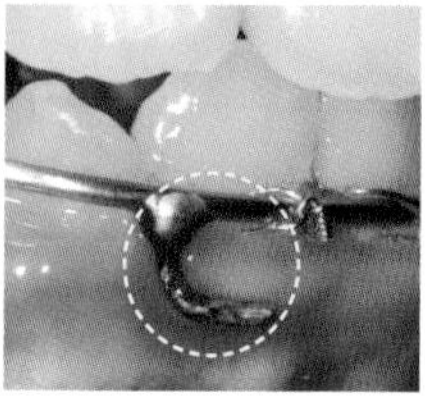

ブラスワイヤーのフック

6）ツイストワイヤー

矯正力を弱くするために，数本のワイヤーを束ねたワイヤー．

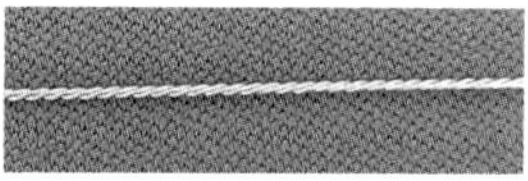

ツイストワイヤー

7）その他

（1）床矯正装置に組み込まれるクラスプ

①ボールクラスプ

②アダムスのクラスプ

（2）リンガルアーチ（舌側弧線装置）の主線

（3）機能的矯正装置の唇側誘導線

（4）下顎犬歯間保定装置

（5）アップライトスプリング

（6）トルキングアーチなど

CHECK!

リンガルアーチ（舌側弧線装置）の主線は 0.9 mm，弾線は 0.5 mm

線材料のサイズ

種　類		サイズ
アーチワイヤー	丸型線	直径 0.30 ～ 0.55 mm
	角型線	長方形：0.40×0.55 ～ 0.54×0.7 mm 正方形：0.40×0.40 ～ 0.50×0.50 mm
リンガルアーチ（舌側弧線装置）	弾　線	直径 0.50 mm
	主　線	直径 0.90 mm
結紮線		直径 0.20 ～ 0.35 mm
ブラスワイヤー		0.40 ～ 0.8 mm
その他		0.70 ～ 1.00 mm

Ⅱ. バンド材料

材質 ：Ni-Cr 合金，ステンレス

リンガルアーチ（舌側弧線装置）やクワドヘリックス装置などの矯正装置に組み込む．

ブラケットやチューブ，シース，ST ロックなどのアタッチメントを溶接して使用．

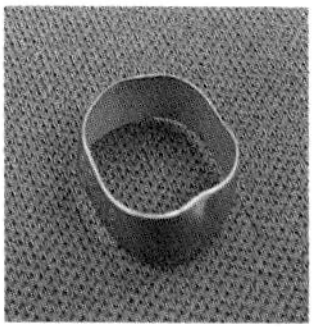

臼歯用バンド

Ⅲ. ブラケット

材質 ：Ni-Cr 合金，ステンレス，プラスチック，セラミック

A エッジワイズブラケット→ p.116 参照

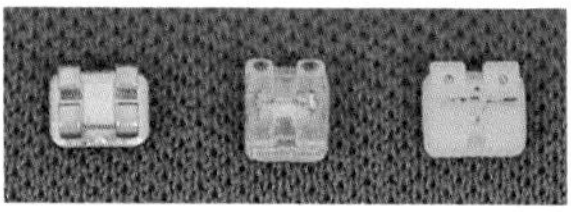

前歯用ブラケット

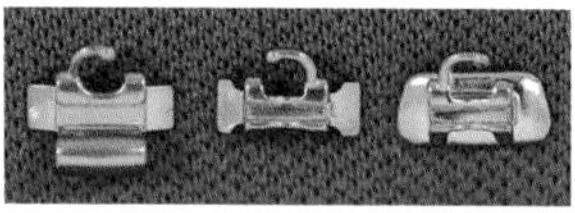

臼歯用ブラケット
左・中はバンドに溶接して使用，右は歯に接着して使用する．左は下のスロットにインナーボウを挿入する．

B チューブ

アーチワイヤーを歯に維持するための管．

大臼歯に直接接着（ボンディング）するものと，バンドに溶接し大臼歯にバンドを合着（バンディング）するものがある．

上顎大臼歯には，2 つのチューブ（アーチワイヤーチューブとヘッドギアチューブ）が付与されたものを使用することが多い．

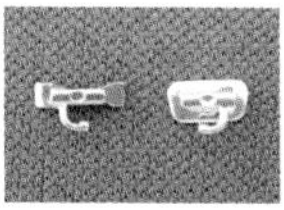

チューブ

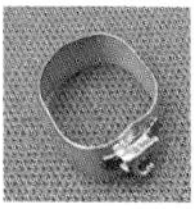

バンドに溶接されたチューブ

C Begg ブラケット

Begg 法で用いられるブラケット.

D その他のアタッチメント

①フック：顎間ゴムをかける.

②リンガルボタン：エラスティックや結紮線をかける.

③シース：クワドヘリックス装置などの維持装置となる.

④ ST ロック：リンガルアーチ（舌側弧線装置）の維持装置となる.

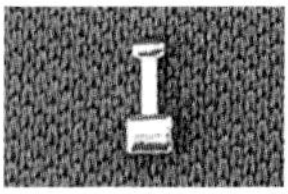

フック

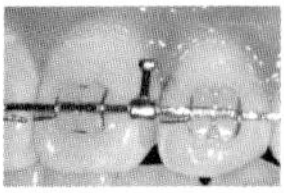

フックの使用例

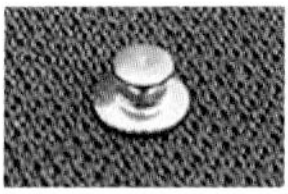

リンガルボタン

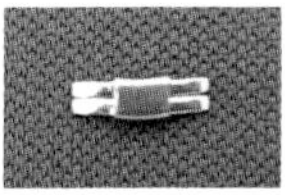

シース

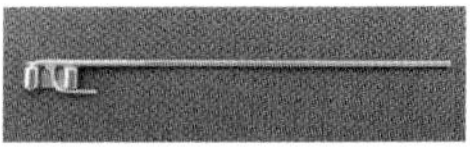

ST ロック

Ⅳ. 接着材

A レジン系

主にブラケットの接着に用いられる.

① Bis-GMA 系：ペーストタイプの光重合型レジンが主流. フッ化物徐放性のものもある.

② MMA 系

B セメント

①グラスアイオノマーセメント：主にバンド合着に用いる.

②リン酸亜鉛セメント：主にバンド合着に用いる.

③カルボキシレートセメント：主にバンド合着に用いる.

④レジン強化型グラスアイオノマーセメント：主にブラケットの接着に用いる.

CHECK! ブラケットの接着に用いる接着材

レジン系：Bis-GMA 系, MMA 系
セメント：レジン強化型グラスアイオノマーセメント

C エラスティック

弾性をもつゴム製品.

CHECK!

素材はラテックス（天然ゴム）や熱硬化性ポリウレタンゴム

①結紮用ゴム：アーチワイヤーとブラケットを連結するときに使用する.

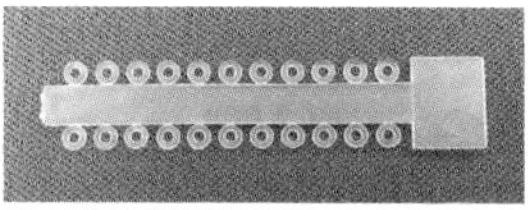

結紮用ゴム

②口腔内用リングタイプ：顎内ゴム，顎間ゴム，歯間分離などに用いる.
1～2日で交換する.

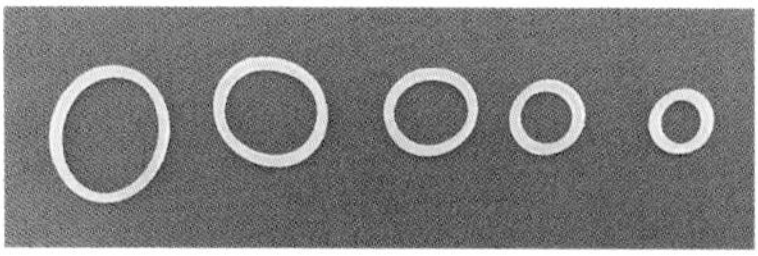

顎内ゴム，顎間ゴム

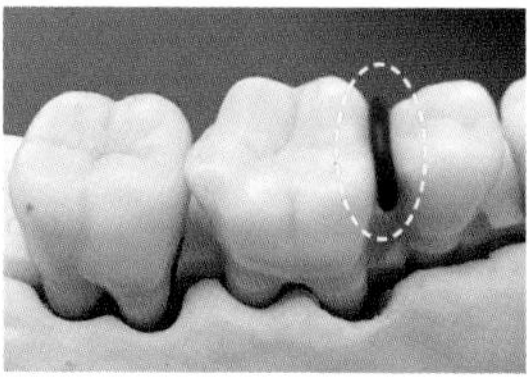

歯間分離用ゴム

③口腔外用リングタイプ：顎外固定装置に用いる. 1週間に1回程度交換する.

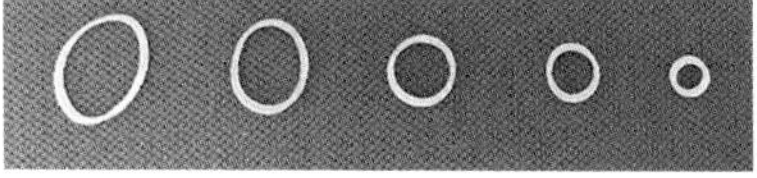

口腔外用リングタイプ

④チェーンタイプ：エラスティックを鎖状に連ねたもの. 歯間空隙の閉鎖などに用いる.

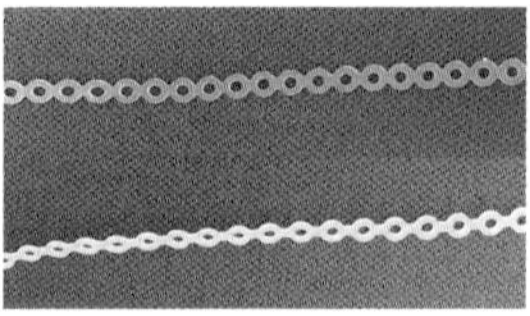

チェーンタイプ

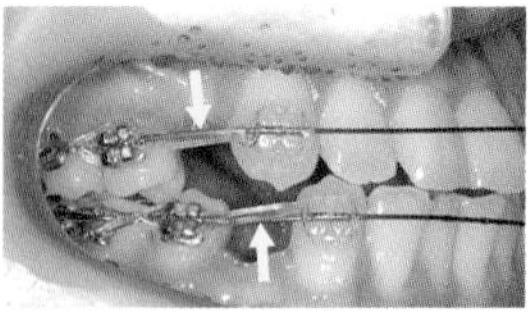

チェーンタイプの使用例

⑤スレッドタイプ：ゴムの糸.

⑥トゥースポジショナー→ p.142 参照

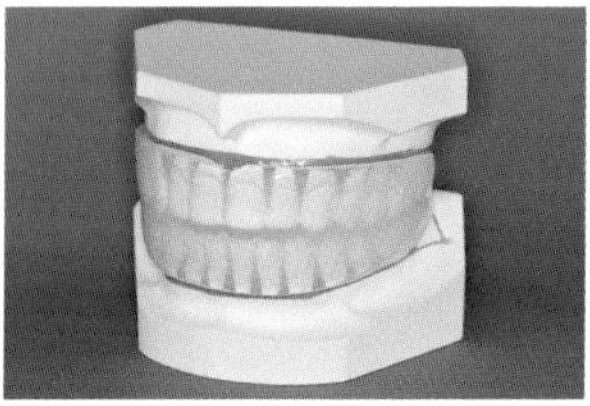

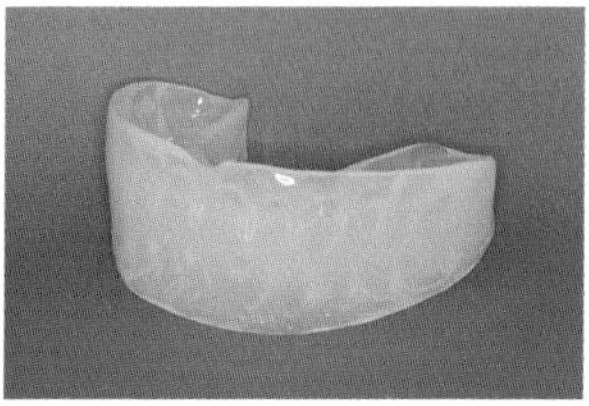

トゥースポジショナー

CHECK!

トゥースポジショナーは弾性高分子材料でできている.

D 床用レジン

材質：メチルメタクリレート

アクチバトール，床矯正装置，保隙装置，保定装置などに利用される.

E その他の矯正用材料

フェイスボウ，ヘッドキャップ，ネックバンド，チンキャップ，フェイスマスク，拡大ネジ，銀ろうなど

金属アレルギーについて

金属アレルギーのある患者には，アレルゲンとなる金属元素を含まない装置を使用する．特にニッケルアレルギーは強力なアレルギー反応を引き起こすといわれているので注意する．プラスチックブラケット，セラミックブラケット，ニッケルフリーのバンド，アーチワイヤーなどを使用する.

Chapter 11

矯正用器械・器具

Check Point

- 矯正用器械・器具の名称と形態を覚える．
- 矯正用器械・器具の用途・使用法を理解する．

種類		鉗子および器具		
線屈曲のための器具	太い線（矯正装置の主線・補助弾線など）の屈曲	ヤングのプライヤー 太い根元部は主線，細い先端部は補助弾線の屈曲に用いる． 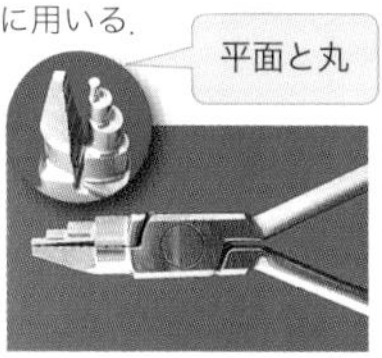	ピーソーのプライヤー 主線の屈曲に用いる．補助弾線の屈曲には適さない． 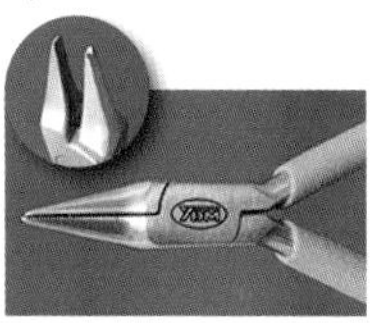	三嘴プライヤー 主線の屈曲に用いる．クワドヘリックスの活性化に適する． 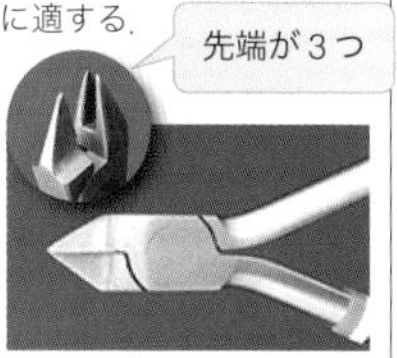
	細い線（アーチワイヤー）の屈曲	バードビークプライヤー 主に丸型線の屈曲に用いる．太い線を屈曲するタイプも細い線を屈曲するタイプもある． 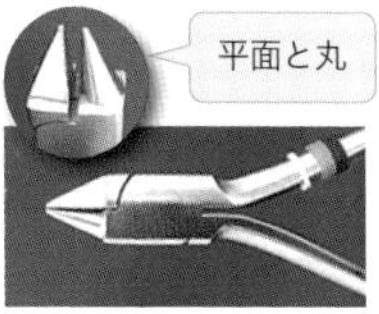	ツイードのアーチベンディングプライヤー 角型線にオフセット，インセット，トルクを付与する． 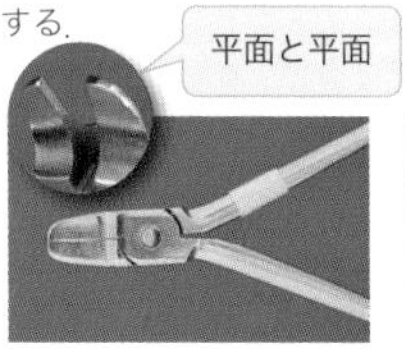	ループフォーミングプライヤー オメガループを付与する． 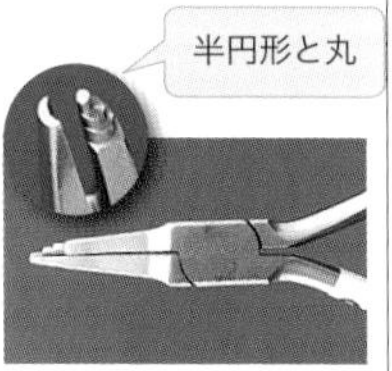
		ジャラバックのプライヤー 主に細い丸型線の屈曲に用いる． 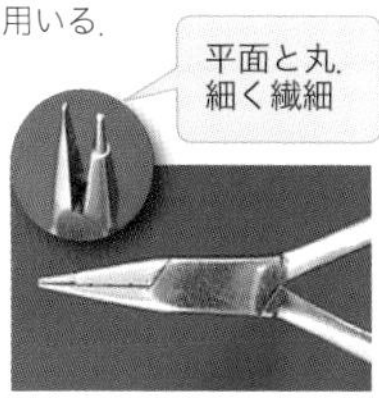	ライトワイヤープライヤー 主に細い丸型線の屈曲に繁用される．バードビークの一種． 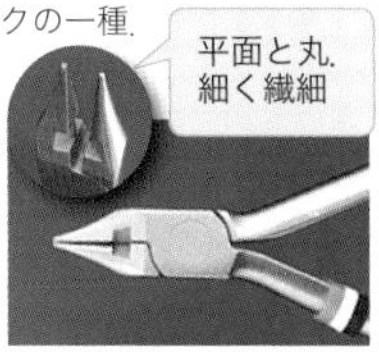	アーチフォーミングターレット 直線の角型線をアーチ型にする． 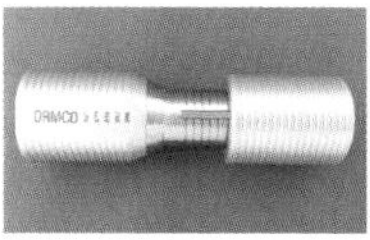

種類		鉗子および器具		
線切断のための器具		**ピンカッター** 口腔内で結紮線を切断する．結紮線より太いワイヤーは切断できない． 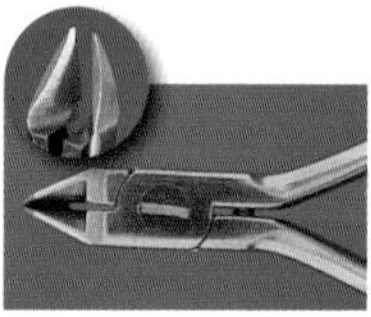	**エンドカッター** 口腔内でチューブ後方から突き出たアーチワイヤーの後端を切断する． 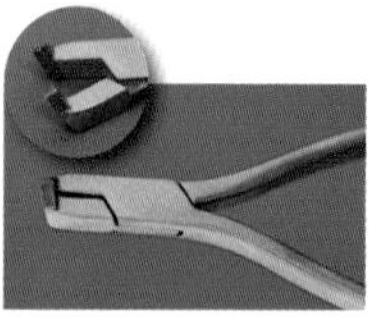	**ワイヤーニッパー** 口腔外でワイヤーを切断する． 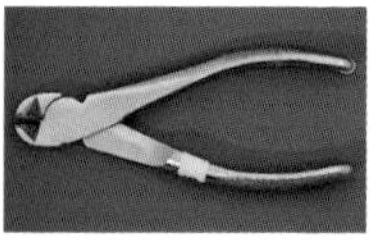
バンド製作のための器具	歯間分離	**セパレーティングエラスティックプライヤー** ゴムの小リングを歯間に挿入し，歯間分離を行う． 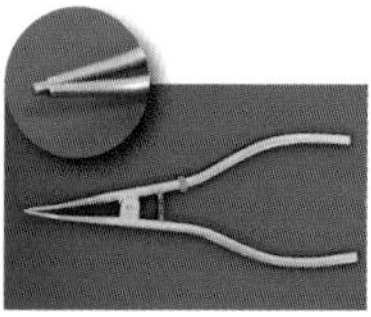	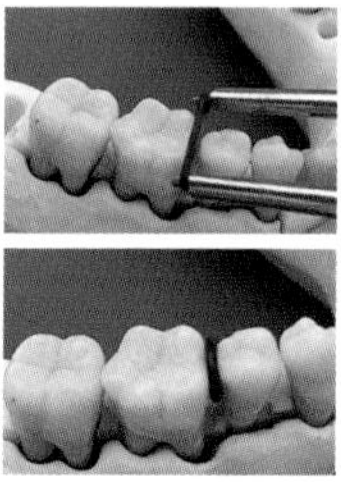	ゴムを2～3日装着すると，歯間が分離し，バンドが装着しやすくなる．
	バンド賦形鉗子	**バンドコンタリングプライヤー** 歯に合わせてバンドの形を調整する． 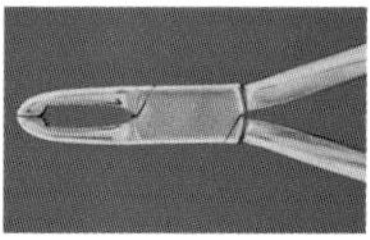	**ムシャーンのバンドコンタリングプライヤー** 歯に合わせてバンドの形を調整する． 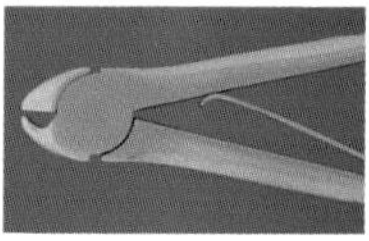	
	バンド追進器	**バンドプッシャー** バンドを歯に装着し，適合させる． 結紮線の断端をアーチワイヤーの下に折り込む際にも使う． 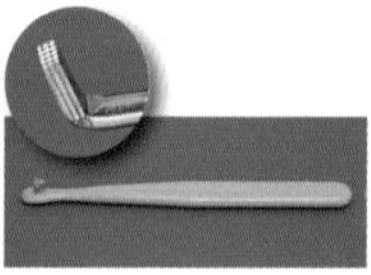		**バンドシーター** 咬む力でバンドを歯間に押し込む． 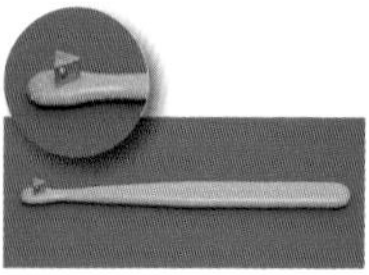

線の太さのイメージ

細い線：約 0.50 mm より細いもの．アーチワイヤーとして用いるワイヤー．

太い線：約 0.50 mm 以上のもの．装置の主線や弾線に用いるワイヤー．

種類	鉗子および器具		
バンドおよびブラケット撤去のための器具	**バンドリムービングプライヤー** バンドを撤去する． 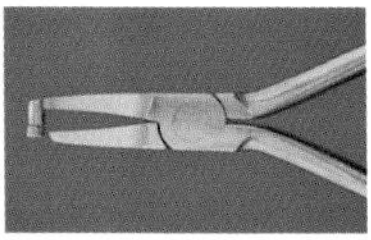	**レジンリムーバー** 歯に残ったレジン（接着剤）を除去する． 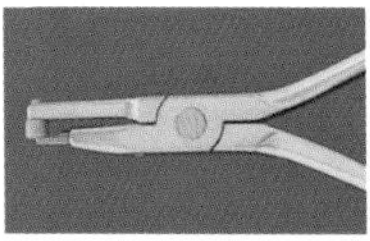	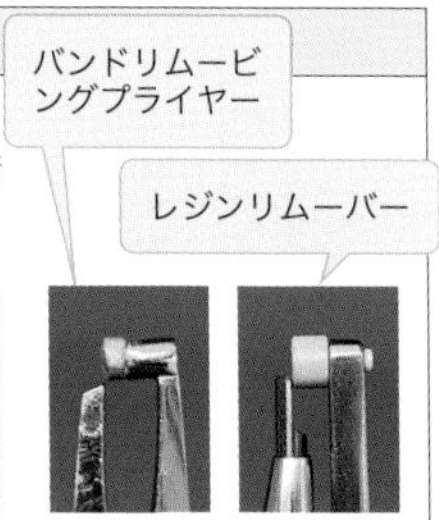
結紮のための器具	**ホウのプライヤー** 結紮，アーチワイヤーを着脱する． 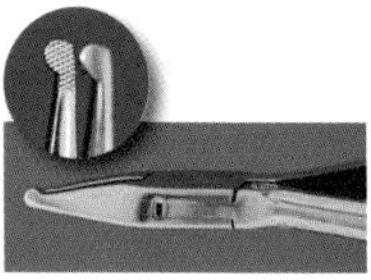	**リガチャーディレクター** 結紮線の断端をアーチワイヤーの下に押し込む． 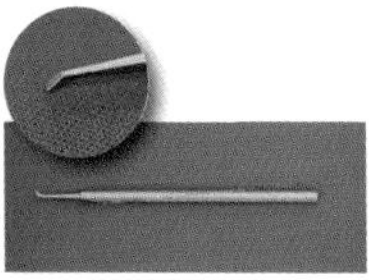	**持針器** 結紮用エラスティック（ゴムの小リング）を把持し，ブラケットに装着する． 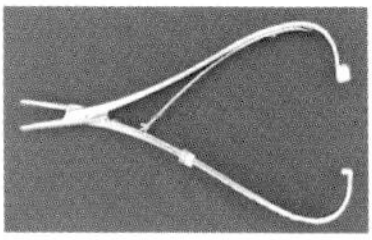
	ユーティリティプライヤー 結紮，アーチワイヤーを着脱する． 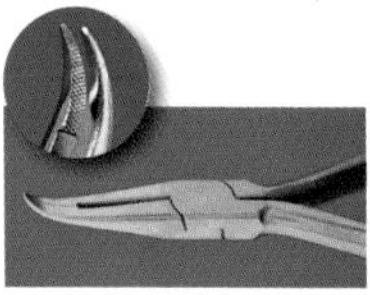	**リガチャータイイングプライヤー** 結紮線を締める． 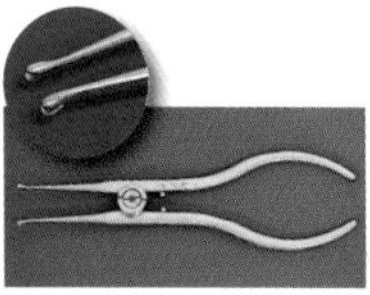	**モスキートプライヤー** 結紮用エラスティック（ゴムの小リング）を把持し，ブラケットに装着する． 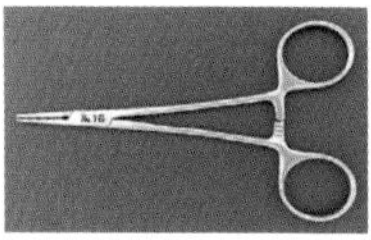
その他の治療用器具	**ブーンのブラケットポジショニングゲージ** ブラケットの位置をバンドにマークする． 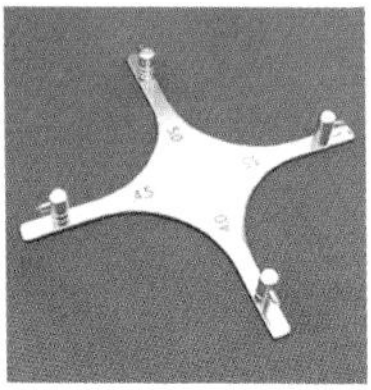	**光重合照射機** 光重合接着材を重合させる． 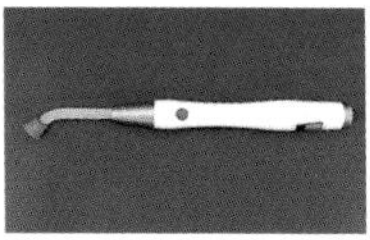	

間違いやすいもの：プライヤー先端の形に注意！

・セパレーティングエラスティックプライヤーとリガチャータイイングプライヤー
・バンドリムービングプライヤーとレジンリムーバー

種類	鉗子および器具		
技工用器具	トーチ 自在ろう付けに用いる. 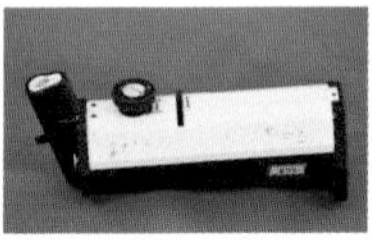	スポットウェルダー ブラケットやチューブ, ST ロックのバンドへの溶接に用いる. 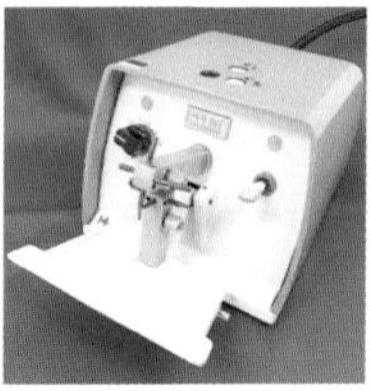	構成咬合器 機能的矯正装置の製作に用いる. 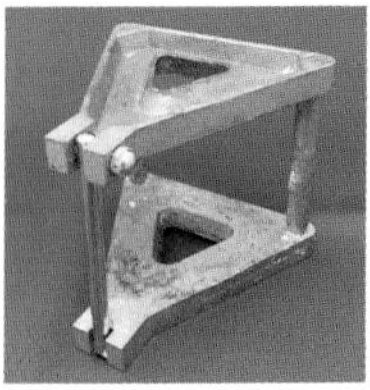
計測用器具	矯正用ノギス 模型計測などに用いる. 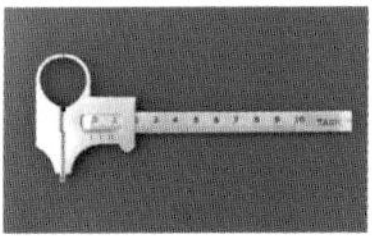	大坪式模型計測器 模型計測に用いる. 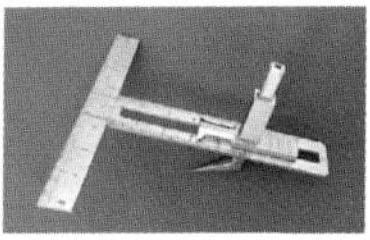	テンションゲージ（上） ばねばかり（下） 顎外固定装置などで牽引するゴムの力を測定する. 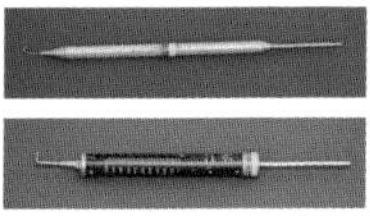

来院時のワイヤー交換手順と使用する主な器具

①結紮線の切断：ピンカッター

②アーチワイヤーの撤去：ユーティリティプライヤー，ホウのプライヤーなど

③アーチワイヤーの屈曲：アーチワイヤー屈曲用のプライヤー（バードビークプライヤー，ツイードのアーチベンディングプライヤーなど），アーチフォーミングターレット

④アーチワイヤーの口腔内への挿入：ユーティリティプライヤー，ホウのプライヤーなど

⑤アーチワイヤーの結紮：

金属の結紮線→リガチャータイイングプライヤー，ホウのプライヤー

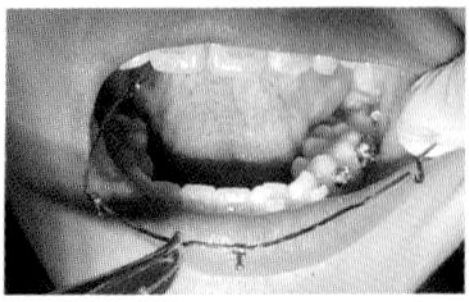

②アーチワイヤーの撤去

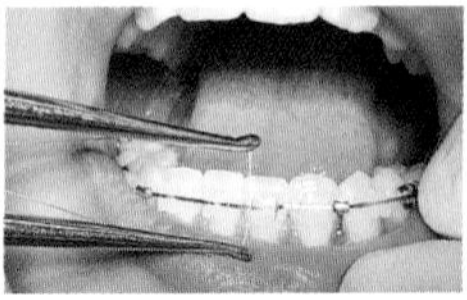

⑤結紮（リガチャー）

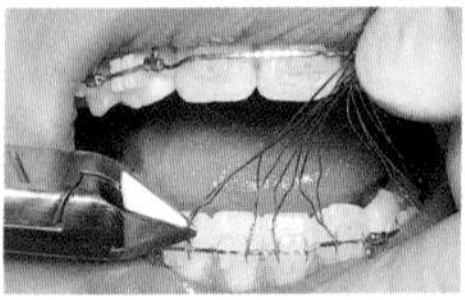

⑥結紮線の切断

など

結紮用エラスティック→モスキートプライヤー，持針器など

⑥結紮線の切断：ピンカッター

⑦結紮線断端のたたみ込み：バンドプッシャー，リガチャーディレクター

⑧余剰アーチワイヤーの切断：エンドカッター

リンガルアーチ（舌側弧線装置）の製作手順と使用する主な器具

（→ p.104 参照）

バンドプッシャー，バンドリムーバー

スポットウェルダー

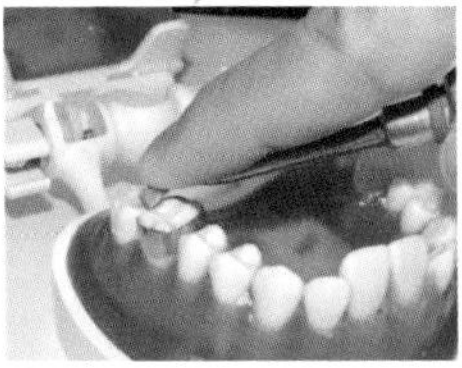

①バンドの試適

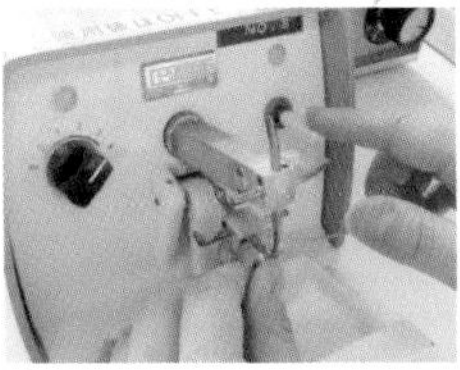

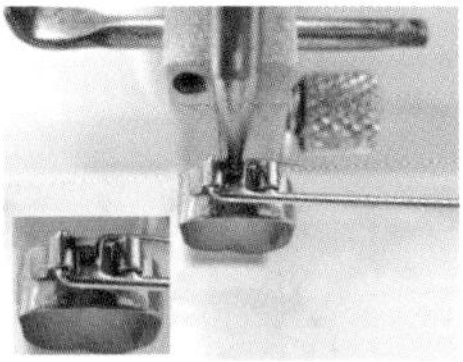

②維持装置（ST ロック）の溶接

バンドプッシャー

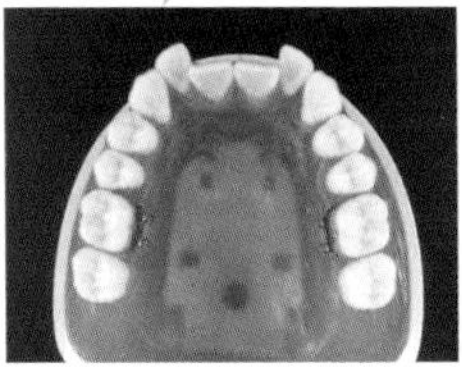

③口腔内に戻す

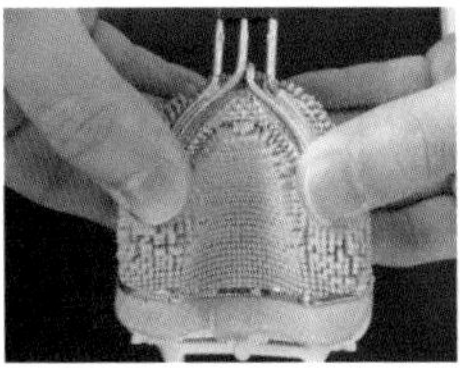

④印象採得

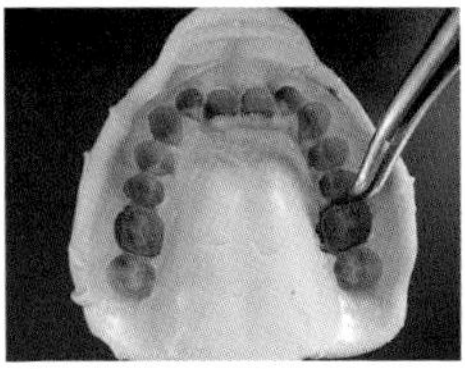

⑤バンドを印象面に挿入する

ガストーチ

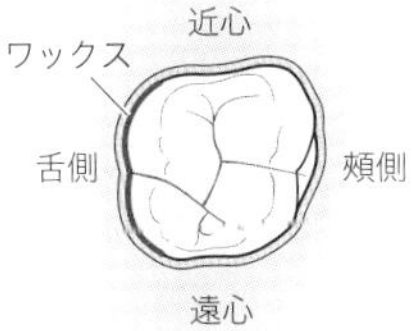

⑥バンド舌側にワックスを流す

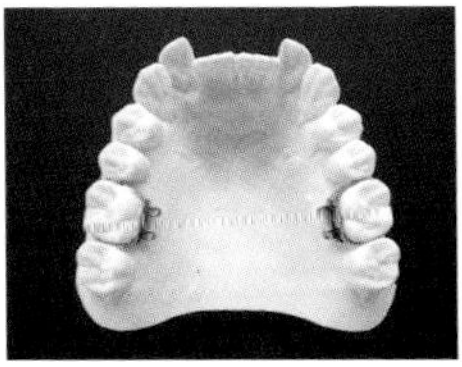

⑦印象に石膏を注入し，作業用模型の完成

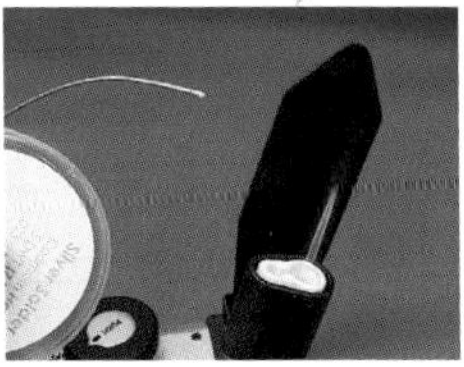

⑧維持装置（ST ロックなど→ p.94 参照）のろう付け

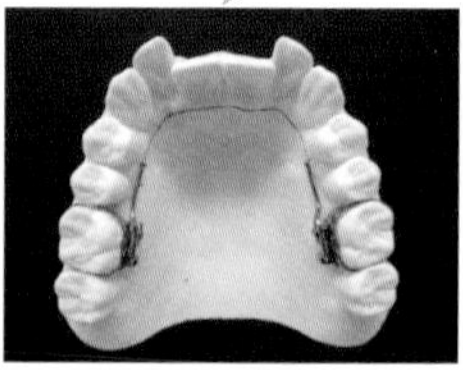

⑨維持装置脚部の屈曲

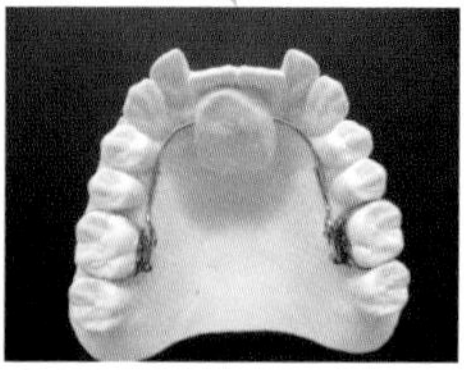
⑩主線の屈曲

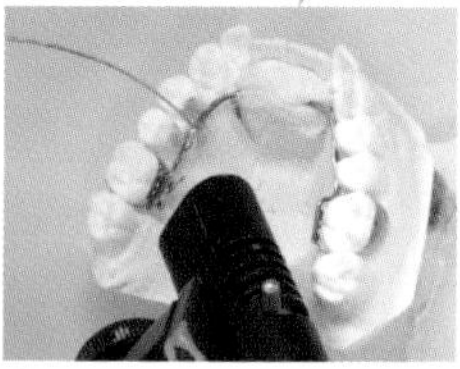

⑪主線と脚部のろう付け

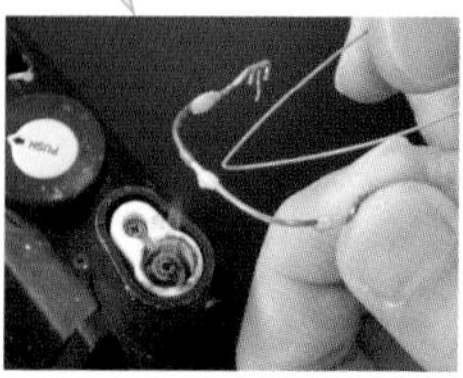

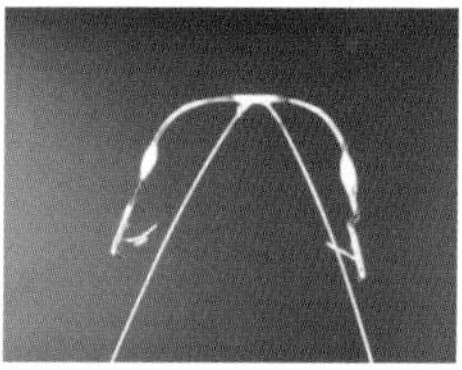
⑫弾線のろう付け（自在ろう付け）

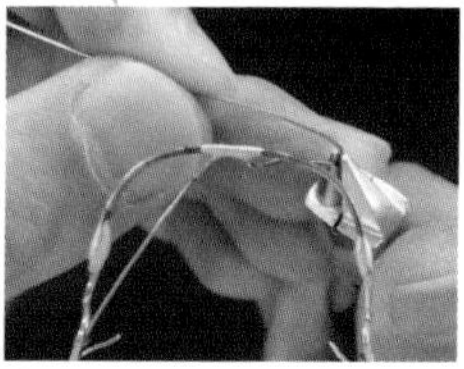

⑬弾線の屈曲

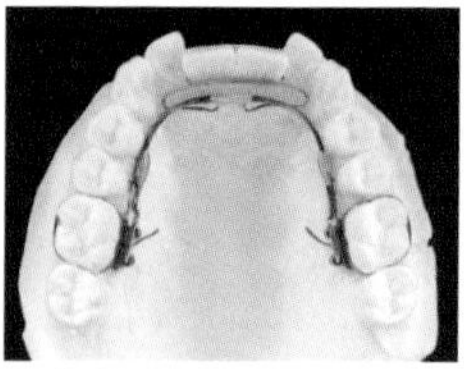
⑭完成

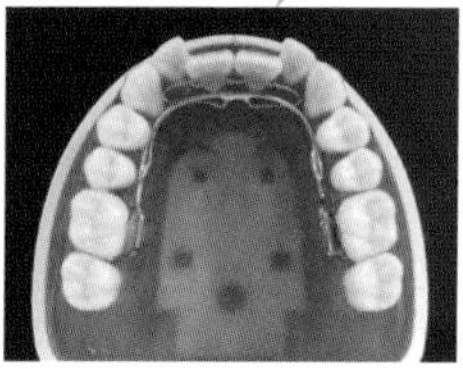

⑮口腔内に装着

Chapter 12

矯正装置　よくでる

Check Point

- 必修問題，一般問題，臨床実地問題の大きな得点源となる項目である．
- 矯正装置の種類と名称を覚えるのは必須である．
- 矯正装置のポイント（特徴，適応症，作用機序の要点など）を理解する．
- 矯正装置の使用方法を把握する．

矯正装置の基本的条件

①歯や顎骨に対して適切な矯正力を付与することができる．
②口腔機能に対する障害が少ない．
③顎骨の成長を妨げない．
④口腔内で変形・変質しない．

矯正装置の種類

種類			装置の名称
器械的矯正装置	可撤式矯正装置	顎内固定装置	床矯正装置
		顎外固定装置	ヘッドギア，チンキャップ，上顎前方牽引装置
	固定式矯正装置	顎内固定装置	リンガルアーチ（舌側弧線装置），急速拡大装置，マルチブラケット装置
		顎間固定装置	顎間ゴム（Ⅱ級ゴム，Ⅲ級ゴム，垂直ゴム，交叉ゴム）
機能的矯正装置			アクチバトール，バイオネーター，Fränkel 装置，Bimler のアダプター，咬合斜面板，咬合挙上板，口腔習癖除去装置，リップバンパー，オーラルスクリーンなど

（松本，歯科矯正学第５版，2009 より改変）

Ⅰ．弧線装置

A リンガルアーチ（舌側弧線装置）

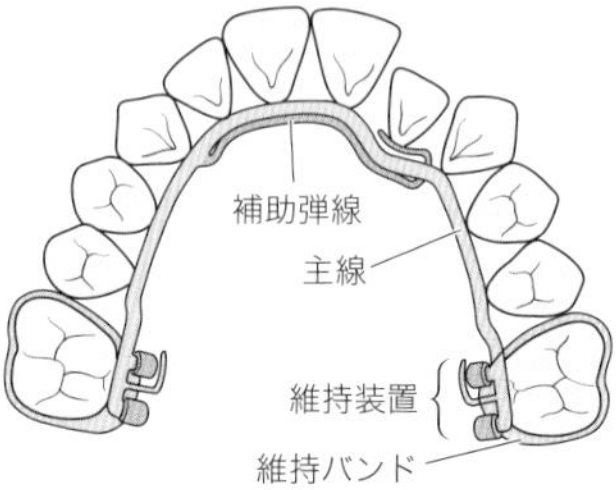

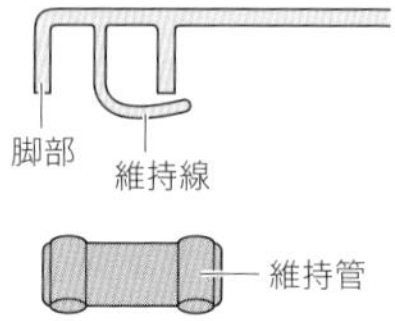

維持装置の構造(ST ロック)

基本構成

①維持バンド：主に第一大臼歯に装着

②主線：0.9 mm

③維持装置：ST ロック，ろう付けなど

④補助弾線：0.5 mm

補助弾線の種類と特徴

①単式弾線：主に切歯の唇側移動を行う．

②複式弾線：折り返して二重に屈曲されるため，単式弾線より持続的な矯正力を付与できる．歯の唇側・頰側移動を行う．

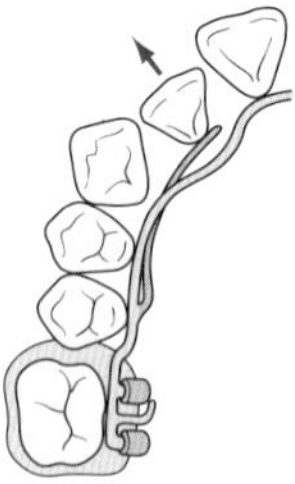
単式弾線

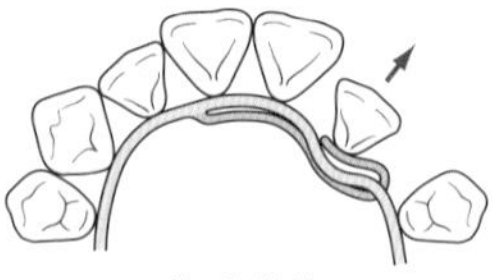
複式弾線

CHECK!

最も使用頻度が高いのは複式弾線

③指様弾線：U 字型に屈曲され，歯の隣接面歯頸部に適合される．前歯・小臼歯の近遠心移動を行う．

④連続弾線：丸みを帯びた長方形で，両端が主線にろう付けされている．小臼歯の頬側移動を行う．

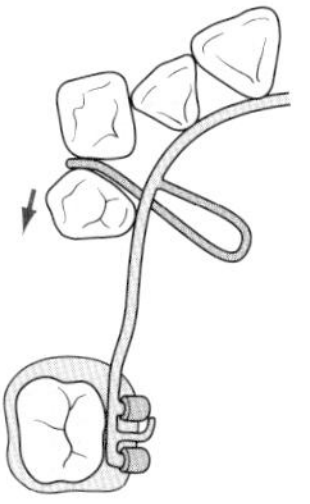
指様弾線

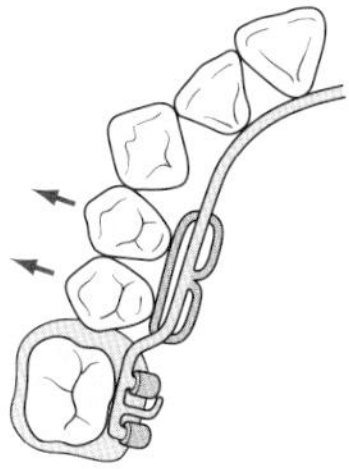
連続弾線

ポイント

・維持歯を固定源として，弾線の活性化により矯正力を発揮．
・1 ～ 2 歯の移動が可能（多数歯は不可能）．
・保隙装置，保定装置，加強固定装置としても用いることができる．
・ポリゴン図表で上顎前歯が舌側傾斜している場合，リンガルアーチの弾線で上顎前歯を唇側傾斜させる治療が有効（特に混合歯列期の機能性下顎前突で多い）．→製作手順は p.101 参照

CHECK!

上顎前歯の舌側傾斜→リンガルアーチ（舌側弧線装置）が有効

使用法

・月に 1 回の来院ごとに，歯科医師が補助弾線の活性化を行う．
・ST ロックからアーチを外し，補助弾線を調整する．

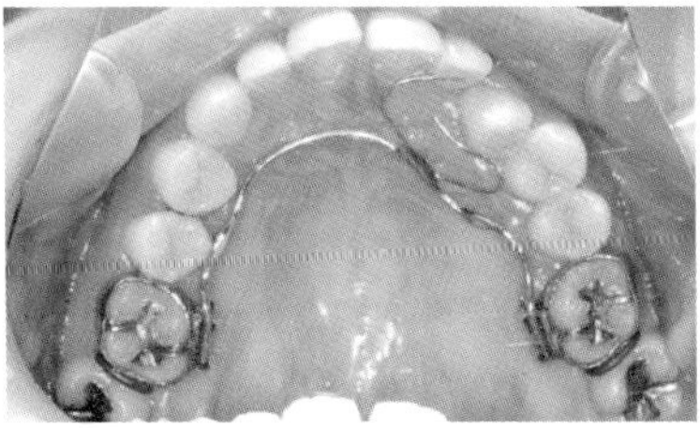
複式弾線で側切歯，犬歯を唇側移動させている．

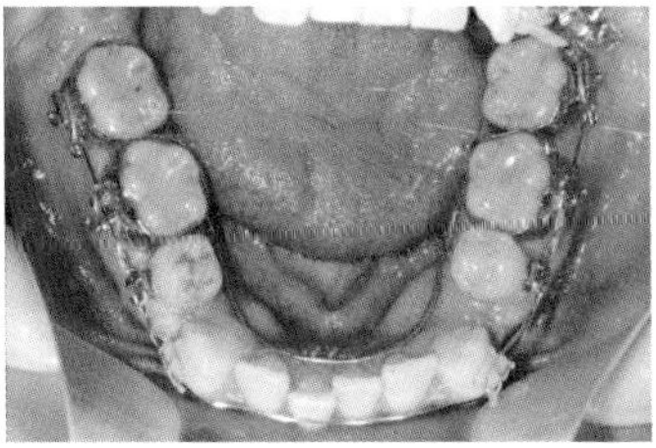
マルチブラケットエッジワイズ装置との併用例．補助弾線なしのものを加強固定として用いている．

B トランスパラタルアーチ

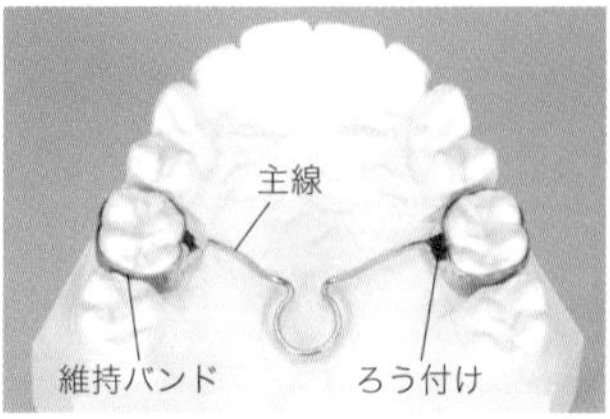

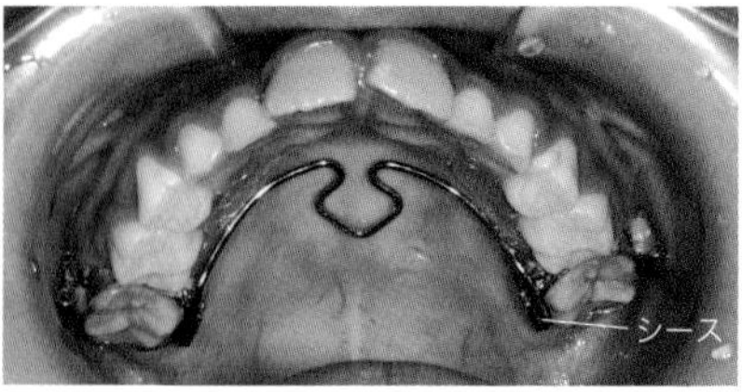

基本構成

①維持バンド：主に第一大臼歯に装着

②主線

③維持装置：シース，ろう付けなど

ポイント

・上顎大臼歯の捻転，トルクの改善ができる.

・加強固定装置として使用できる.

・上顎臼歯の垂直的保持ができる→口蓋ループ部に舌圧が作用することで，上顎臼歯は圧下力を受け，萌出が防止される.

・側方拡大がある程度できる.

使用法

・口蓋や舌を傷つけないよう，主線は粘膜より 1 mm 程度離しておく.

・シースから主線を外して調節する.

C Nance のホールディングアーチ

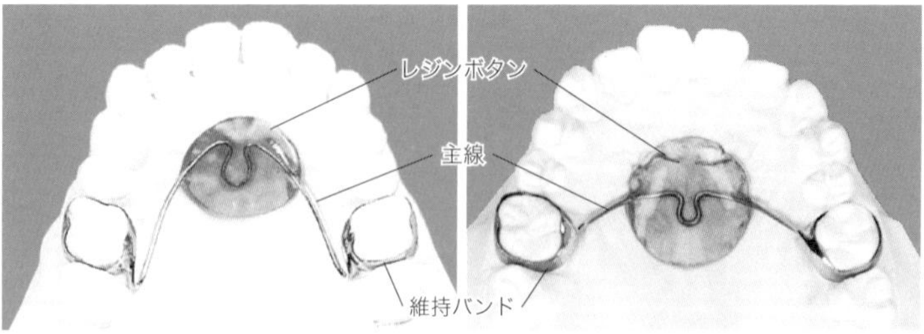

リバースタイプ　　ストレートタイプ

基本構成

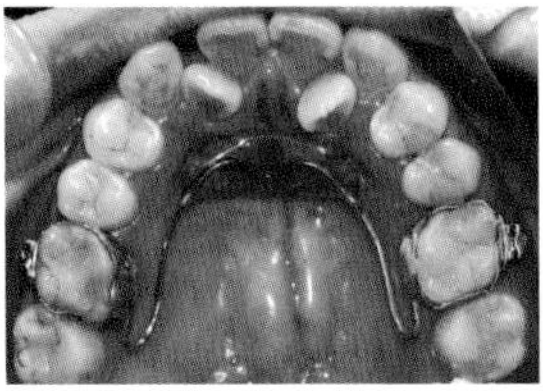

①維持バンド：主に第一大臼歯に装着

②主線：0.9 mm

③維持装置：ろう付けなど

④レジンボタン：口蓋部のレジン

ポイント

・上顎大臼歯の近心移動を防ぐ装置

・左右大臼歯を連結し，さらにレジンボタンで粘膜面からの維持を得る．

・保隙装置，加強固定装置として使用できる．

・側方拡大がある程度できる．

使用法

・レジンボタンの粘膜面にはプラークや食物残渣が滞留し，炎症を引き起こしやすいので注意する．

D タングクリブ

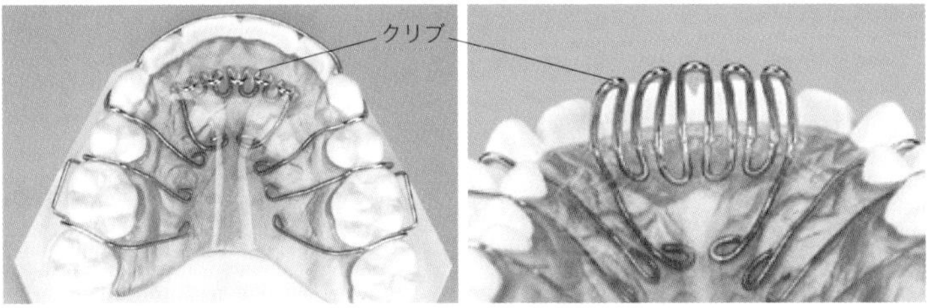

タングクリブ（可撤式）

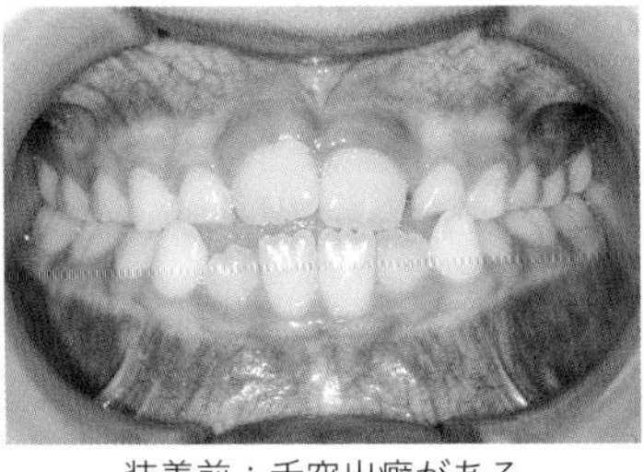

装着前：舌突出癖がある

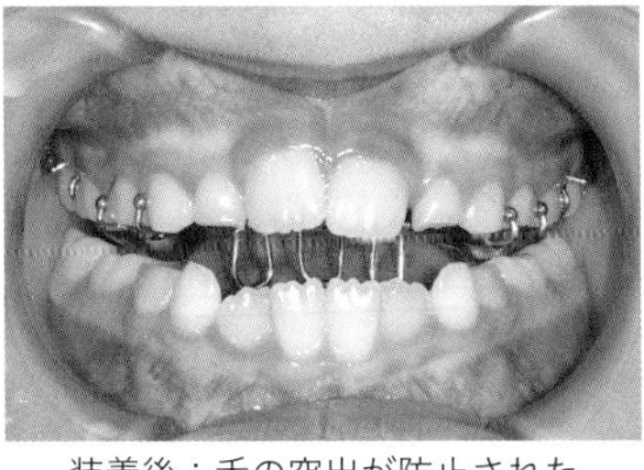

装着後：舌の突出が防止された

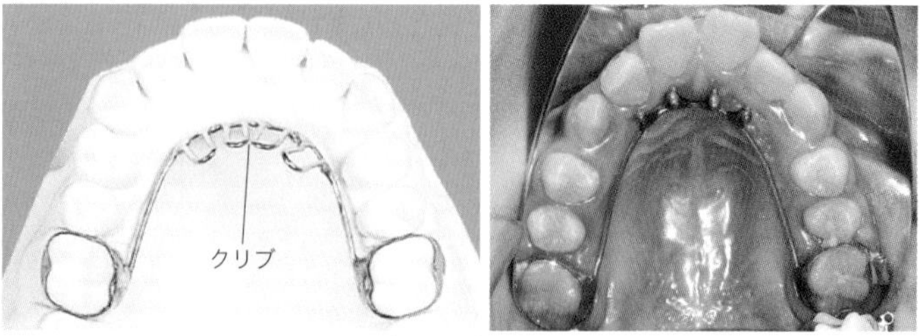

タングクリブ（固定式）

タングクリブは，Nance のホールディングアーチやリンガルアーチ（舌側弧線装置），床矯正装置などにクリブを付加したものが用いられる．下顎前歯舌側にクリブを直接ボンディングすることもある．

基本構成

①クリブ

② Nance のホールディングアーチ，リンガルアーチ，床矯正装置，リテーナーなど

ポイント

・クリブ部分が舌や手指を妨げるため，母指吸引癖や舌突出癖などの口腔習癖の防止と不正咬合の改善につながる．

・Nance のホールディングアーチ，リンガルアーチ，床矯正装置，リテーナーなどにクリブを組み込んで使用する．

使用法

・口腔習癖に対する理解と改善への動機づけを行う．

・装着後，舌位を指導する．

> **CHECK!** タングクリブ
>
> 舌癖などの口腔習癖防止

E ラビアルアーチ（唇側弧線装置）

主線が歯の唇側に位置し，弧状に歯列を覆う装置の総称．マルチブラケット装置（→ p.116 参照），拡大弧線装置などがある．

F ラビオリンガルアーチ（唇舌側弧線装置）

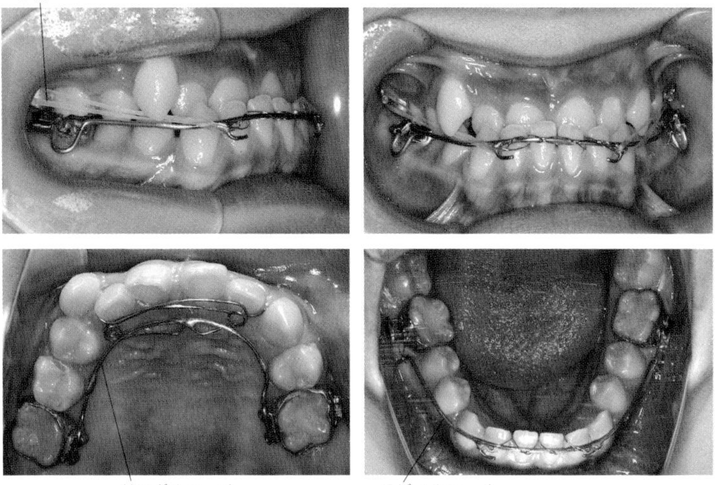

基本構成

①上顎：リンガルアーチ（舌側弧線装置）

②下顎：ラビアルアーチ（唇側弧線装置）

③Ⅲ級ゴム

ポイント

・混合歯列期の反対咬合で用いる．

・上顎はリンガルアーチ，下顎はラビアルアーチを装着する．

・リンガルアーチの臼歯部のフックから，ラビアルアーチの前歯部のフックにⅢ級ゴムをかける．

・上顎前歯は唇側傾斜し，上顎臼歯は近心移動する．

・下顎前歯は舌側傾斜し，下顎臼歯は遠心移動する．

使用法

・リンガルアーチおよびラビアルアーチの調整は歯科医師が行う．

・Ⅲ級ゴムは患者自身が交換する．

CHECK! 機能性下顎前突の治療過程

第一期治療

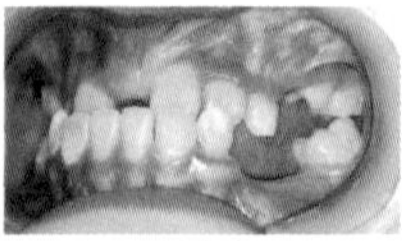

初診時

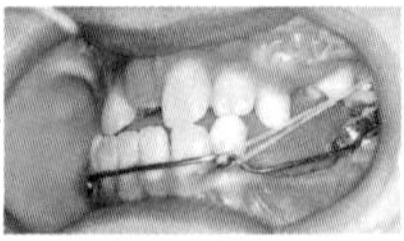

ラビオリンガルアーチ
（上顎リンガルアーチのみ）

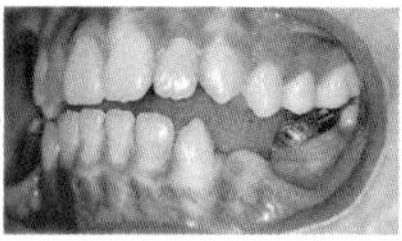

第一期治療終了時
前歯部被蓋改善

第二期治療

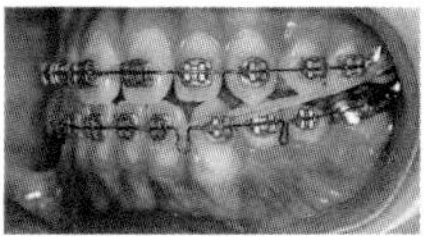

マルチブラケット＋Ⅲ級ゴム

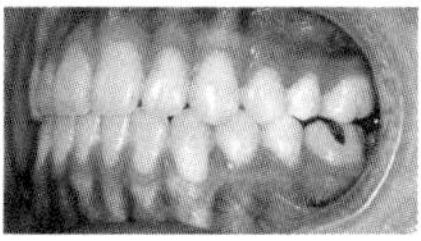

治療終了時

Ⅱ．顎外固定装置

A ヘッドギア（フェイスボウタイプ）

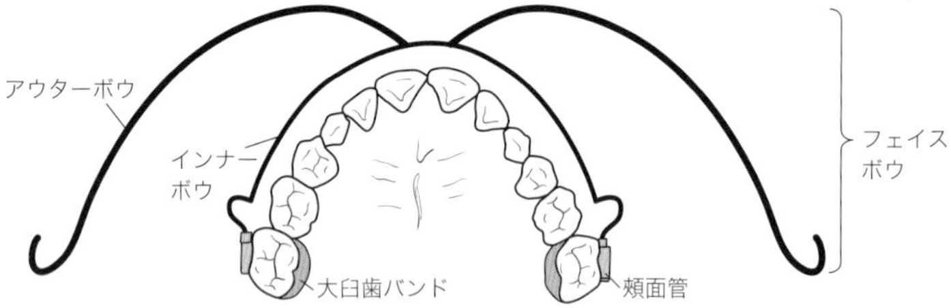

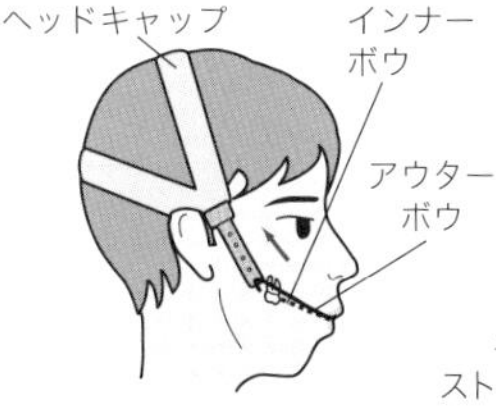

ハイプルタイプ

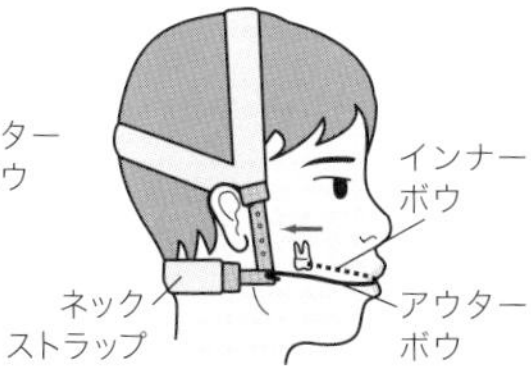

ストレートプルタイプ

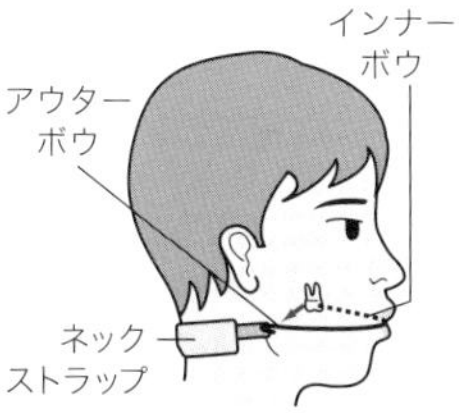

サービカルプルタイプ

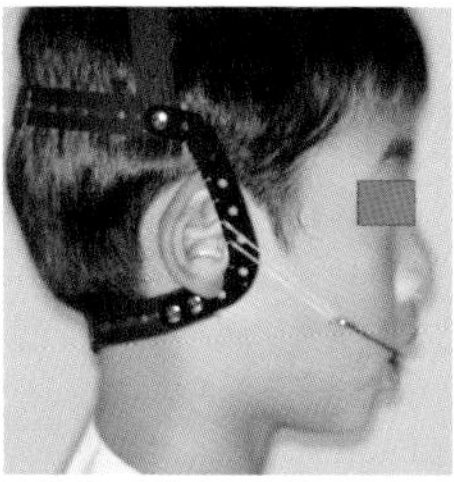

ハイプルタイプ

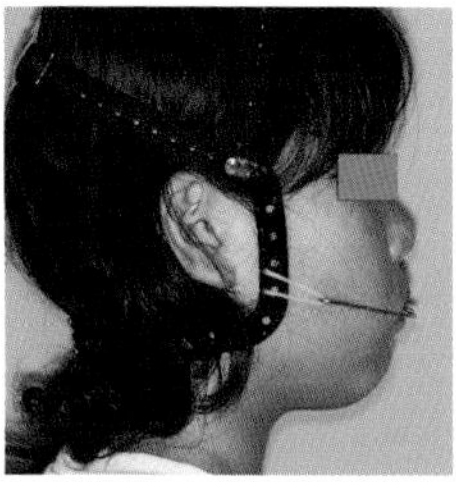

ストレートプルタイプ

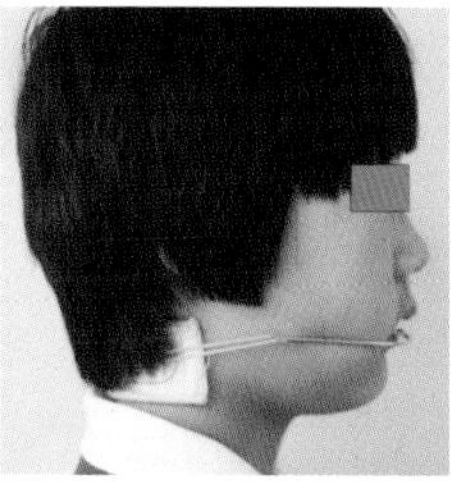

サービカルプルタイプ

基本構成

①ヘッドキャップ，ネックストラップ
　※牽引方向により選択
②フェイスボウ
③大臼歯バンド
④頬面管

ヘッドギアの種類

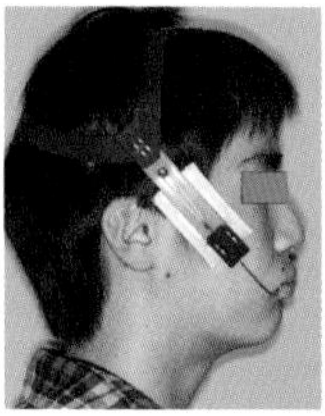

マルチブラケット装置のアーチワイヤーに装着するJフックタイプもある.

ポイント

・上顎の前方成長を抑制する（成長期のみ）.
・上顎大臼歯の遠心移動を行う.
・上顎歯列弓の遠心移動を行う.
・マルチブラケット装置と併用し，上顎前歯の舌側移動を行う.
・加強固定（最大の固定）の働きをもつ.
・ハイプルタイプは上顎大臼歯を圧下させる.
・ストレートプルタイプは上顎大臼歯を咬合平面に平行に移動させる.
・サービカルプルタイプは上顎大臼歯を挺出させる.

CHECK!

ハイプルタイプ：上顎大臼歯を圧下させる→ FMA 減少
ストレートプルタイプ：上顎大臼歯の高さは変化させない→ FMA 変化なし
サービカルプルタイプ：上顎大臼歯を挺出させる→ FMA 増加

そこで… ↓

FMA 大（ハイアングルケース）にはハイプルタイプ
FMA 標準にはストレートプルタイプ
FMA 小（ローアングルケース）にはサービカルプルタイプ

使用法

・患者自身でアウターボウの取り外しを行う．
・毎日使用する．
・睡眠中は必ず使用し，それ以外の時間も可能なかぎり使用する（通常，外出時は装着しない）．
・食事，ブラッシング，運動時は装着しない．

CHECK!

ヘッドギアを加強固定として用いると，最大の固定を得られる．
Nance のホールディングアーチ，トランスパラタルアーチ，リンガルアーチ（舌側弧線装置）を併用すると治療効果 up

B チンキャップ（オトガイ帽装置）

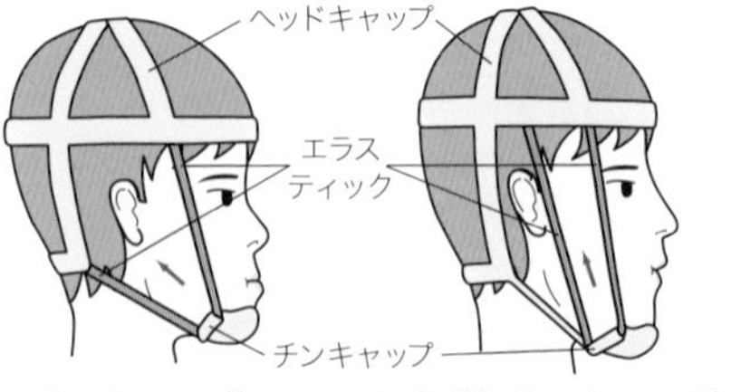

チンキャップ　ハイプルチンキャップ

スライディングプレート

チンキャップと併用する．咬合面の干渉を除去し，下顎が後方に滑りやすくなる．

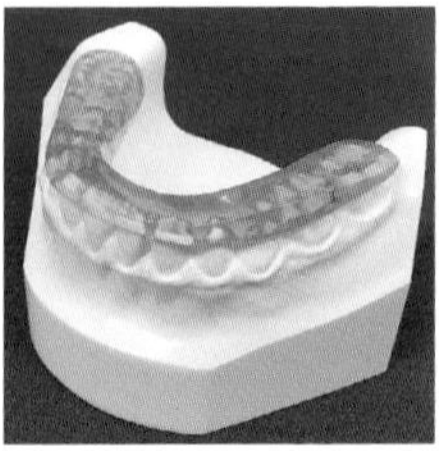

基本構成

①ヘッドキャップ

②チンキャップ

③牽引用のエラスティック

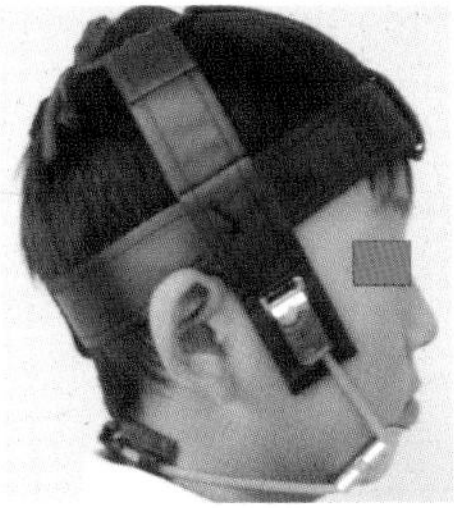

チンキャップ

ポイント

・下顎の成長を抑制する（成長期のみ）.

・牽引方向により下顎の成長方向を誘導する（成長期のみ）.

・反対咬合の治療後の保定として使用する.

CHECK!

チンキャップ：下顎の前方あるいは前下方成長を抑制する.
ハイプルチンキャップ：下顎の下方成長を抑制する．骨格性開咬症例に適している.

使用法

・患者自身で取り外しを行う.

・毎日使用する.

・睡眠中は必ず使用し，それ以外の時間も可能なかぎり使用する（通常，外出時は装着しない）.

・食事，ブラッシング，運動時は装着しない.

C 上顎前方牽引装置

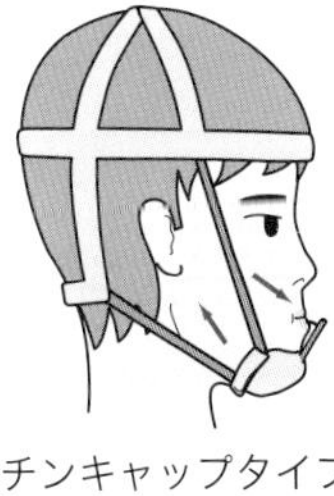

チンキャップタイプ

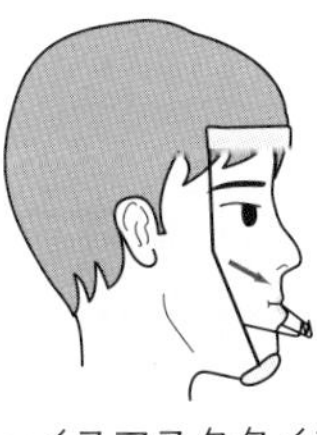

フェイスマスクタイプ

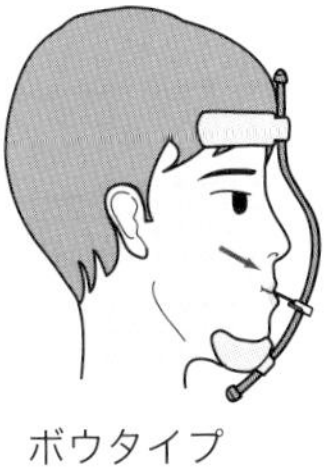

ボウタイプ

基本構成

①固定源：チンキャップ，フェイスマスク，ボウ

②口腔内装置：床矯正装置，リンガルアーチ（舌側弧線装置），急速拡大装置

③牽引用のエラスティック

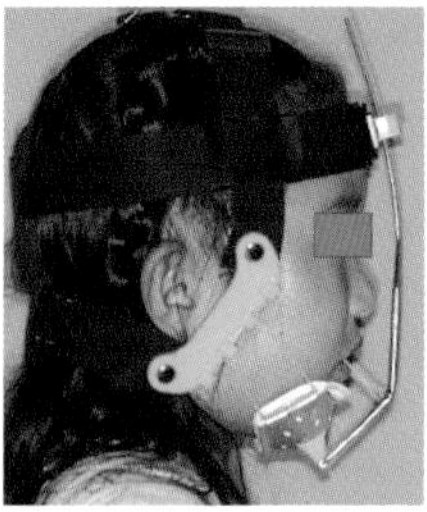

チンキャップタイプ

ポイント

・上顎の前方成長を促進する（成長期のみ）．

使用法

・患者自身で取り外しを行う．

・毎日使用する．

・睡眠中は必ず使用し，それ以外の時間も可能なかぎり使用する（通常，外出時は装着しない）．

・食事，ブラッシング，運動時は装着しない．

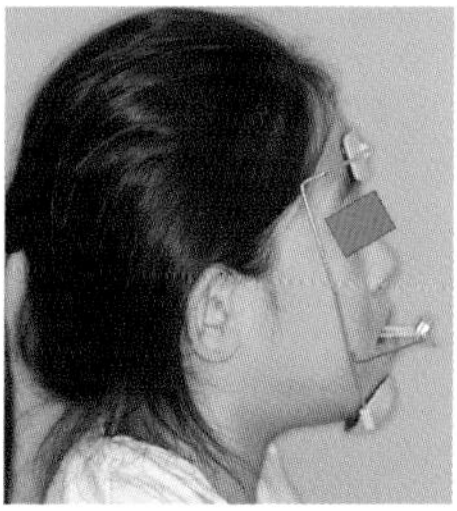

フェイスマスクタイプ

コラム：ヘッドギアと歯科矯正用アンカースクリュー

永久歯列の抜歯症例で，最大の固定を用いてマルチブラケット装置で治療を行う場合，併用する加強固定装置としてヘッドギアは最適である．しかし，ヘッドギアは外出などにより装着できない時間があり，また，患者自身で着脱可能なため，その治療効果は患者のライフスタイルや協力度に左右される．そこで，Nanceのホールディングアーチやトランスパラタルアーチ，リンガルアーチ（舌側弧線装置）などを併用することにより，ヘッドギアを装着していない時間に大臼歯が近心移動してしまうのを防ぐ．

また，近年開発された歯科矯正用アンカースクリューは，歯槽骨にねじ込む（植立する）固定式の加強固定装置であり，絶対的固定源を得られ，ヘッドギアのように装着していない時間がないため，その治療効果はきわめて高い．

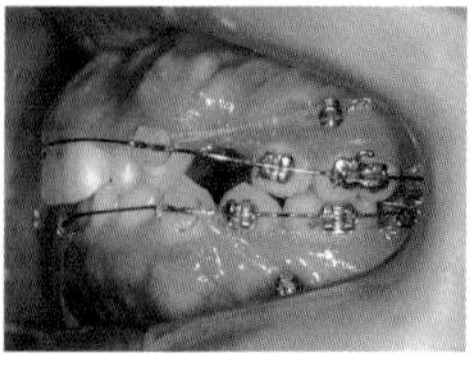

Ⅲ．矯正用アンカースクリュー

顎骨や歯槽骨にチタン製スクリューを植立することにより，歯の移動の固定源として用いる．強固な固定が得られ，また，ヘッドギアのように患者の協力度に依存しないため，よりよい治療結果を得ることができる．矯正治療中のみ使用し，矯正治療後には撤去する．

代表的な矯正用アンカースクリューの埋入部位と目的

埋入部位	目的
上下顎歯槽部：5，6 間 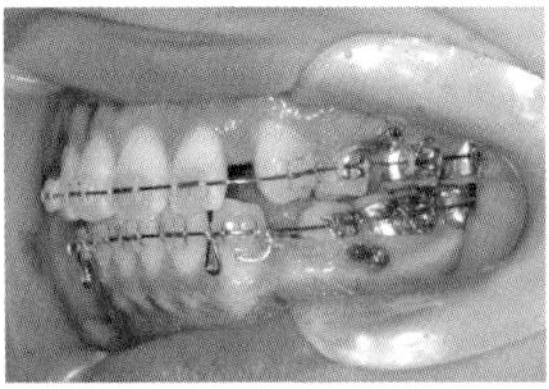 抜歯空隙時の一例	①臼歯部の近心移動を抑制：最大の固定を得たい場合，犬歯の遠心移動や抜歯空隙閉鎖時の加強固定として用いる．臼歯の近心移動は抑制され，抜歯空隙をすべて前歯の舌側移動に用いることができる． ②臼歯部圧下：スクリューを深めに埋入し，臼歯部を圧下させる．開咬の改善に有効．
口蓋 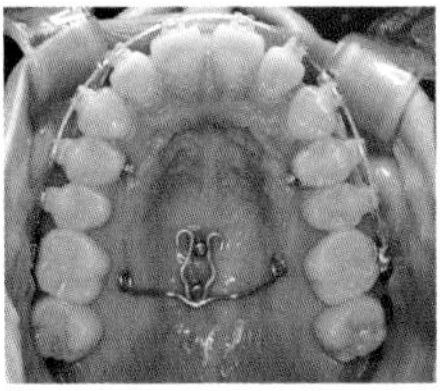 上顎歯列の遠心移動時の一例 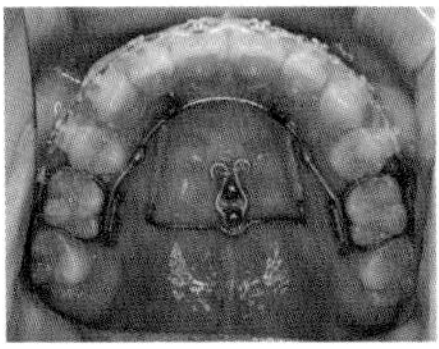 リンガルアーチを併用した上顎歯列の遠心移動の一例	①臼歯部の近心移動を抑制 ②上顎歯列（臼歯部）の遠心移動 ③その他：スクリューからの牽引方向をコントロールすることで，臼歯部の圧下，臼歯部の近心移動をはかることもできる．
前歯部歯槽部	前歯部圧下
下顎最後臼歯遠心	下顎歯列（臼歯部）の遠心移動

Ⅳ．マルチブラケット装置

マルチブラケット装置は，多数歯にブラケットやチューブを装着し，アーチワイヤーを介して三次元的に歯の移動を行う装置である．エッジワイズ法，Begg 法などがあるが，現在はエッジワイズ法が主流である．

A エッジワイズ法

基本構成

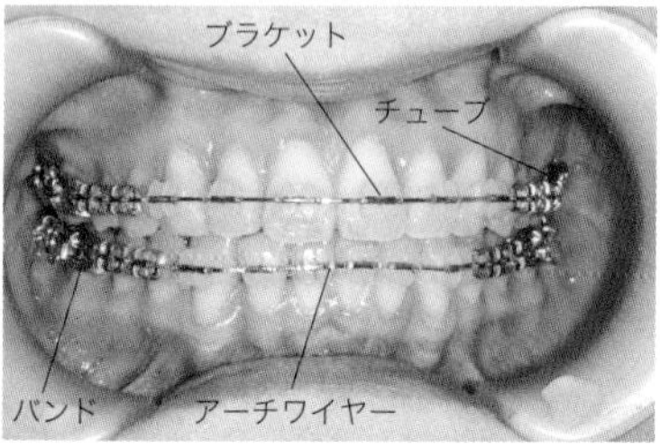

①ブラケット

②チューブ（主に最後臼歯）

③バンド（主に大臼歯部）

④アーチワイヤー：ラウンドワイヤー，レクタンギュラーワイヤー

⑤結紮線，エラスティック

⑥その他の付加装置：フック，顎間ゴム，コイルスプリング，エラスティックチェーン，種々の加強固定装置など

ポイント

・原則として永久歯列期に用いる．

・ブラケットスロット（溝）が長方形である．

・治療の初期では径の細いラウンドワイヤーを装着し，徐々に径の太さを上げ，最終的に径の太いレクタンギュラーワイヤーを装着する．

・断面が長方形のレクタンギュラーワイヤーを，同じく長方形のスロットに装着することで，歯根の傾きをコントロールする．

・レクタンギュラーワイヤーに「ねじり」を付与することで，ワイヤーにトルクが生じる．このトルクにより，歯根の傾きをコントロールする．

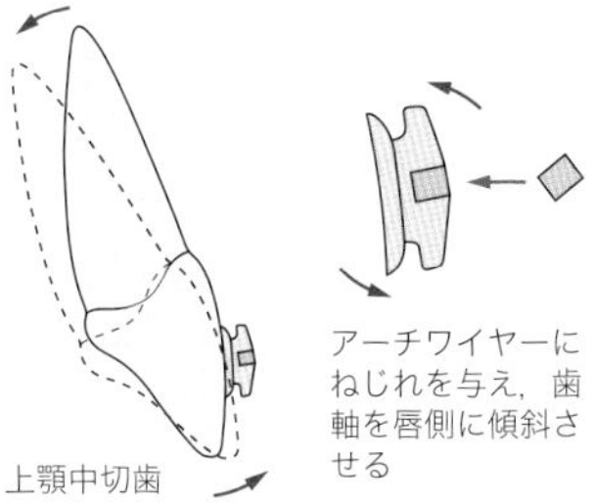
上顎中切歯
アーチワイヤーにねじれを与え，歯軸を唇側に傾斜させる

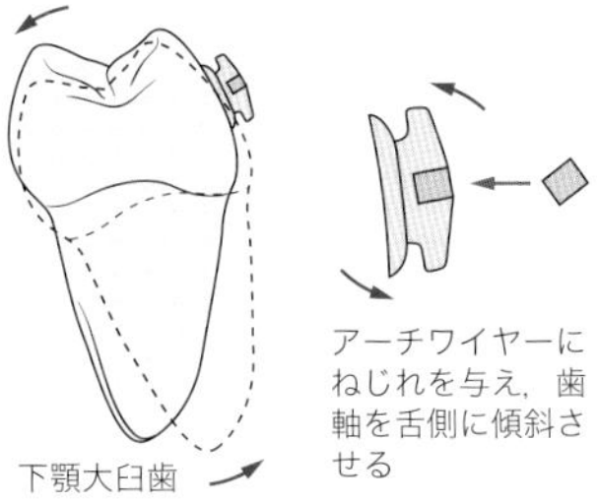
下顎大臼歯
アーチワイヤーにねじれを与え，歯軸を舌側に傾斜させる

・アーチワイヤーを屈曲し，種々のループを組み込んで装着する．
・矯正後に歯列の辺縁が一致するように，ブラケット，チューブを位置づける．

ループ

・ワイヤーを屈曲し，アーチワイヤーにループを組み込む．

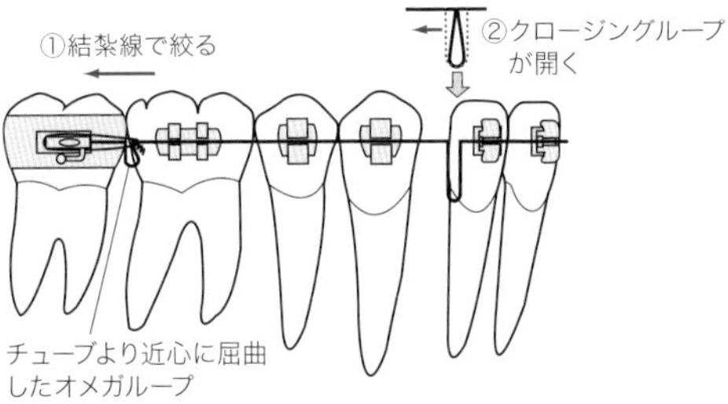
①結紮線で絞る
②クロージングループが開く
チューブより近心に屈曲したオメガループ

レクタンギュラーワイヤーに屈曲されたオメガループとクロージングループ
最後臼歯のチューブ近心にオメガループを屈曲する．最後臼歯のチューブからオメガループに結紮線をかけて絞るとクロージングループが開く（活性化する）．ループを1 mm前後開けておくことで，固定の弱い切歯部が舌側移動する．

ループの種類と主な使用目的

ワイヤー	ループの種類	主な使用目的
ラウンドワイヤー	オメガループ 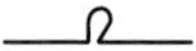	ストップループとして用いる
	ヘリカルループ 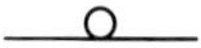	ストップループとして用いる
	クローズドバーティカルループ 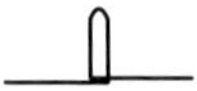	空隙閉鎖時（クロージング）に用いる
	オープンバーティカルループ 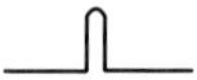	レベリングに用いる（主に水平的な不正の改善）
	ホリゾンタルループ 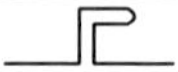	レベリングに用いる（主に水平・垂直的な不正の改善）
レクタンギュラーワイヤー	オメガループ 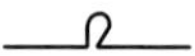	ストップループとして用いる
	クロージングループ 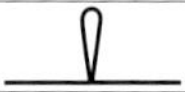	空隙閉鎖時（クロージング）に用いる

CHECK!

・レベリングには，バーティカルループやホリゾンタルループが使用される．
・空隙閉鎖には，クロージングループが使用される．
・ワイヤーにループを組み込むことで，弱く持続的な矯正力を発揮する．

ストップループ：最後臼歯の近心に屈曲するループ．
レベリング：歯の叢生や，高位・低位などを改善し，歯列を整えること．
空隙閉鎖（クロージング）：歯列の隙間を閉じること．主に，抜歯症例において切歯の舌側移動により抜歯空隙を閉鎖すること．

使用法

・月に1回，歯科医師が調整を行う．

セクショナルアーチ：マルチブラケット装置を部分的に装着し，歯を小移動させて歯列の不正を改善させる．下顎第一大臼歯の早期喪失により生じた下顎第二大臼歯の近心傾斜の改善などに用いる．

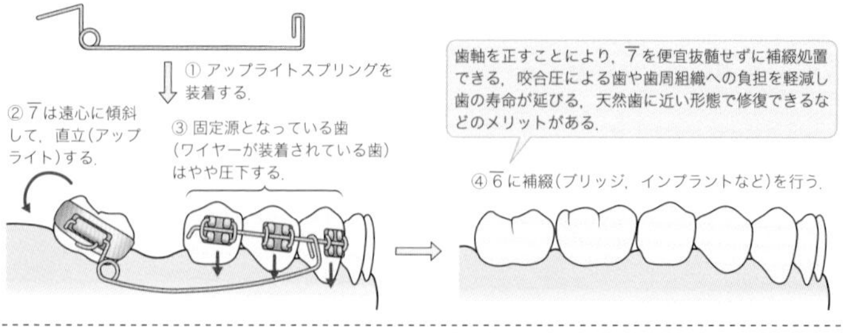

B Begg 法

コラム：アーチワイヤーの屈曲～ファーストオーダーベンド・セカンドオーダーベンド・サードオーダーベンド～

スタンダードブラケットでは，理想的な歯列弓形態を獲得するために，アーチワイヤーには，①ファーストオーダーベンド，②セカンドオーダーベンド，③サードオーダーベンドを付与する必要がある．

①ファーストオーダーベンド

歯種ごとの歯の唇（頰）舌厚径を補償し，歯列辺縁を一致させるための唇（頰）舌方向の屈曲．

②セカンドオーダーベンド

アーチワイヤーの垂直的屈曲．準備固定のための屈曲はこの一種．近年，準備固定は下顎第一大臼歯および第二大臼歯のみに行うことが多い．

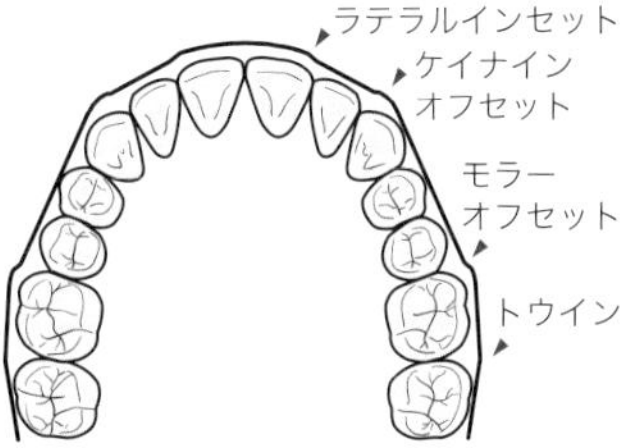

ファーストオーダーベンド

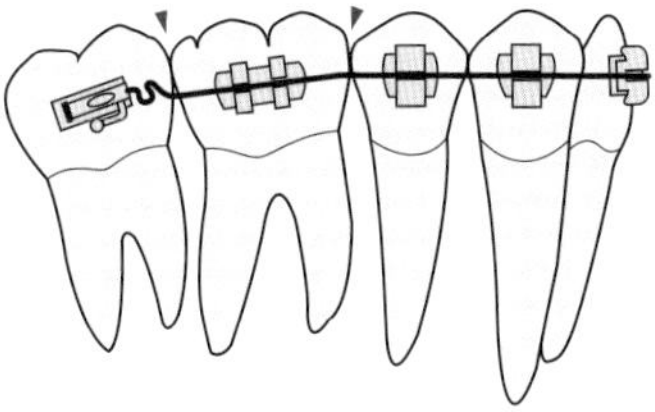
セカンドオーダーベンド（▼）

③サードオーダーベンド

TWEEDのアーチベンディングプライヤーを用いてレクタンギュラーワイヤーに付与するねじりの屈曲．これによりトルクが生じ，歯の唇（頰）舌的歯軸を改善する．

近年ではブラケットに①～③を組み込んだストレートワイヤーブラケットが広く用いられている．その場合，上記の屈曲を行うことなくワイヤーを口腔内に装着することとなる．

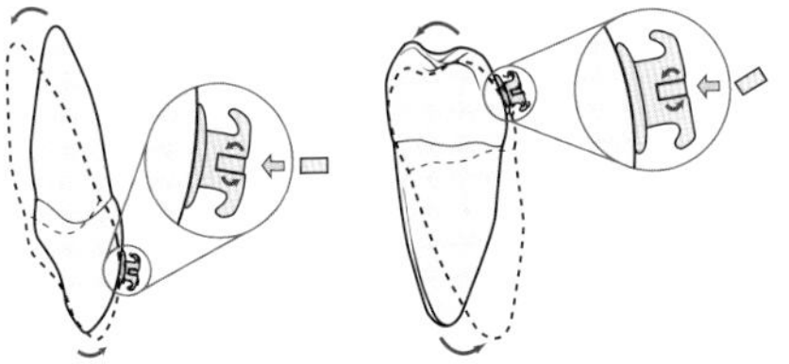
サードオーダーベンド

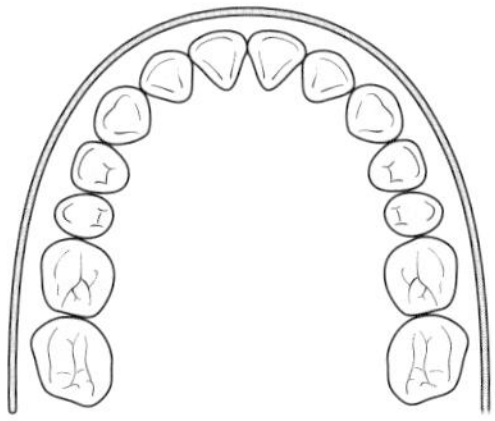
ストレートワイヤーブラケットの場合のアーチワイヤー

V．床矯正装置

可撤式矯正装置の代表的なもの．①基礎床，②クラスプ，③能動素子（矯正力を発揮する部分：唇側線，弾線，拡大ネジなど）により構成される．構造上，複雑な歯の移動には向いていない．

A 咬合斜面板

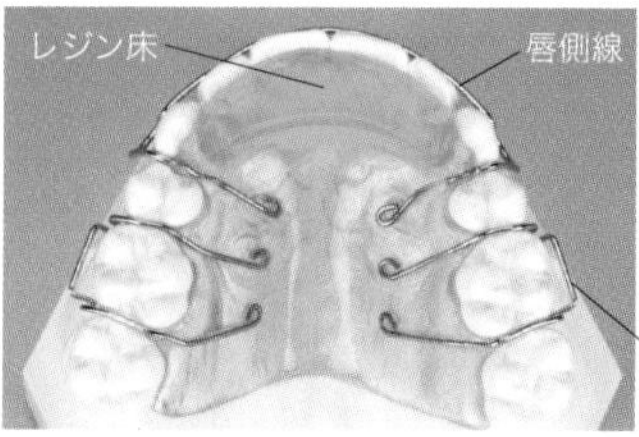

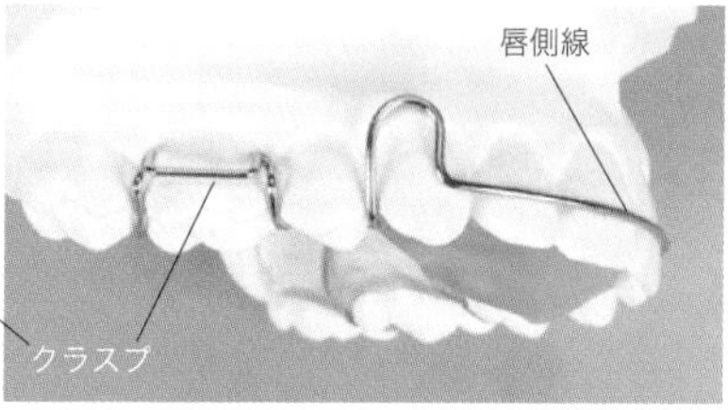

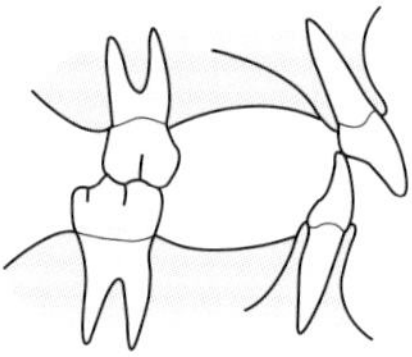

Angle II級の症例

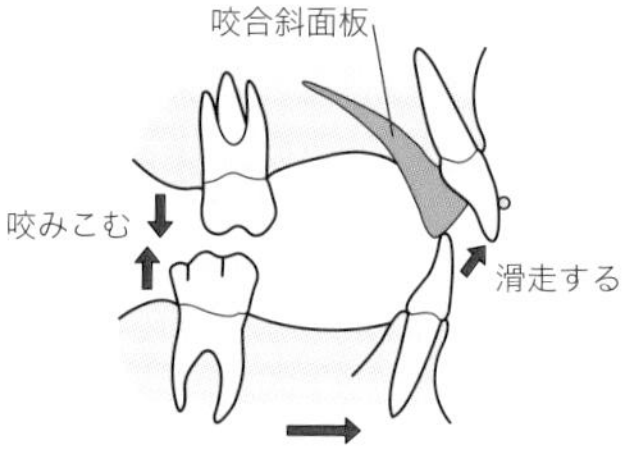

咬合斜面板を装着し咬みこむと，下顎前歯が滑走し，下顎は前方に誘導される．

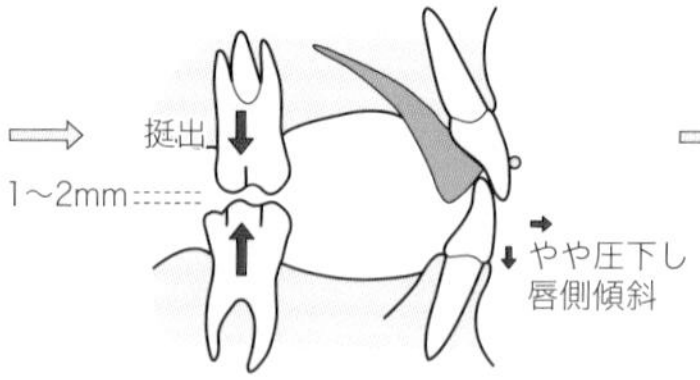

上下顎臼歯が挺出し，下顎前歯はやや圧下し唇側傾斜する．

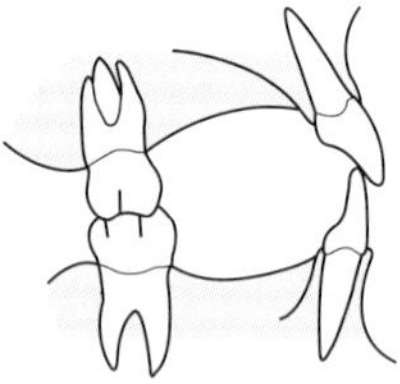

下顎の前方位が定着する．Angle I級となり，オーバーバイト，オーバージェットが減少する．

咬合斜面板による歯列の変化

基本構成

①レジン床：上顎前歯舌側にレジンを盛り上げて咬合斜面板とする.

②クラスプ

③唇側線

ポイント

・下顎前方位を習慣化し，下顎の成長によりその位置を定着させることで，Angle Ⅱ級を改善する.

使用法

・患者自身で取り外しを行う.

・毎日使用する.

・終日使用する.

B 咬合挙上板

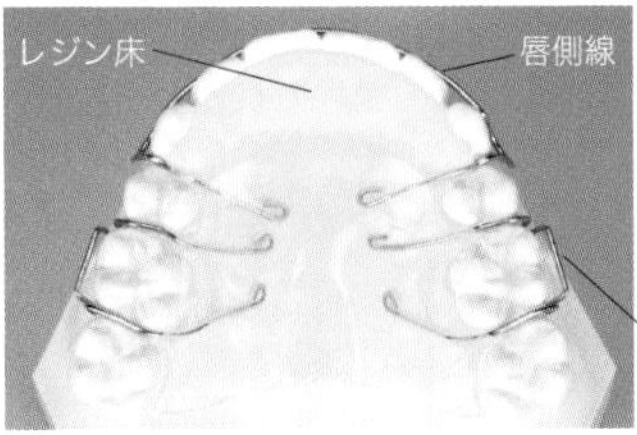

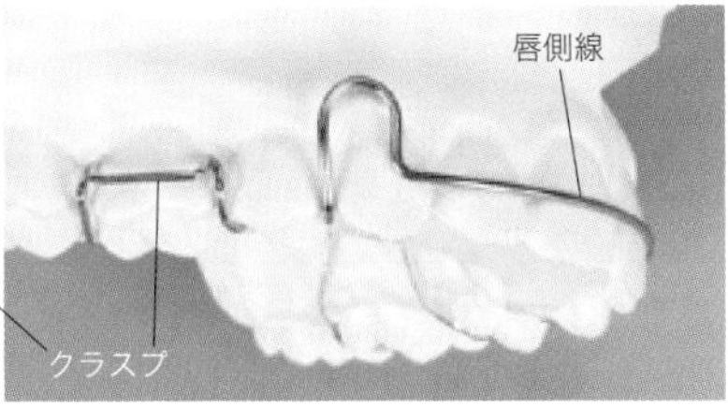

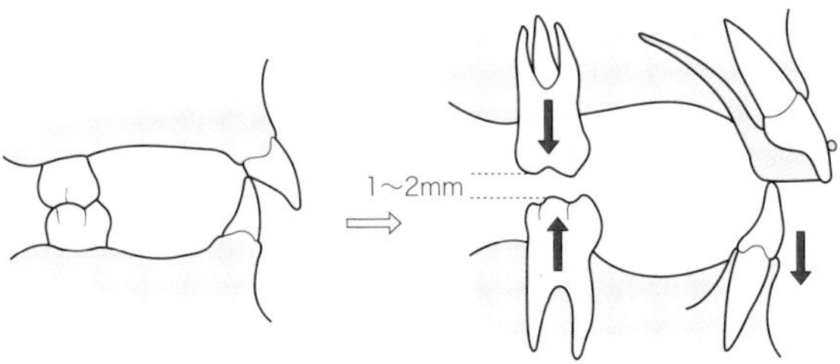

Angle Ⅰ級，過蓋咬合の症例

臼歯が挺出し，下顎前歯は圧下する．オーバーバイトは減少し，咬合は挙上される.

咬合挙上板による歯列の変化

基本構成

①レジン床：上顎前歯舌側にレジンを盛り上げて咬合挙上板とする.

②クラスプ

③唇側線

ポイント

・上下顎前歯が咬合挙上板に接触し，上下顎臼歯が離開した状態を習慣化して大臼歯を挺出させ，その位置を定着させることにより過蓋咬合を改善する.

使用法

・患者自身で取り外しを行う.

・毎日使用する.

・終日使用する.

咬合斜面板と咬合挙上板

	咬合斜面板	咬合挙上板
適応症	下顎遠心咬合（Angle II 級） オーバーバイトが大きい（過蓋咬合） オーバージェットが大きい 混合歯列期（下顎の前方成長が期待できる時期）	オーバーバイトが大きい（過蓋咬合） 混合歯列期～永久歯列期
治療後の変化	臼歯挺出（FMA 大きくなる） 下顎前歯圧下 咬合挙上（オーバーバイト減少） 下顎前方位の定着（オーバージェット減少） 下顎前歯唇側傾斜	臼歯挺出（FMA 大きくなる） 下顎前歯圧下 咬合挙上（オーバーバイト減少）

CHECK!

咬合斜面板：Angle II 級，下顎劣成長，過蓋咬合，FMA が小さい症例に用いる.
咬合挙上板：過蓋咬合，FMA が小さい症例に用いる.

C その他

Hawley タイプリテーナー，Begg タイプリテーナー（→ p.142 参照），緩徐拡大装置（→ p.124 参照）なども床矯正装置の一種である.

Ⅵ. 拡大装置

A 急速拡大装置

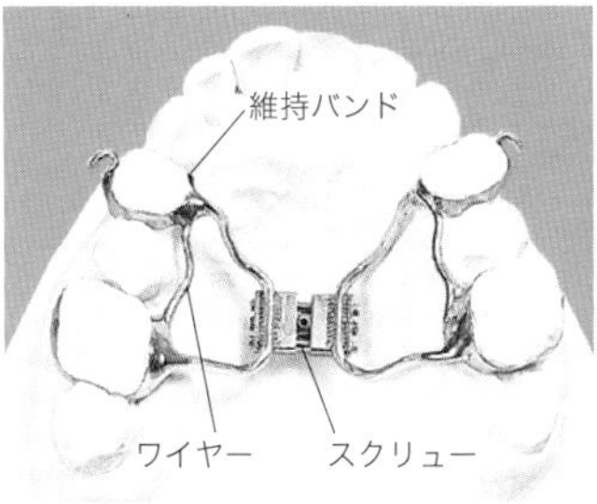

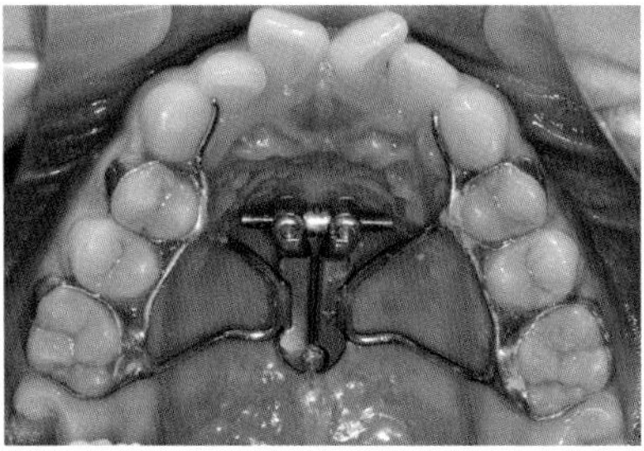

基本構成

①維持バンド：上顎第一小臼歯，上顎第一大臼歯

②スクリュー

③ワイヤー

ポイント

・顎整形力により比較的短期間で側方拡大を行う．

・上顎歯槽基底部が狭窄した症例に用いる．

・正中口蓋縫合を離開させることで，上顎歯槽基底部を側方に拡大する．

・離開した正中口蓋縫合部は，新生骨によって閉鎖される．

・正中口蓋縫合が離開しやすく，新生骨の形成がさかんな 8 ～ 15 歳くらいまでが最適であり，18 歳頃まで適応できる．

・正中口蓋縫合の離開の他に，側方歯部の頬側傾斜も生じる．

・拡大後はスクリューをレジンで固定したり，リンガルアーチ，トランスパラタルアーチなどを装着するなどして保定する．

使用法

・患者自身もしくは保護者が，口腔内にスクリューキー（スクリューを回すための部品）を挿入して，スクリューを回転させる．

・1/4 回転（0.2 ～ 0.25 mm）を 1 日に 1 ～ 2 回行い，2 週間ほど継続する．

B 緩徐拡大装置（スクリュータイプ）

基本構成

①レジン床

②クラスプ

③スクリュー

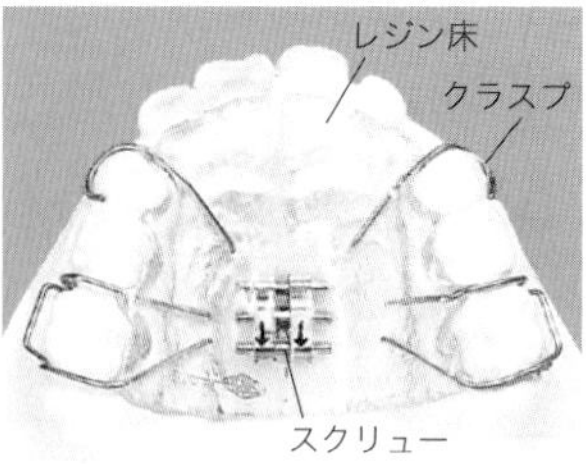

ポイント

・上顎歯列弓幅径が狭窄した症例に用いる.

・弱い力を長期間作用させて歯列の側方拡大を行う.

・乳歯列期～永久歯列期まで適応可能.

・主に側方歯の頬側傾斜により拡大するが，年齢によっては正中口蓋縫合の拡大も多少生じる.

使用法

・患者自身もしくは保護者が，口腔外に取り出した装置にスクリューキーを挿入して，スクリューを回転させる.

・1/4 回転（0.2 ～ 0.25 mm）を 1 週間に 1 ～ 2 回行い，数カ月間継続する.

緩徐拡大装置にはスクリュータイプの他に Coffin の拡大装置がある.

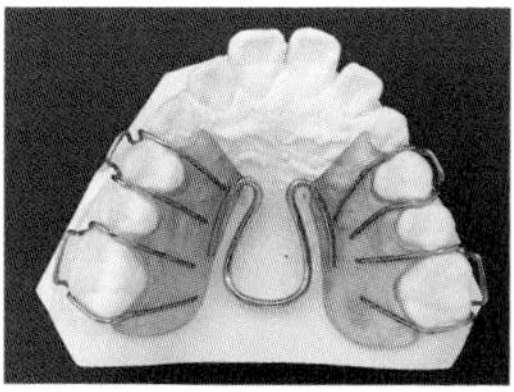

歯科医師がスプリング部を調整することにより，歯列の拡大を行う.

C クワドヘリックス装置

基本構成

①維持バンド（第一大臼歯）

② 4 つのヘリックスを組み込んだ主線

③維持装置：シース，ろう付けなど

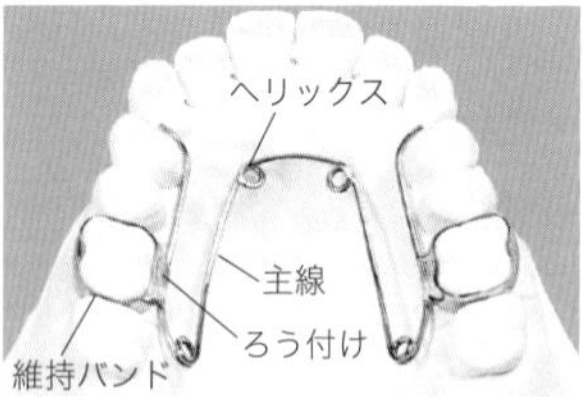

ポイント

・上顎歯列弓幅径が狭窄した症例で用いる.

・混合歯列期～永久歯列期まで適応可能.

・緩徐拡大装置と急速拡大装置の中間型の作用をもつ拡大装置であり，

主に側方歯の頬側傾斜により拡大するが，年齢によっては正中口蓋縫合の拡大も期待できる．

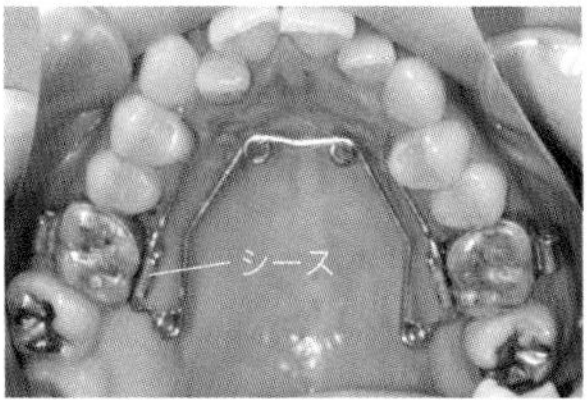

拡大前

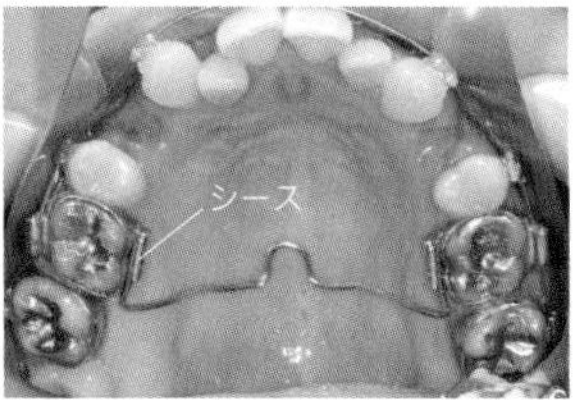

拡大後
トランスパラタルアーチを装着し，
拡大後の幅径を維持している．

使用法

・歯科医師が主線を調整（前歯部と側方部の3か所）して拡大する．

・2～6カ月間使用する．

Ⅶ. 機能的矯正装置

A アクチバトール

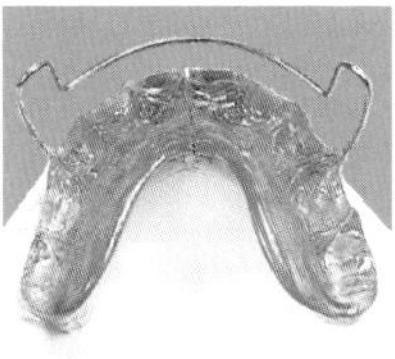

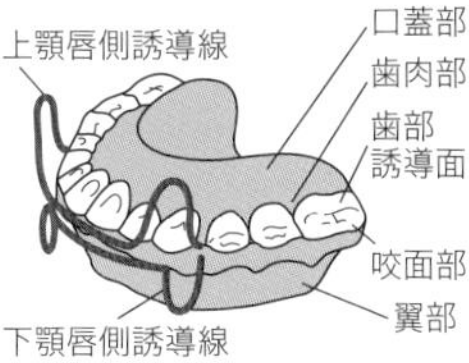

上顎前突用

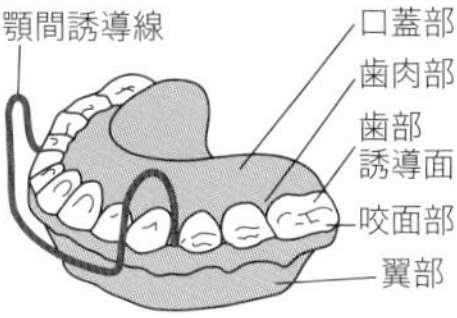

下顎前突用

基本構成

<table>
<tr><th>アクチバトールの種類</th><th>床部</th><th>誘導線</th><th>補助装置（必要に応じて）</th></tr>
<tr><td>上顎前突用</td><td rowspan="2">口蓋部
歯肉部
歯部（誘導面）
咬面部
翼部</td><td>上顎唇側誘導線
下顎唇側誘導線
（ない場合も多い）</td><td rowspan="2">小誘導線（歯の小移動）
スクリュー（歯列の側方拡大）
など</td></tr>
<tr><td>下顎前突用</td><td>顎間誘導線</td></tr>
</table>

※小誘導線を用いれば，歯の小移動が可能．

※スクリューを組み込めば，側方拡大も可能．

ポイント

・下顎劣成長による上顎前突（Angle Ⅱ級1類），機能性下顎前突などの治療に適している．
→ Angle Ⅱ級の治療では，下顎前方位を習慣化し，下顎の成長によりその位置を定着させる．

・構成咬合位で装置を製作する．

・下顎が構成咬合位から元の位置に戻ろうとする力を矯正力として利用する．

> 歯性＝歯槽性≒機能性
> 　国試ではほぼ同じ意味と考えてよい．多くの場合，歯性の不正咬合（早期接触，咬合干渉など）により顎位が偏位し，機能性の不正咬合となるからである．

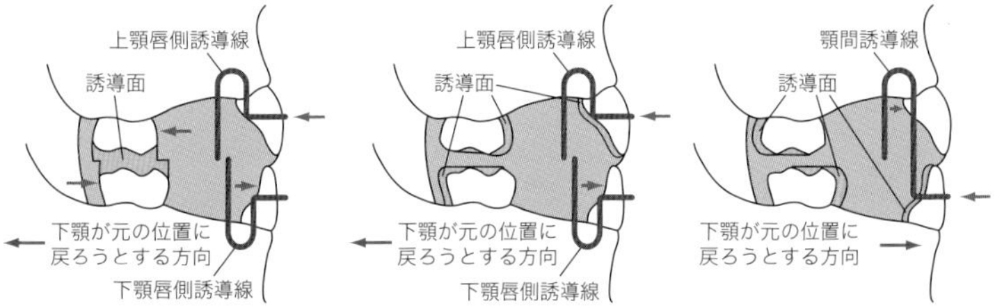

骨格性上顎前突　　歯槽性上顎前突　　歯槽性(機能性)下顎前突

構成咬合位　よくでる

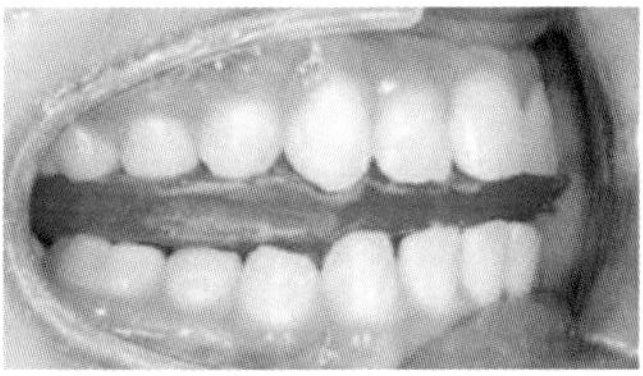

構成咬合位
（第106回歯科医師国家試験）

①垂直的位置：前歯部切縁間距離1～2 mm，臼歯部咬合面間距離3～4 mm

②前後的位置：上顎前突の場合は，上下顎の近遠心関係が正常となるまで下顎を前進させた位置．下顎前突の場合は，下顎をできるだけ後退させた位置．

③左右的位置：上下顎骨の正中が合う位置に下顎を誘導

CHECK!

・アクチバトールは構成咬合位で製作される.
・咬頭嵌合位ではなく，筋の機能力を発揮できる構成咬合位において咬合採得を行う.

使用法

・誘導面を形成することで，下顎の機能力を誘導線を介して歯列に作用させる.
・患者自身で取り外しを行う.
・毎日使用する.
・睡眠中は必ず使用し，それ以外の時間も可能なかぎり使用する（通常，外出時は装着しない）.
・食事，ブラッシング，運動時は装着しない.

CHECK!　アクチバトールが有効な症例　よくでる

・下顎劣成長による上顎前突（Angle Ⅱ級 1 類）
・歯槽性上顎前突
・歯槽性（機能性）下顎前突

B バイオネーター

ポイント

・アクチバトールを改良して製作された装置.
・アクチバトールと比較すると，レジン床が小さくなっているため，装置を装着したまま会話ができ，終日使用することができる.

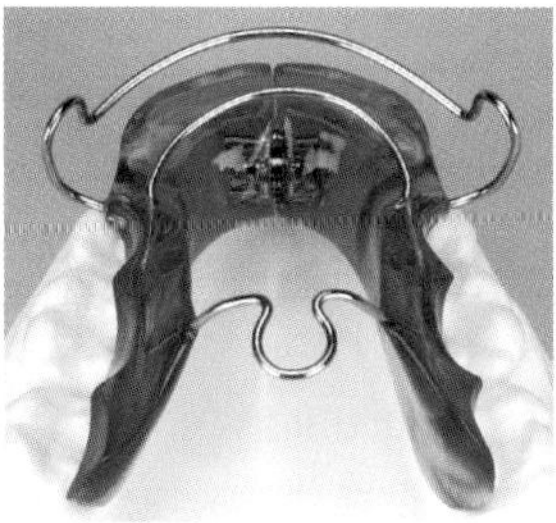

・アクチバトールと同様に，下顎劣成長による上顎前突（Angle Ⅱ級 1 類），歯槽性（機能性）下顎前突の治療に有効．また，歯槽性開咬の治療が可能．→ Angle Ⅱ級の治療では，下顎前方位を習慣化し，下顎の成長によりその位置を定着させる．
・構成咬合位で装置を製作する．

使用法

・アクチバトールとほぼ同様だが，終日使用できる点が異なる．

CHECK! バイオネーター

・アクチバトールの改良版．
・構成咬合位で製作される．
・下顎劣成長による上顎前突（Angle Ⅱ級 1 類），歯槽性（機能性）下顎前突，歯槽性開咬に有効．
・（Angle Ⅱ級用は）下顎の成長促進を行う．
・終日使用できる．

C Fränkel 装置

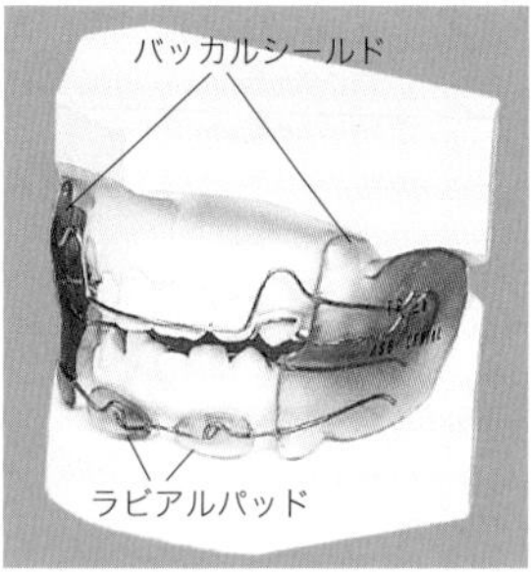

ポイント

・ラビアルパッドやバッカルシールドが頰筋やオトガイ筋，口輪筋などの異常な筋圧を排除，あるいは機能の低下した筋を活性化する．
・バッカルシールドで筋圧を排除した場合，歯列は側方に拡大する．逆に，バッカルシールドを歯槽粘膜に密着させると歯列の側方拡大を抑制する．
・構成咬合位で製作する．
・Angle Ⅰ級，Angle Ⅱ級，Angle Ⅲ級，開咬などの治療に有効．
→ Angle Ⅱ級の治療では，下顎前方位を習慣化し，下顎の成長によりその位置を定着させる．

CHECK! Fränkel 装置

・構成咬合位で製作される.
・歯列の側方拡大ができる.
・(Angle Ⅱ級用は) 下顎の成長促進を行う.

D リップバンパー

ポイント

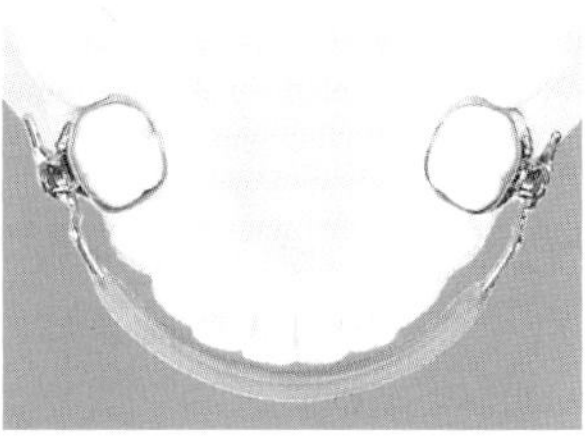

・下唇の過度な機能圧を排除する装置.
・過度な口唇圧により下顎前歯は舌側傾斜しやすいが, これを排除することにより, 下顎前歯は唇側傾斜する.
→歯列弓長径は増大する.
・口唇圧を利用して, 第一大臼歯の遠心移動も可能.
・加強固定として用いることができる.

CHECK! リップバンパー

・下唇圧の排除
・下顎前歯の舌側傾斜を改善する (唇側に傾斜させる)
→歯列弓長径の増大
・第一大臼歯の遠心移動
・下顎の加強固定

下顎の成長促進ができる装置
下顎劣成長 (SNB が小さい) による上顎前突のときには以下の装置が有効.
・咬合斜面板
・アクチバトール
・バイオネーター
・Fränkel 装置
※装置により下顎前方位が習慣化し, やがて下顎の成長により前方位が定着する.

Chapter 13
乳歯列期・混合歯列期の治療

Check Point

・乳歯列期における治療対象と治療法を理解する．
・混合歯列期における治療対象と治療法を理解する．
・混合歯列期の不正咬合について，治療方針，使用する装置を説明できるようにする．

Ⅰ．早期治療について

乳歯列期や混合歯列期に行う矯正歯科治療を早期治療という．早期治療では，歯槽性の治療よりも，骨格性の治療が主軸となる．

CHECK!

乳歯列期：歯と歯槽骨の不調和（叢生）は経過観察
混合歯列期：歯と歯槽骨の不調和（叢生）は基本的に経過観察
　　　　　　例外）連続抜去法

Ⅱ．乳歯列期の治療

乳歯列期（歯齢ⅡA～ⅡC）の矯正歯科治療は，予防矯正，抑制矯正となる．この時期の治療では，患者が低年齢のため，使用する装置が制限される．また，歯科医師は，患者の理解力，装置装着に耐えうるか，混合歯列期での治療では遅いのか，自然に不正が改善するかなどを判断する必要がある．

予防矯正：将来起こりうるであろう不正咬合を予防する目的で行う．

抑制矯正：すでに不正咬合が認められるが，原因が比較的明らかな場合，それを除去し，不正咬合を改善する目的で行う．

限局矯正：混合歯列期で何らかの咬合異常がある場合，形態的，機能的改善をはかることで，歯列と顎の成長をできるだけ正常な状態に導き，その後の永久歯列の育成に寄与する目的で行う．第一期治療ともいう．近年では，MTM（部分矯正）も限局矯正の１つとされる．

本格矯正：混合歯列期後期～永久歯列期に行う口腔内の広範囲にわたる矯正歯科治療をさす．第二期治療ともいう．多くがマルチブラケット装置を使用した治療となる．

乳歯列期の治療対象と治療法

	治療対象	治療法など
抑制矯正	反対咬合（下顎前突）	機能性はアクチバトールやバイオネーター，骨格性はチンキャップを用いて治療する．
	交叉咬合	上顎歯列弓の狭窄により下顎が側方偏位し，交叉咬合を生じることが多い．この場合，緩徐拡大装置で上顎を側方拡大する．
	下顎遠心咬合（上顎前突）	上顎の成長は下顎の成長に先行するため，乳歯列期では下顎後退位を示すことが多く，一般的には経過観察とすることが多い．上顎歯列弓の狭窄を伴う場合などは治療対象となる．
	開咬	弄舌癖，母指吸引癖があれば除去する．
	過蓋咬合	乳歯列期でも治療を行う場合がある． ただし，混合歯列期に治療を開始するほうが予後がよい．
予防矯正	口腔習癖	口腔筋機能療法（MFT），心理療法，口腔習癖除去装置，オーラルスクリーンなどを用いて除去する．
	咬頭干渉・早期接触	咬頭干渉や早期接触により下顎が前後的あるいは水平的に偏位することがある．その場合，干渉を起こしている部位の診断を行い，咬合調整によりこれを除去する．
	その他	齲蝕の処置，乳歯のトリミング，保隙など

・治療には，低年齢の患者にも装着可能な装置を用いる．

CHECK! 乳歯列期の治療で行うこと

・将来萌出してくる永久歯の咬合確立のための前準備
・正常なオーバージェット，オーバーバイトへの誘導
・正常な ANB への誘導
・交叉咬合の改善

Ⅲ．混合歯列期の治療

混合歯列期（歯齢ⅢA～ⅢC）では，抑制矯正のほか，限局矯正を行う．

CHECK! 混合歯列期の治療計画の立案

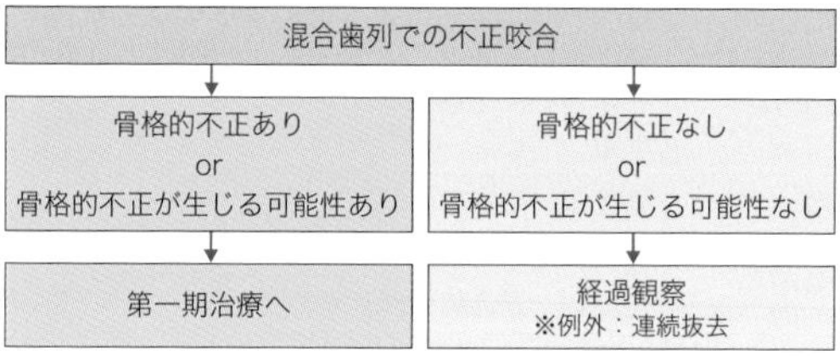

混合歯列期の治療対象と矯正装置

<table>
<tr><th colspan="3">診断</th><th>治療内容（矯正装置）</th></tr>
<tr><td rowspan="3">上顎前突</td><td rowspan="2">骨格性</td><td>上顎過成長
（SNA 大）</td><td>ヘッドギア</td></tr>
<tr><td>下顎劣成長
（SNB 小）</td><td>機能的矯正装置（アクチバトール，バイオネーター，Fränkel 装置）
咬合斜面板</td></tr>
<tr><td>機能性</td><td>–</td><td>機能的矯正装置（アクチバトール，バイオネーター）</td></tr>
<tr><td rowspan="3">下顎前突</td><td rowspan="2">骨格性</td><td>上顎劣成長
（SNA 小）</td><td>上顎前方牽引装置</td></tr>
<tr><td>下顎過成長
（SNB 大）</td><td>チンキャップ</td></tr>
<tr><td>機能性</td><td>–</td><td>機能的矯正装置（アクチバトール，バイオネーター）
ラビオリンガルアーチ（唇舌側弧線装置）
リンガルアーチ（舌側弧線装置）</td></tr>
<tr><td rowspan="2">開咬</td><td>骨格性</td><td>FMA 大
下顎角大
下顎枝短い</td><td>ハイプルチンキャップ
タングクリブ
口腔筋機能療法（MFT）
心理療法</td></tr>
<tr><td>機能性</td><td>–</td><td>タングクリブ
口腔筋機能療法（MFT）
心理療法</td></tr>
<tr><td colspan="3">交叉咬合</td><td>咬合調整
拡大装置（急速拡大装置，緩徐拡大装置，クワドヘリックス装置）
機能的矯正装置（アクチバトール，バイオネーター）</td></tr>
<tr><td colspan="3">過蓋咬合</td><td>咬合挙上板
機能的矯正装置（アクチバトール，バイオネーター）
（Angle II 級で下顎劣成長なら）咬合斜面板　など</td></tr>
<tr><td colspan="3">その他
（スペースコントロール）</td><td>保隙装置
スペースリゲーナー　など
→『パーフェクトマスター小児歯科学』参照</td></tr>
</table>

Chapter 14
永久歯列期の治療

Check Point

・永久歯列期の治療計画の立案について理解する.
・エッジワイズ法による Angle I 級抜歯症例の治療ステップを理解する.
・外科的矯正治療について理解する.

I. 永久歯列期の治療

永久歯列期では，一般にすべての不正咬合が治療の対象となり，本格矯正を行う.

A 治療計画の立案

①骨格性 or 非骨格性：主にSNA，SNB，ANBから判断する（→ p.135 表参照）. 骨格性ならば外科手術を併用した治療となる.
②抜歯 or 非抜歯：Tweed の抜歯基準，セットアップモデルなどを基準に判断する.
③抜歯部位の選択：抜歯症例であれば，抜歯部位を検討する. 臼歯関係，固定の強さ，予後不良歯などから判断する.
④固定の強さの決定：トータルディスクレパンシーなどから判断する.

CHECK! 永久歯列期の治療計画の立案

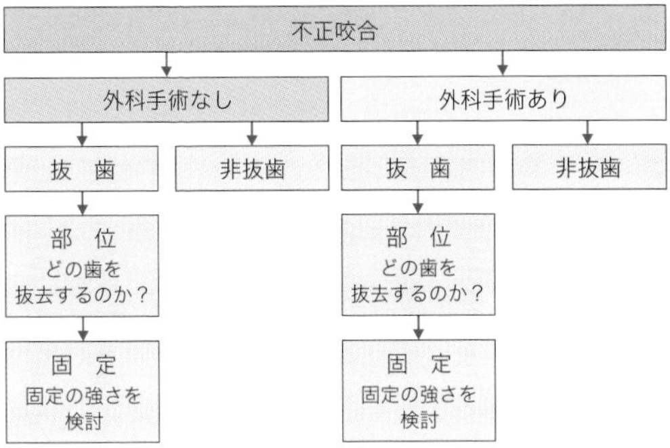

B 外科的矯正治療の治療計画の立案

外科手術を併用した矯正歯科治療を行う場合，症例に応じて顎矯正手術を選択する．

顎変形症の診断と顎矯正手術の基本的な考え方

診　断		手術内容
上顎前突	上顎過成長（SNA 大）	上顎 Le Fort Ⅰ型骨切り術 or 上顎前歯部骨切り術
	下顎劣成長（SNB 小）	下顎枝矢状分割術 or 下顎枝垂直骨切り術
	上顎過成長（SNA 大）＋ 下顎劣成長（SNB 小）	上下顎移動術 （上顎 Le Fort Ⅰ型骨切り術 or 上顎前歯部骨切り術 ＋下顎枝矢状分割術）
下顎前突	上顎劣成長（SNA 小）	上顎 Le Fort Ⅰ型骨切り術
	下顎過成長（SNB 大）	下顎枝矢状分割術 or 下顎枝垂直骨切り術
	上顎劣成長（SNA 小）＋ 下顎過成長（SNB 大）	上下顎移動術 （上顎 Le Fort Ⅰ型骨切り術＋下顎枝矢状分割術）
開　咬	FMA 大 Y 軸角大 下顎角大 下顎枝短い	症例に応じて， 上顎 Le Fort Ⅰ型骨切り術，下顎枝矢状分割術など
交叉咬合	下顎骨の非対称 顔面非対称　など	上下顎移動術 （上顎 Le Fort Ⅰ型骨切り術＋下顎枝矢状分割術）

顎矯正手術

①下顎枝矢状分割術（SSRO）

　下顎枝部を矢状方向に切離し，下顎の後方移動や前方移動を行う．

②下顎枝垂直骨切り術（IVRO，Robinson 法）

　下顎枝部を垂直方向に切離し，下顎の後方移動を行う．

③上顎前歯部骨切り術（Wassmund 法，Wunderer 法）

　小臼歯を抜去し，その部分を利用して上顎前歯部のみの後方移動を行う．

④下顎前歯部骨切り術（Köle 法）

　小臼歯を抜去し，その部分を利用して下顎前歯部のみの後方移動を行う．

⑤上顎 Le Fort Ⅰ型骨切り術

　上顎歯列全体の移動に最も利用される．

⑥オトガイ形成術

　オトガイ部の変形を改善するために行う．

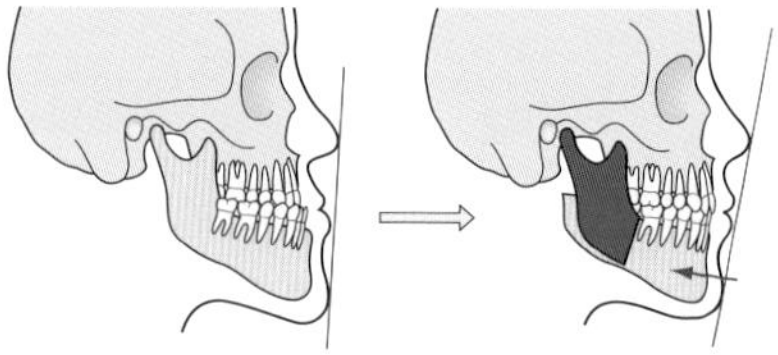

①下顎前突（SNB 大）に対する下顎後方移動

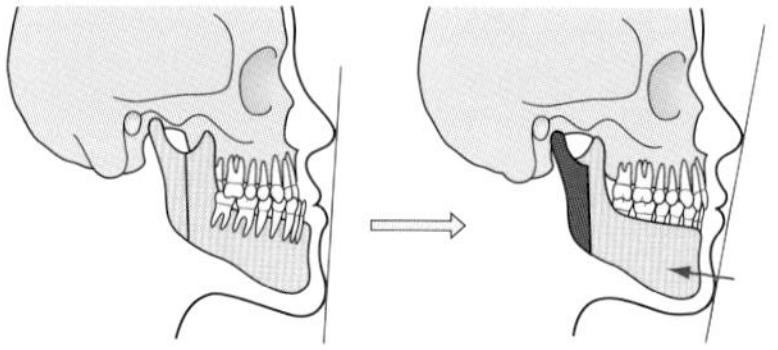

②下顎前突（SNB 大）に対する下顎後方移動

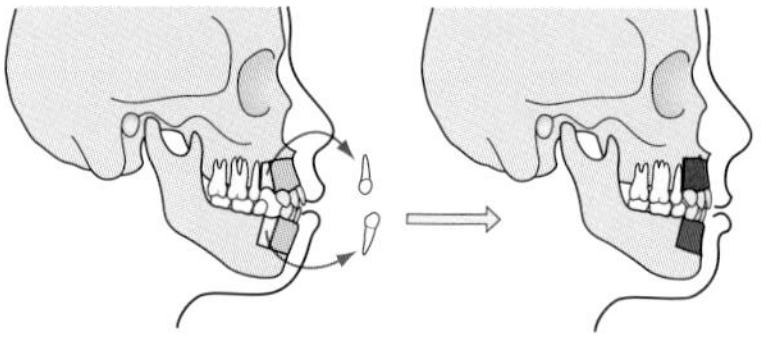

③，④上下顎前突（SNA 大＋ SNB 大）に対する上下顎前歯部後方移動

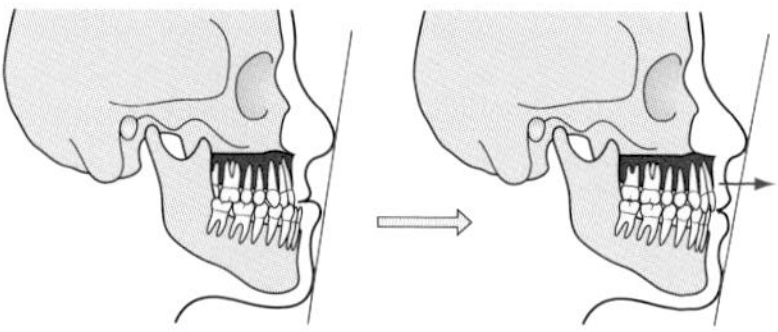

⑤下顎前突（SNA 小）に対する上顎前方移動

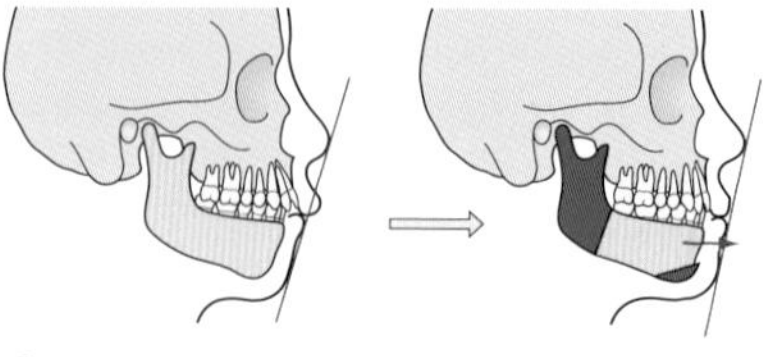

⑥上顎前突（SNB 小）に対する下顎前方移動＋オトガイ形成術

⑦上下顎移動術（上顎Le Fort I型骨切り術＋SSRO）

⑧上下顎移動術（上顎Le Fort I型骨切り術＋SSRO）顔面非対称症への適用例.

下顎枝矢状分割術（SSRO）は，Obwegeser-Dal Pont 法を用いることが多い

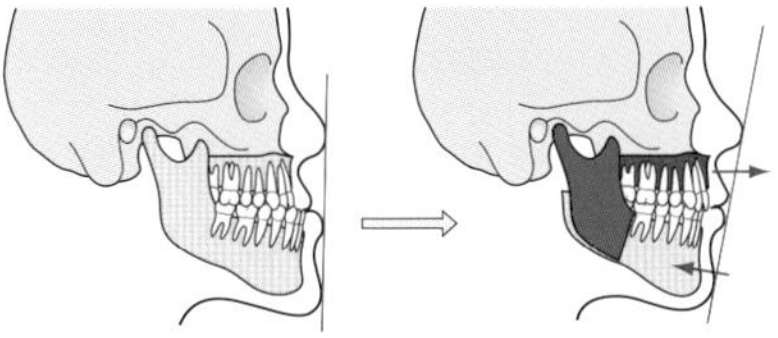

⑦下顎前突（SNA 小，SNB 大）に対する上顎前方移動＋下顎後方移動

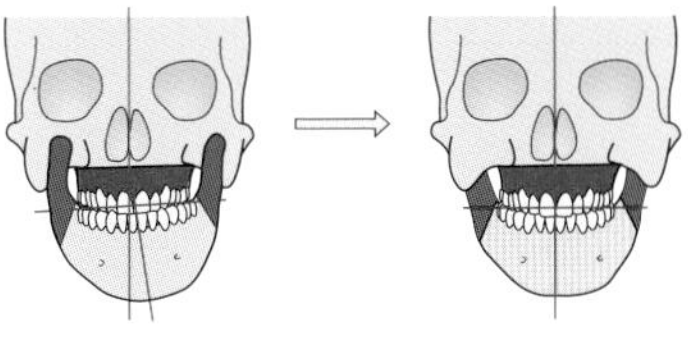

⑧顔面非対称症への適用

（齋藤，歯科矯正学第6版，2019より改変）

外科的矯正治療を行う際の抜歯について

骨格性下顎前突では，しばしば上顎前歯の唇側傾斜および下顎前歯の舌側傾斜が認められる．また，下顎骨が前方に位置した状態で咬合するため，上顎臼歯部は頬側傾斜し，下顎臼歯部は舌側傾斜する傾向がある．これをデンタルコンペンセーション（歯性補償）という．ANB角が正常値から外れるほど，デンタルコンペンセーションの程度が大きくなる傾向がある．

こうしたデンタルコンペンセーションを除去することをデンタルディコンペンセーション（上下顎前歯歯軸の適正化）といい，術前矯正で行われる．デンタルディコンペンセーションのために抜歯が必要となることが多い．

4|4 を抜歯して外科的矯正治療を行った場合の臼歯関係

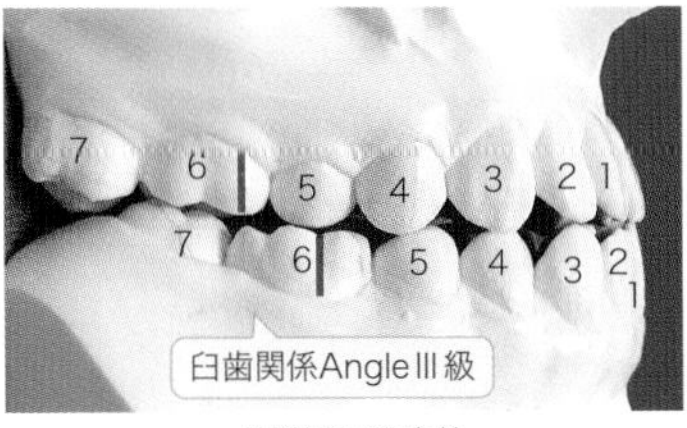

外科矯正治療前

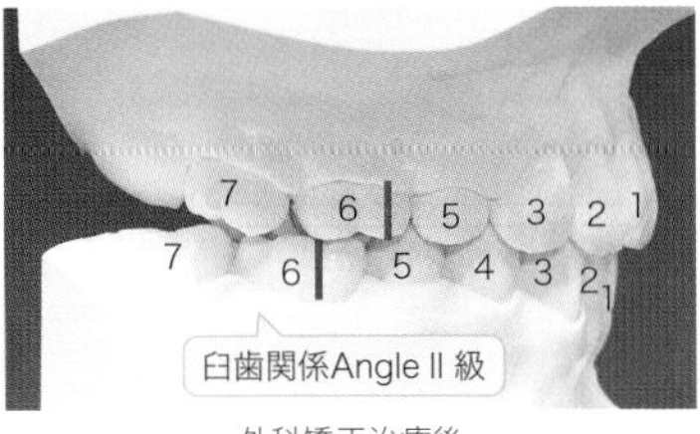

外科矯正治療後

骨格性下顎前突で上顎前歯の唇側傾斜が認められる場合，4|4 抜歯を行い，そのスペースを用いて上顎前歯を舌側傾斜させて歯軸を改善する．その後，顎離断手術にて下顎を後退させると，臼歯関係は1咬頭分ずれたAngle Ⅱ級となり，1歯対2歯の緊密な咬合関係が得られる．

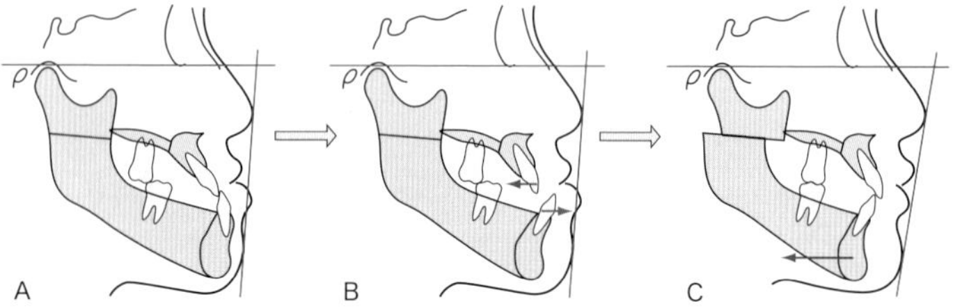

デンタルコンペンセーションとデンタルディコンペンセーション（齋藤，歯科矯正学第6版，2019より改変）

A．デンタルコンペンセーションを伴う骨格性下顎前突：上顎前歯は唇側傾斜，下顎前歯は舌側傾斜している．

B．上下顎前歯歯軸の改善（デンタルディコンペンセーション）：上顎前歯を舌側傾斜させ，下顎前歯を唇側傾斜させる．

C．顎矯正手術後：顎骨，前歯歯軸ともに正常な近遠心関係となる．

CHECK! デンタルディコンペンセーションのための抜歯・非抜歯

上顎前歯の唇側傾斜が認められる場合→抜歯（多くは第一小臼歯）
上顎前歯の唇側傾斜が認められない場合→非抜歯

C 外科的矯正治療の流れ

よくでる

術前矯正
・叢生の除去
・デンタルディコンペンセーション（上下顎前歯歯軸の適正化）
・上下顎歯列弓の不調和の改善
・Spee彎曲の除去

→

顎矯正手術
・上下顎正中の一致
・AngleⅡ級 or AngleⅠ級の臼歯関係の確立※
・顔面正中と歯列正中の一致

→

術後矯正
・緊密な咬頭嵌合の獲得

※ 顎矯正手術後の臼歯関係：抜歯した場合→AngleⅡ級，非抜歯の場合→AngleⅠ級．

II．エッジワイズ法による Angle I 級抜歯症例の治療ステップ

ニッケルチタンまたは細いステンレススチールワイヤーでレベリング→ステンレススチールの丸 or 角ワイヤーになったら，犬歯の遠心移動開始（顎内ゴム，コイルスプリング使用）

ニッケルチタンワイヤーで再レベリング

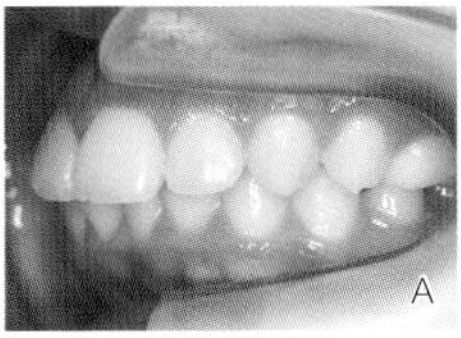

Angle Ⅰ級上下顎前突

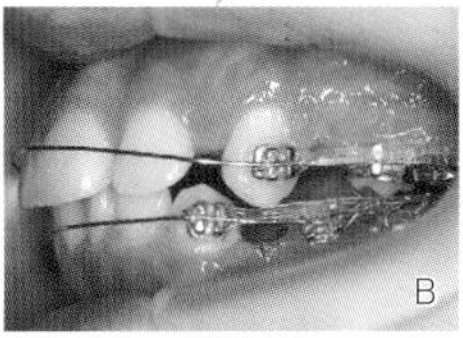

第一小臼歯を抜去し，側方歯部のレベリング後，エラスティックチェーンにて犬歯の遠心移動

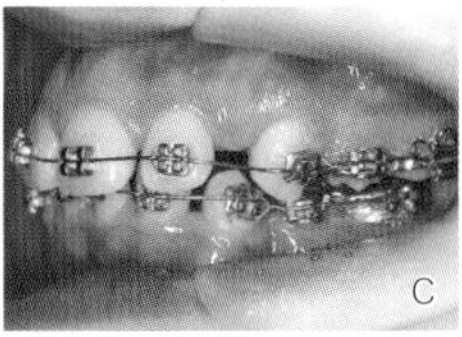

切歯部にブラケットを装着し，歯列全体の再レベリング

スレンレススチールの角ワイヤー（弾性係数高い）

抜歯症例には Begg タイプ（ラップアラウンドタイプ）が適する

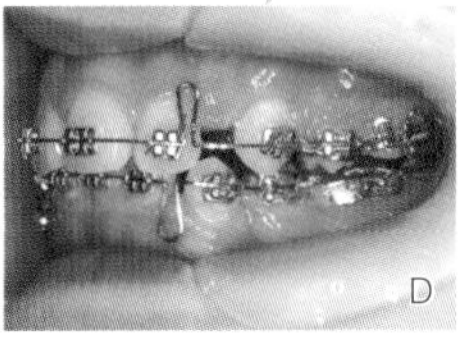

上下顎切歯の舌側移動

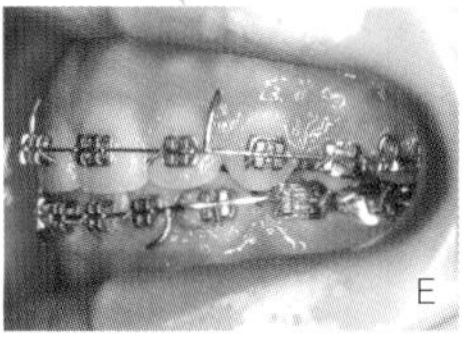

理想的な咬合の獲得

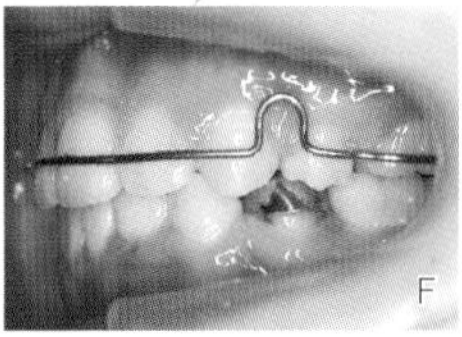

保定

Angle I 級不正咬合の一般的な治療ステップ

①上下顎左右第一小臼歯抜歯

矯正歯科治療では第一小臼歯か第二小臼歯を抜去することが多いが，上下顎前突，前歯部叢生の場合は，前歯部により近い第一小臼歯を選択することが多い．

前歯
7 6 5 4 3 2 1
側方歯　切歯

②上下顎側方歯のレベリング

側方歯部に装置を装着し，レベリングを行う．近年ではニッケルチタン線を用いることが多い．細いラウンドワイヤーから，徐々に太いラウンドワイヤーにサイズを上げていく．

③犬歯の遠心移動（B）

比較的太いラウンドワイヤーまでサイズが上がったら，犬歯の遠心移動を開始する．エラスティックチェーンを犬歯と大臼歯部にかける．差動矯正力により，犬歯が多く遠心移動し，大臼歯はやや近心移動する．加強固定を用いることで，大臼歯の近心移動量を減少させることもできる．

④切歯部にブラケットを装着，歯列の再レベリング（C）

切歯部にブラケットを装着し，歯列全体を再レベリングする．ループを組み込んだステンレス鋼線やコバルトクロム線，ニッケルチタン線を用い，細いワイヤーから徐々に太いレクタンギュラーワイヤーまで，サイズを上げていく．

⑤切歯部の舌側移動（クロージング）（D）

比較的太いレクタンギュラーワイヤーにクロージングループを組み込んだアーチワイヤーでクロージングを行う．クロージングループを活性化し（ループを開いた状態），切歯部の舌側移動を行う（→ p.111 参照）．

⑥理想的な咬合の獲得（緊密な咬合）（E）

比較的太いレクタンギュラーワイヤーで，上下顎の歯の良好な排列や緊密な咬頭嵌合を得る．

⑦装置の撤去と保定（F）

装置を撤去し，保定に移行する．

矯正歯科治療中の口腔衛生管理

矯正装置が装着されているため，矯正歯科治療中は口腔清掃状態が不良になりやすい．齲蝕，歯周病などの発生リスクが高まるため，矯正歯科治療前から患者の口腔衛生管理に対するモチベーションを高め，矯正歯科治療中は具体的なブラッシング指導を行うことが重要である．

矯正歯科治療に伴う偶発症

①歯根吸収：→ p.81 参照
②齲蝕
③歯周組織への傷害：歯肉退縮など
④口腔軟組織への傷害：矯正装置が口腔粘膜を圧迫することによる潰瘍など
⑤顎関節症
⑥皮膚への傷害
⑦アレルギーなど

Chapter 15
保　定

Check Point
・保定装置の種類を覚える.
・保定装置の特徴を理解する.

Ⅰ. 保定とは

矯正歯科治療によって目的の位置に移動させた歯, および顎骨をその位置と状態で長期間保持し, 安定できる条件を整える処置のこと.

矯正歯科治療後はしばしば後戻りを生じることがあるが, 保定によりこれを防ぐ.

①自然的保定：保定装置などを用いず, 自然の力で保定すること. 臨床的にはあまり行われていない.
②器械的保定：保定装置を用いて保定すること.
③永久保定：補綴装置を装着し, 永久的に保定すること.

Ⅱ．保定装置

保定装置の種類と特徴

保定装置			特　徴
可撤式保定装置	Hawley タイプリテーナー	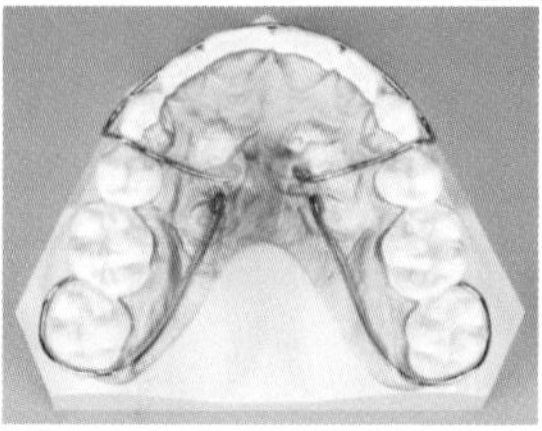	犬歯遠心から歯列を越えるワイヤーがあるため，緊密な咬合を獲得した場合，リテーナーの製作が難しい．また，抜歯症例では，犬歯遠心に空隙が生じやすい．
	Begg タイプリテーナー（ラップアラウンドリテーナー）	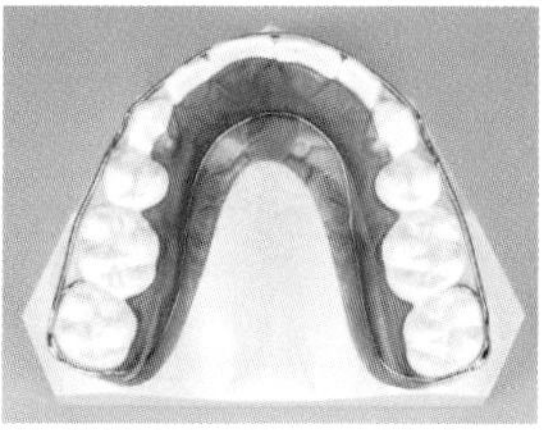	歯列を越えるワイヤーがなく，広く用いられる．抜歯症例にも適する．
	スプリングリテーナー	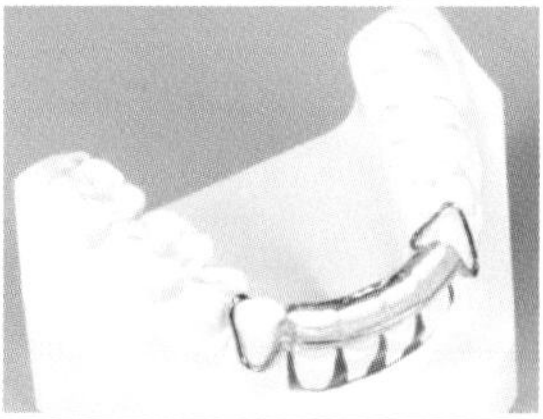	下顎前歯のみ保定できる．セットアップモデル上で製作することで，若干の叢生の改善が可能．
	クリアリテーナー	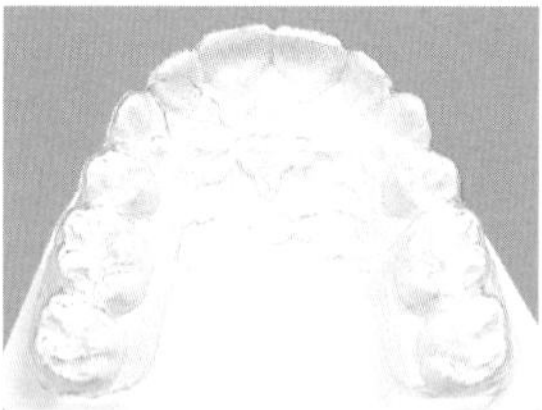	マウスピース型の保定装置．審美性が高く，金属アレルギーの患者にも使用可能．
	トゥースポジショナー	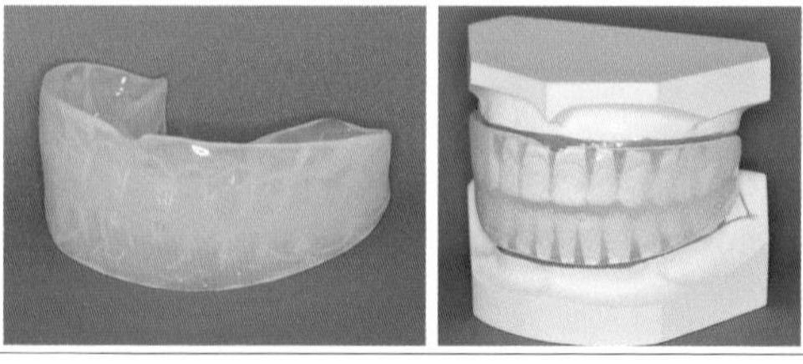	高弾性樹脂製のバイトブロック様の装置．日中の長時間使用が難しい．

	保定装置	特　徴
可撤式保定装置	その他	アクチバトール，チンキャップ，リンガルアーチ（舌側弧線装置）などを保定装置として使う場合もある．
固定式保定装置	犬歯間保定装置 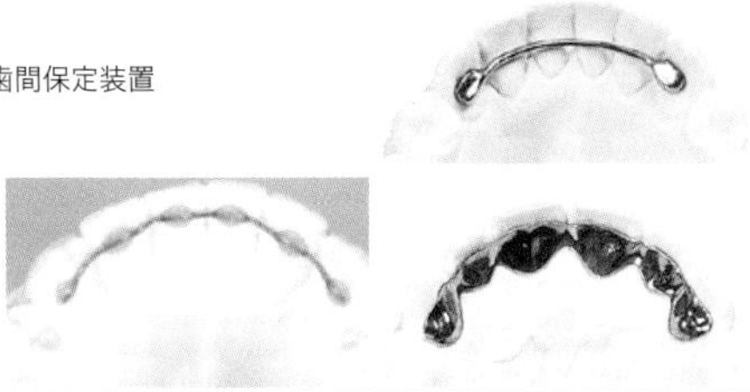	両側の犬歯間をワイヤーで固定した装置．保定効果は高いが，清掃性が悪い．

CHECK!

抜歯症例には，Hawley タイプリテーナーよりも Begg タイプリテーナーが適している．

Ⅲ．再発防止策

①長期保定：保定装置を長期間装着する．

②オーバーコレクション：動的治療後にある程度後戻りが生じることを想定し，過度の治療を行うこと．

③早期治療：顎の成長発育が旺盛な時期に矯正歯科治療を行い，できるだけ安定した結果を得ようとすること．

④永久保定：補綴的に永久的な保定を行うこと．

⑤口腔習癖の除去：口腔習癖は再発の原因となるので，これを除去する．

⑥口腔筋機能療法（MFT）：矯正歯科治療の安定性を得るために，筋機能療法を行う．

⑦咬合調整：咬頭嵌合が不十分な場合行う．

⑧セプトトミィ：捻転歯に行われることがある．歯肉線維を切断し，再発を防ぐ方法．近年ではあまり行わない．

付録1

絶対押さえておきたい国試頻出の症例

CASE 1 Angle Ⅰ級　叢生（抜歯ケース）……145
永久歯列期　「前歯がガタガタなのが気になる」

CASE 2 Angle Ⅰ級　上下顎前突（抜歯ケース）……146
永久歯列期　「口元が出ているのが気になる」

CASE 3 Angle Ⅲ級　骨格性下顎前突（抜歯ケース）……147
永久歯列期　「下あごが出ているのが気になる」

CASE 4 Angle Ⅲ級　骨格性下顎前突（非抜歯ケース）……148
永久歯列期　「前歯が反対に咬んでいるのが気になる」

CASE 5 Angle Ⅱ級　骨格性上顎前突（上顎過成長）……149
混合歯列期　「上の前歯が出ているのが気になる」

CASE 6 Angle Ⅱ級　骨格性上顎前突（下顎劣成長）……150
混合歯列期　「出っ歯なのが気になる」

CASE 7 Angle Ⅲ級　機能性下顎前突……151
混合歯列期　「前歯が反対に咬んでいるのが気になる」

CASE 8 Angle Ⅲ級　骨格性下顎前突（下顎過成長）……152
混合歯列期　「下あごが前に出ているのが気になる」

CASE 9 Angle Ⅲ級　骨格性下顎前突（上顎劣成長）……153
混合歯列期　「咬み合わせが逆なのが気になる」

その他　特徴的な症例……154
開咬，Angle Ⅱ級2類，二重歯列，唇顎口蓋裂

CASE 1 前歯がガタガタなのが気になる（25y11m）

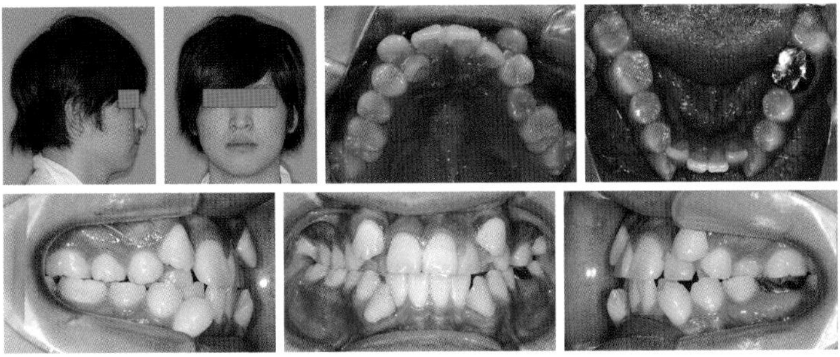

左右ともに Angle I 級
available arch length：61.0 mm
required arch length：75.0 mm
Spee 彎曲の深さ：左 0.0 mm，右 0.0 mm
FMIA：54.5°
下顎左右側第一小臼歯幅径の和：16.0 mm

小臼歯の抜歯空隙は実測値を用いる．
特別記載がなければ，約 15.0 mm と考える．

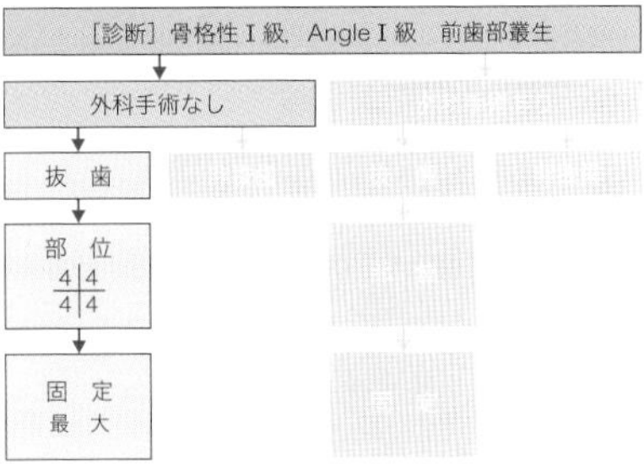

考え方

永久歯列期なので，マルチブラケットエッジワイズ装置で治療する．

☆ポリゴン図表より
①骨格性の不正なし→手術なし
②上下顎前歯歯軸は標準内

☆計測値より
①アーチレングスディスクレパンシー：
61.0−75.0＝−14.0 mm
②ヘッドプレートコレクション：
(54.5.−57.0)×0.8＝−2.0 mm
③トータルディスクレパンシー：
①＋②＝−16.0 mm
④ Spee 彎曲の平坦化に必要な長さ：−(0.0+0.0)÷2＝−0.0 mm

☆抜歯 or 非抜歯
③ −16.0 mm ＜ −4 mm →抜歯
（④を加味した場合：③＋④＝−16.0 mm＜−4 mm →抜歯）

☆固定
大臼歯の近心移動量：16.0−16.0＝0.0 mm →抜歯空隙の 1/4 以下なので，最大の固定
（④を加えた場合：16.0−16.0−0.0＝0.0 mm →抜歯空隙の 1/4 以下なので，最大の固定）
※最大の固定が必要となるので，ヘッドギアなどの加強固定を用いる（p.85 参照）．

FMIA の記載がなくてアーチレングスディスクレパンシーが −4.0 mm 以下の場合：ポリゴン図表の FMIA が理想値より小さければ，トータルディスクレパンシーは必ず −4.0 mm 以下となるので，抜歯ケースと考える．

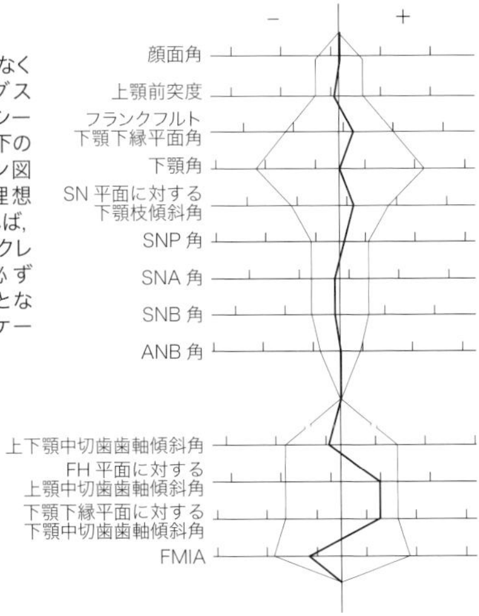

CASE 2 口元が出ているのが気になる（21y3m）

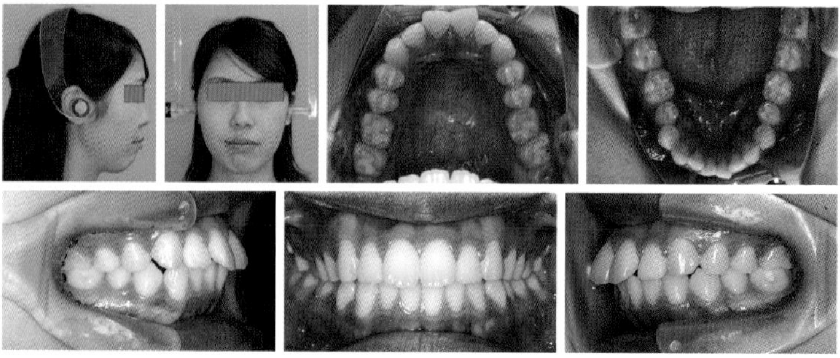

左右ともに Angle Ⅰ級
available arch length：65.5 mm
required arch length：67.5 mm
Spee 彎曲の深さ：左 0.5 mm，右 0.5 mm
FMIA：45.0°
下顎左右側第一小臼歯幅径の和：15.0 mm

小臼歯の抜歯空隙は実測値を用いる．
特別記載がなければ，約 15.0 mm と考える．

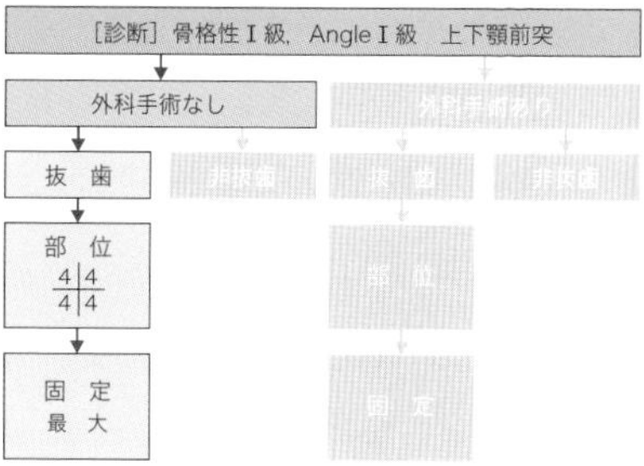

考え方

永久歯列期なので，マルチブラケットエッジワイズ装置で治療する．

☆ポリゴン図表より

①骨格性の不正なし→手術なし
②上下顎前歯は唇側傾斜→歯槽性の上下顎前突

☆計測値より

①アーチレングスディスクレパンシー：
65.5−67.5＝−2.0 mm
②ヘッドプレートコレクション：
(45.0−57.0)×0.8＝−9.6 mm
③トータルディスクレパンシー：
①＋②＝−11.6 mm
④ Spee 彎曲の平坦化に必要な長さ：
−(0.5＋0.5)÷2＝−0.5 mm

☆抜歯 or 非抜歯

③ −11.6 mm ＜ −4 mm →抜歯
（④を加味した場合：③＋④＝−12.1 mm＜−4 mm →抜歯）

☆固定

大臼歯の近心移動量：15.0−11.6＝3.4 mm →抜歯空隙の 1/4 以下なので，最大の固定
（④を加えた場合：15.0−11.6−0.5＝2.9 mm →最大の固定）
※最大の固定が必要となるので，ヘッドギアなどの加強固定を用いる（p.85 参照）．

下顎前歯が標準偏差を超えて唇側傾斜している場合，ヘッドプレートコレクションは著しく小さな値となり，抜歯ケースとなりやすい．

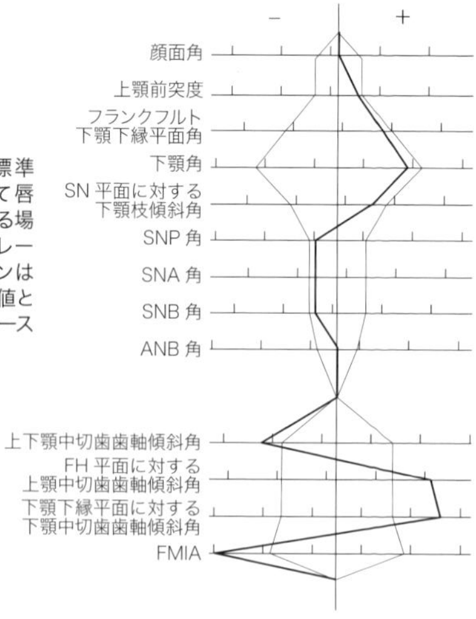

CASE 3 下あごが出ているのが気になる（32y11m）

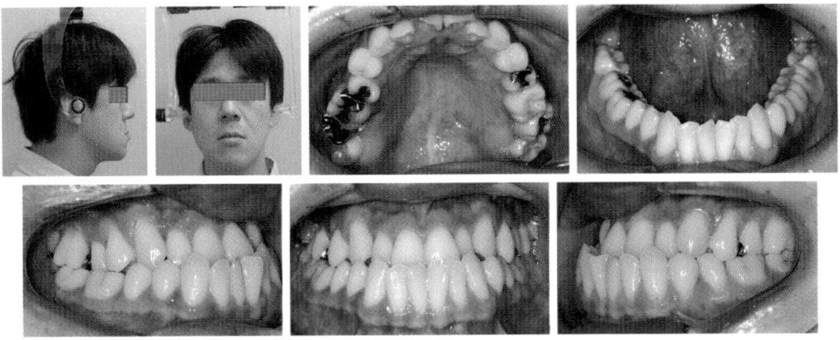

左右ともにAngleⅢ級
arch length discrepancy：上顎 −8.0 mm,
下顎 −2.0 mm

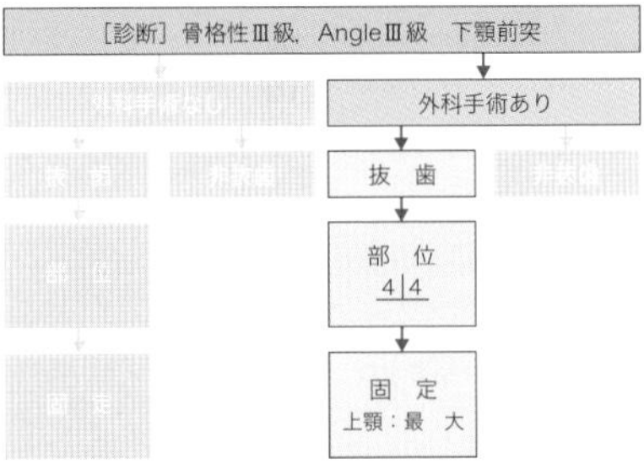

考え方

永久歯列期なので，マルチブラケットエッジワイズ装置で治療する．

☆ポリゴン図表より

①下顎過成長（SNB大）→手術あり．下顎枝矢状分割術を行い，下顎を後退させる．

②デンタルコンペンセーション（上顎前歯の唇側傾斜，下顎前歯の舌側傾斜）あり

顎矯正手術前にデンタルディコンペンセーション（上下顎前歯歯軸の適正化：上顎前歯の舌側傾斜および下顎前歯の唇側傾斜）を行う必要がある．

☆抜歯について

①上顎：4|4 抜歯

アーチレングスディスクレパンシーは負である．また，上顎前歯は大きく唇側傾斜している（FH平面に対する上顎中切歯歯軸傾斜角が標準偏差を超えて大きい）．そこで，上顎前歯の舌側傾斜分のスペースを確保するために，4|4 を抜去する必要がある．固定は最大の固定を用いる．

②下顎：非抜歯

叢生があるがわずかである．また，下顎下縁平面に対する下顎中切歯歯軸傾斜角は標準偏差を超えて小さい．そこで，歯は抜かずに下顎前歯の唇側傾斜を行う．

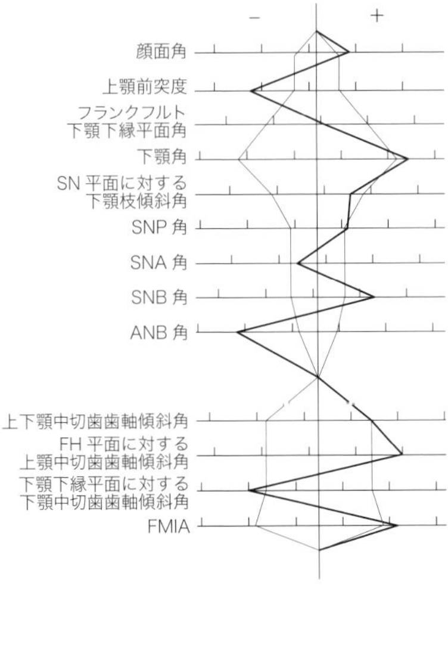

アーチレングスディスクレパンシーの値が記載されてなくても，上顎は①大きな空隙がなく，②FH平面に対する上顎中切歯歯軸傾斜角が標準偏差を超えて大きければ，4|4 抜歯と考える．また，固定は最大となる場合が多い．下顎は①大きな叢生がなく，②下顎下縁平面に対する下顎中切歯歯軸傾斜角が標準偏差を超えて小さく，FMIAが標準偏差を超えて大きければ，非抜歯と考える．

CASE 4 前歯が反対に咬んでいるのが気になる（30y3m）

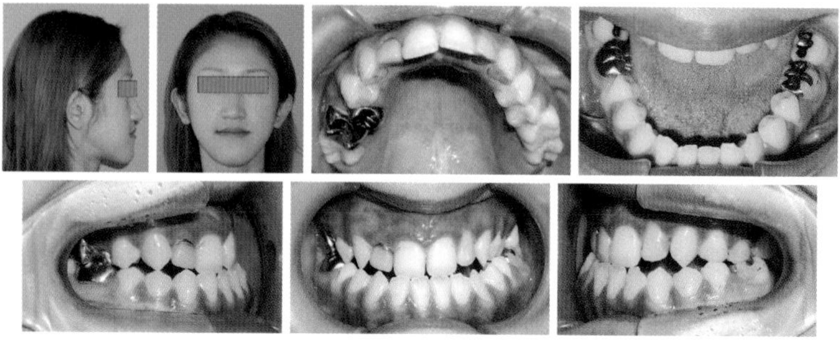

左右ともにAngleⅢ級
arch length discrepancy：上顎 −3.0 mm，下顎 −1.0 mm

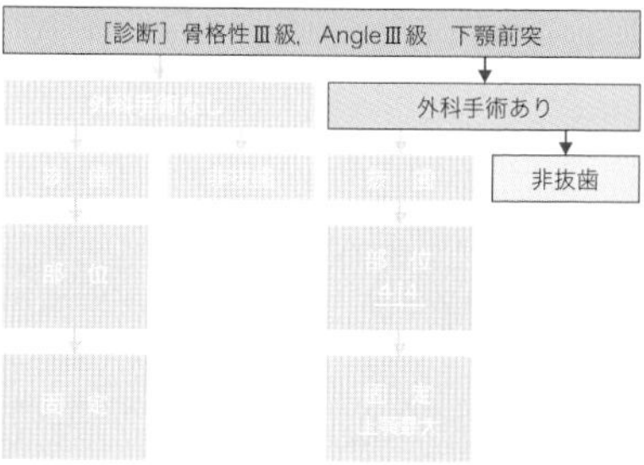

考え方

永久歯列期なので，マルチブラケットエッジワイズ装置で治療する．

☆ポリゴン図表より

①下顎過成長（SNB 大）→手術あり．下顎枝矢状分割術を行い，下顎を後退させる．

②デンタルコンペンセーション（下顎前歯の舌側傾斜）あり．

③上顎前歯はやや舌側傾斜しているが，標準偏差内．

顎矯正手術前にデンタルディコンペンセーション（上下顎前歯歯軸の適正化：下顎前歯の唇側傾斜）を行う必要がある．

☆抜歯について

①上顎：非抜歯

FH 平面に対する上顎中切歯歯軸傾斜角は，標準偏差内で，やや舌側傾斜している．叢生分（アーチレングスディスクレパンシーの -3.0 mm 分）のスペースは，前歯を 3.75°（3.0 mm÷0.8=3.75°）唇側傾斜させることになるが，標準偏差内に収まるため，非抜歯となる．

上顎前歯の角度が標準偏差内であれば，非抜歯になる可能性が高い．

②下顎：非抜歯

叢生があるがわずかである．また，下顎下縁平面に対する下顎中切歯歯軸傾斜角は標準偏差を超えて小さい．そこで，歯は抜かずに下顎前歯の唇側傾斜を行う．

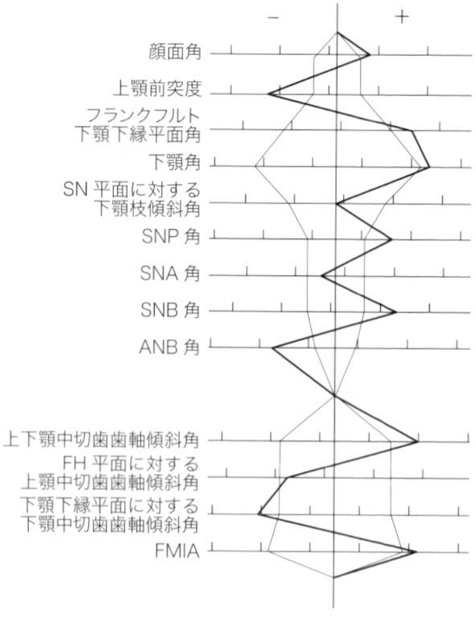

CASE 5 上の前歯が出ているのが気になる（9y3m）

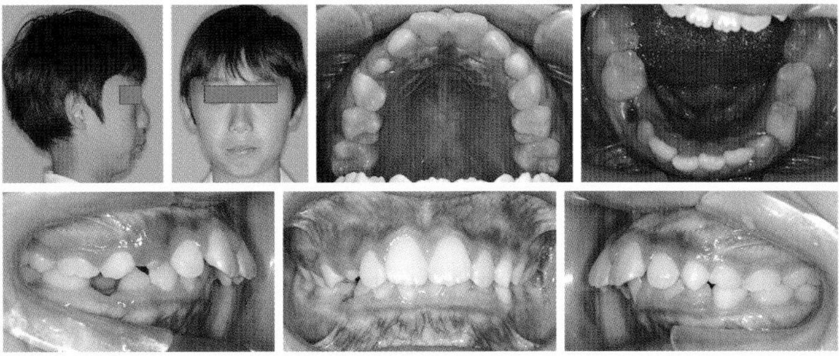

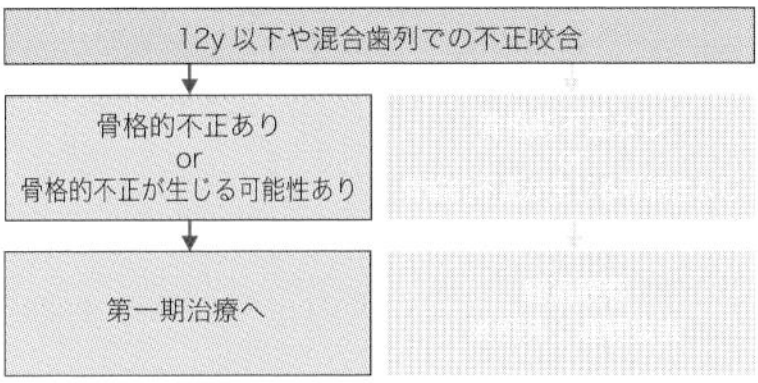

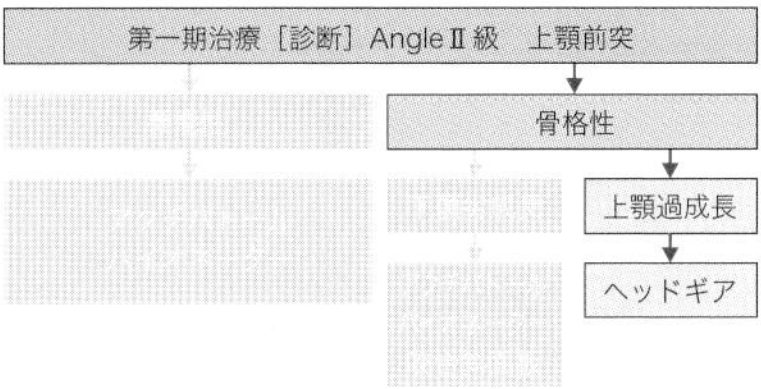

考え方

☆ポリゴン図表より

①上顎過成長（SNA 大）→骨格的不正あり，第一期治療を行う．

②上顎前歯の唇側傾斜あり

③下顎前歯の唇側傾斜あり

☆治療方針

①上顎過成長なので，ヘッドギアで上顎の成長抑制を行う．

②フランクフルト下顎下縁平面角（FMA）が標準偏差より大きいので，ハイプルタイプのヘッドギアを用いる．

> ヘッドギアは
> FMA 小→サービカルプルタイプ：臼歯が挺出して，FMA 増加
> FMA 中→ストレートプルタイプ：臼歯は挺出も圧下もせず，FMA は増減せず
> FMA 大→ハイプルタイプ：臼歯が圧下して，FMA 減少
> を選択する．

③上下顎前歯歯軸の改善，叢生の改善は，第二期治療で行う．

左右ともに AngleⅡ級

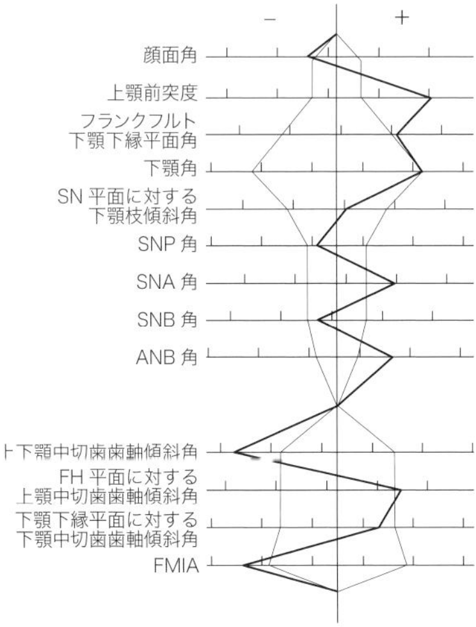

CASE 6 出っ歯なのが気になる（7y11m）

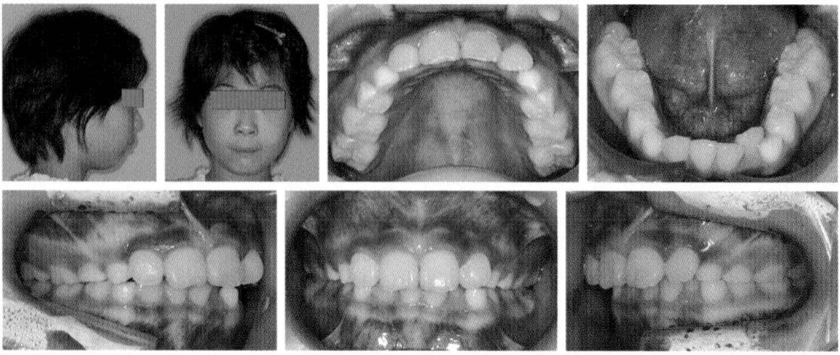

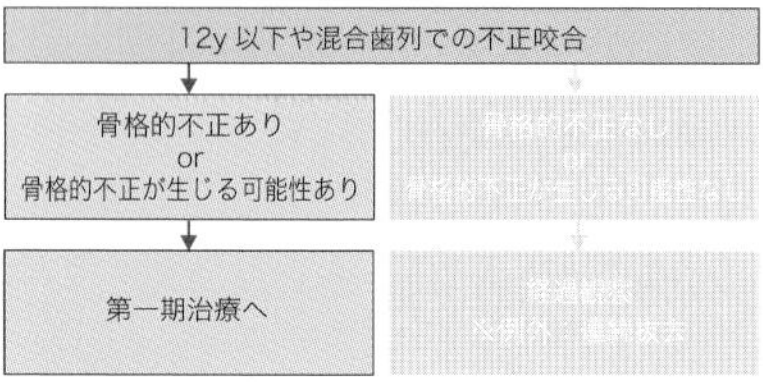

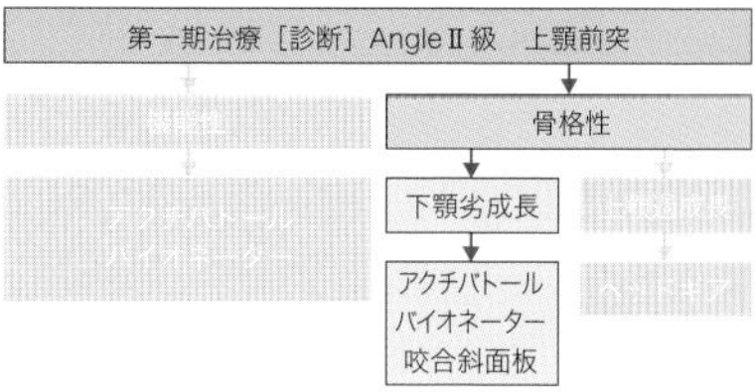

考え方

☆ポリゴン図表より

①下顎劣成長（SNB 小）→骨格的不正あり．第一期治療を行う．

② FMA は標準偏差内だが，やや小さい．

③下顎前歯の唇側傾斜あり

☆治療方針

①下顎劣成長なので，アクチバトール，バイオネーター，咬合斜面板などで下顎を前方に誘導し，下顎の成長を促す．

②フランクフルト下顎下縁平面角（FMA）は標準偏差内だがやや小さい．また，過蓋咬合なので，アクチバトール，バイオネーター，咬合斜面板により臼歯が挺出することで，過蓋咬合および FMA が改善する．

アクチバトール，バイオネーター，咬合斜面板は，使用後に臼歯が挺出するため，下顎は後方回転し，FMA は増大する．

③下顎前歯歯軸の改善，叢生の改善は，第二期治療で行う．

左右ともに AngleⅡ級
過蓋咬合

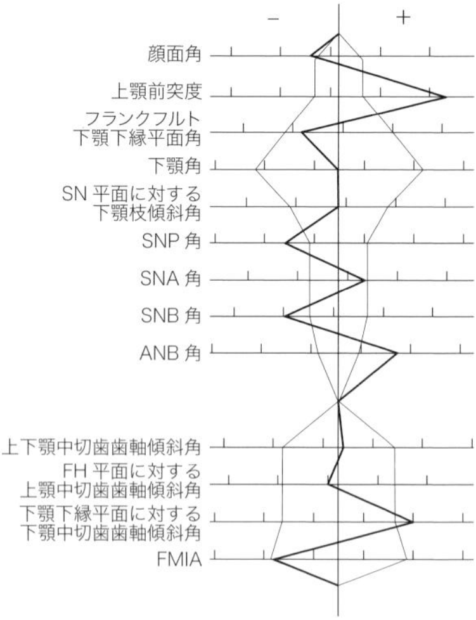

CASE 7 前歯が反対に咬んでいるのが気になる（9y3m）

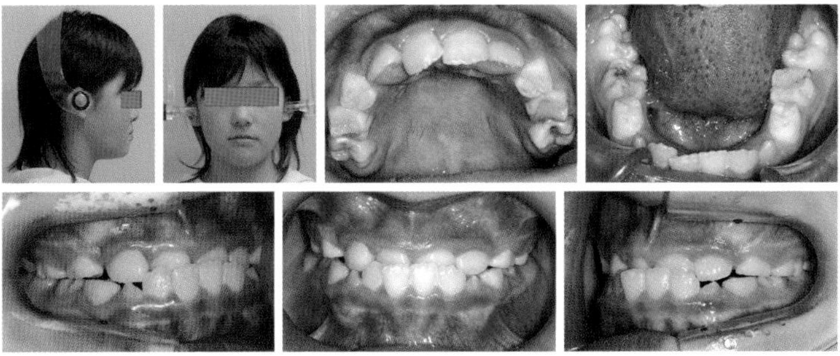

12y 以下や混合歯列での不正咬合
↓
骨格的不正あり
or
骨格的不正が生じる可能性あり
↓
第一期治療へ

第一期治療［診断］AngleⅢ級　下顎前突
↓
機能性
↓
リンガルアーチ
ラビオリンガルアーチ
アクチバトール

考え方

構成咬合位が採得可能であることから，機能性の下顎前突と考える．

☆ポリゴン図表より

① SNA 角は標準偏差内→上顎の近遠心的位置は問題なし．
② SNB 角大→見かけ上の SNB 角が大きいと考える．

側面頭部エックス線規格写真は，咬頭嵌合位で撮影・分析を行うため，機能性下顎前突症例では，下顎が前方に誘導された状態の SNB 角を計測することとなる．そのため，見かけ上，SNB 角は標準偏差を超えて大きくなることがあるが，実際の B 点はもっと後方に位置している．見かけ上の SNB 角を見て，下顎過成長による骨格性下顎前突と診断しないように注意すること．

③標準偏差内だが，上顎前歯はやや舌側傾斜，下顎前歯はやや唇側傾斜している．

☆治療方針

①上顎前歯を唇側傾斜させ，下顎前歯を舌側傾斜させることにより，前歯部被蓋を改善する．
②機能性下顎前突なので，リンガルアーチ，ラビオリンガルアーチ，アクチバトールなどを使用して治療を行う．

左右ともに AngleⅢ級
構成咬合位採得可能

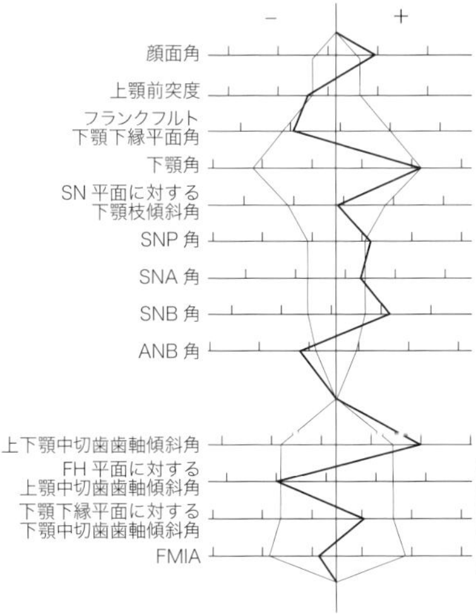

CASE 8 下あごが前に出ているのが気になる（9y2m）

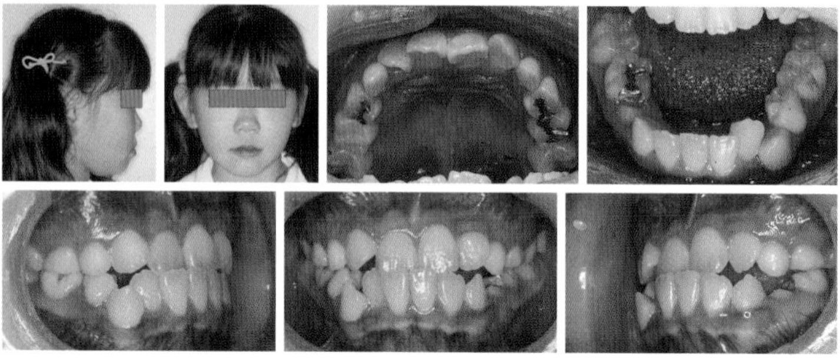

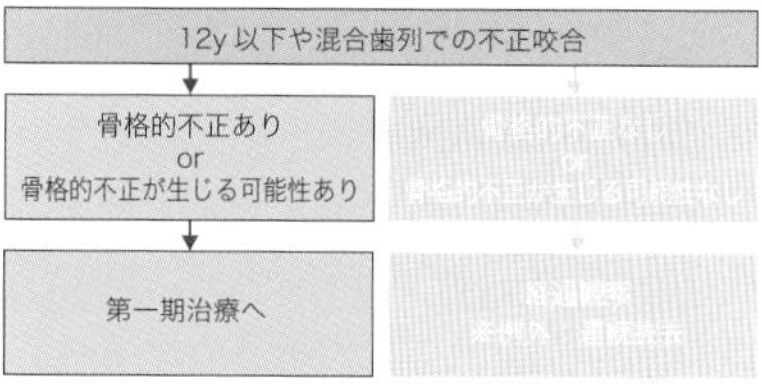

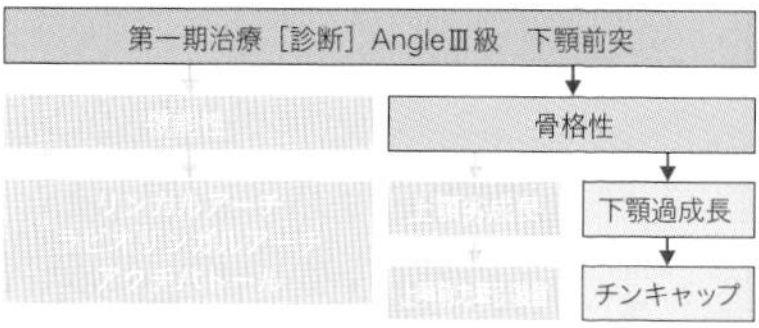

左右ともにAngleⅢ級
構成咬合位採得不可能

考え方

構成咬合位が採得不可能であることから，骨格性の下顎前突と考える．

国試では，“構成咬合位採得可能”との記載，または構成咬合位の口腔内写真の記載がなければ，構成咬合位は採得不可能と考える．
成人の骨格性下顎前突の場合，上顎前歯の唇側傾斜および下顎前歯の舌側傾斜が特徴的だが，未成年の場合，そのかぎりではない．機能性下顎前突の特徴である上顎前歯の舌側傾斜や下顎前歯の唇側傾斜を残しつつ，骨格性下顎前突に移行している場合も多い．

☆ポリゴン図表より

① SNA 角は標準偏差内→上顎の近遠心的位置は問題なし．
② SNB 角大→下顎過成長による骨格性下顎前突と考える．
③上下顎前歯は舌側傾斜している．

☆治療方針

①チンキャップで下顎の前方成長を抑制する．

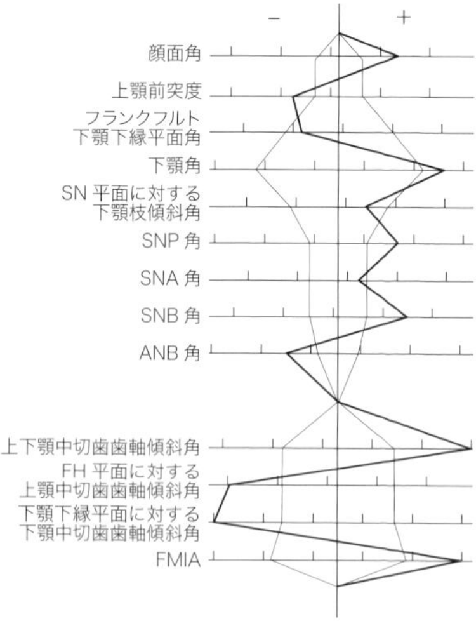

症例

CASE 9 咬み合わせが逆なのが気になる（11y1m）

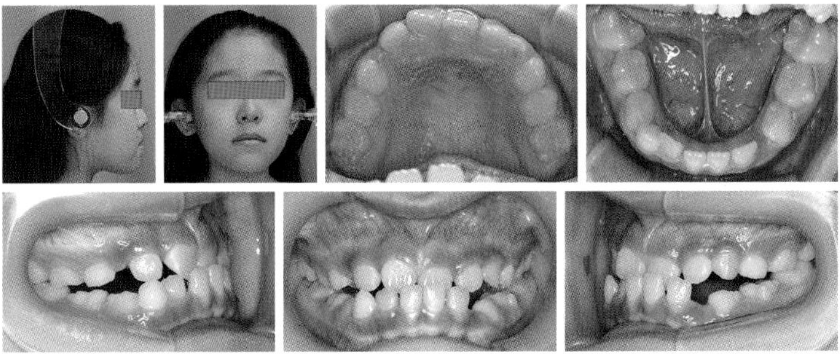

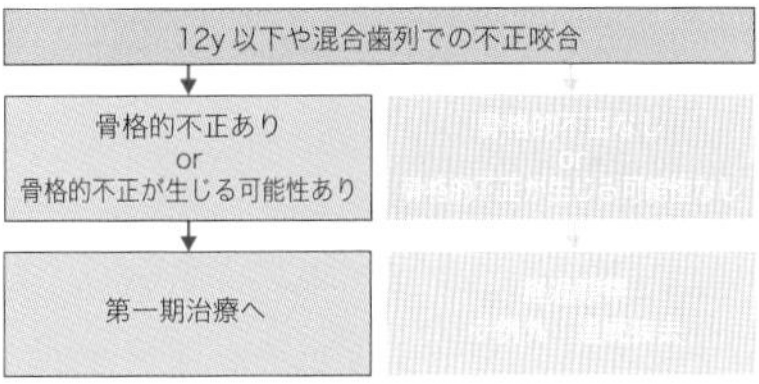

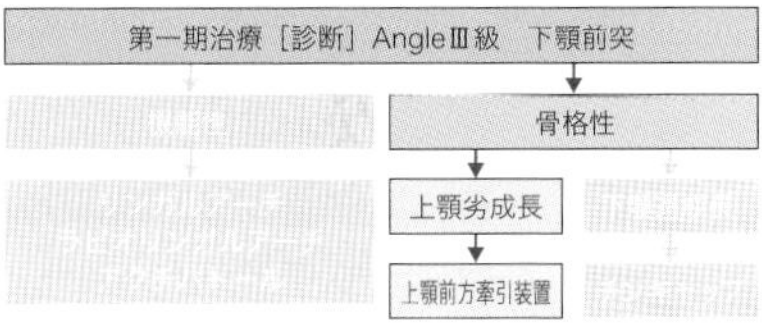

考え方

構成咬合位が採得不可能であることから，骨格性の下顎前突と考える.

☆ポリゴン図表より

① SNA 角小→上顎劣成長による骨格性下顎前突と考える.

> 上顎の前後的位置は咬合に左右されない.
> 下顎前突症例で，SNA が標準偏差を超えて小さければ，上顎劣成長による骨格性下顎前突と考える.

② SNB 角は標準偏差内→下顎の近遠心的位置は問題なし.

③上顎前歯は唇側傾斜，下顎前歯は舌側傾斜している.

☆治療方針

①上顎前方牽引装置で上顎の前方成長を促進する.

左右ともにAngleⅢ級
構成咬合位採得不可能

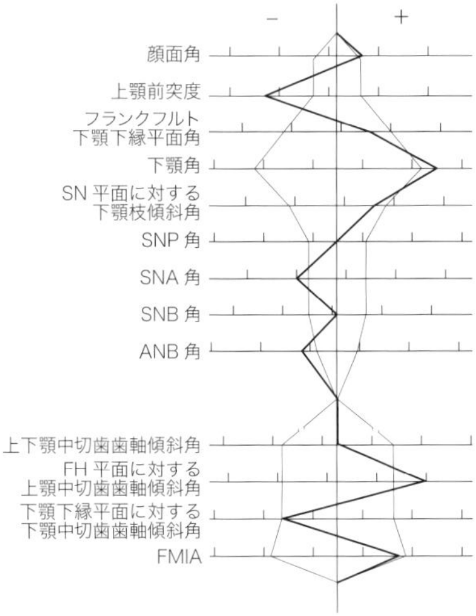

特徴的な症例

開 咬

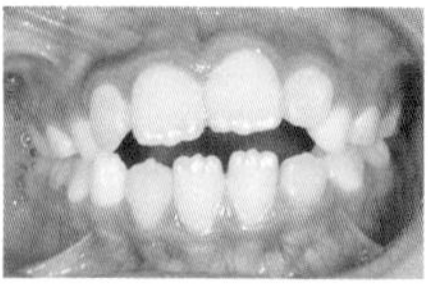

舌突出癖による開咬

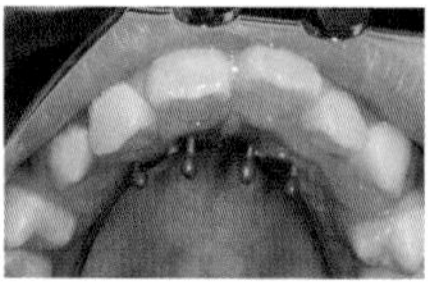

タングクリプを装着
開咬の治療には MFT も有効

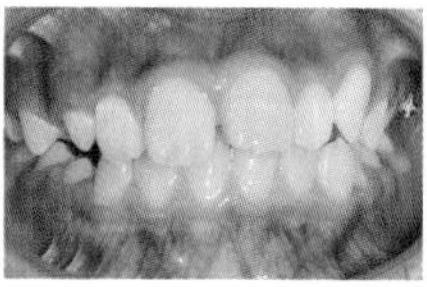

開咬が改善した

Angle II 級 2 類

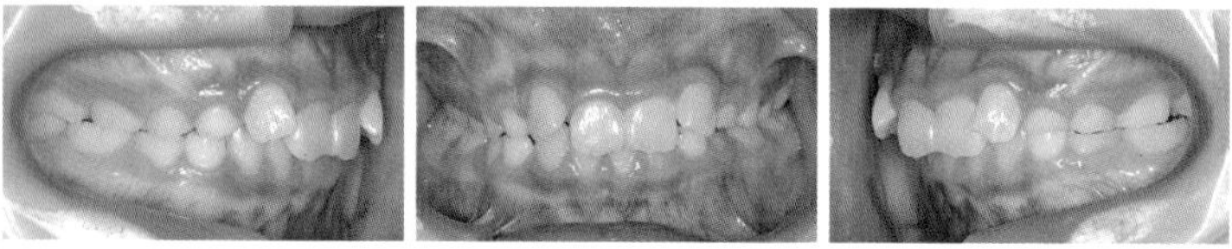

Angle II 級 2 類の口腔内所見
①過蓋咬合（オーバーバイト大）②上顎中切歯の舌側傾斜③オーバージェット小

二重歯列

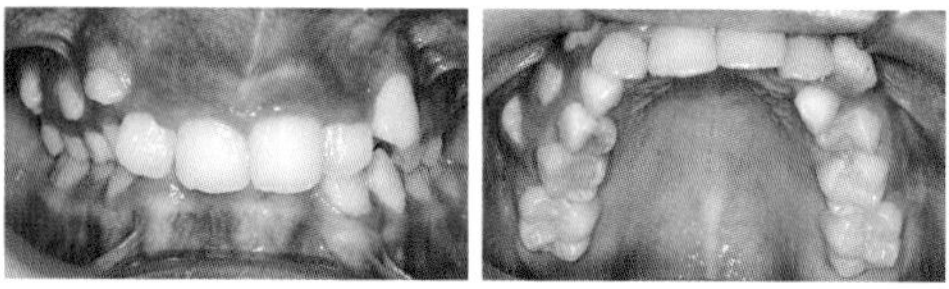

乳歯列の外側から後継永久歯が萌出し，乳歯列と永久歯列が二重になっている．

唇顎口蓋裂

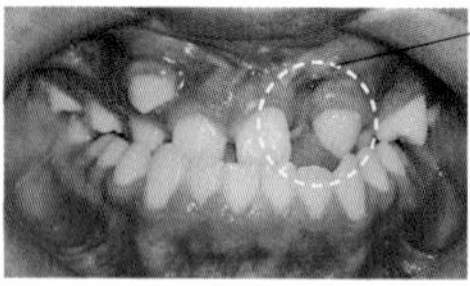

顎裂部

歯列拡大後に骨移植し，矯正歯科治療を開始する．

付録 2

解ける！歯科矯正学

❶骨格性開咬，骨格性下顎前突の特徴を問う問題……156

❷ Angle II 級 2 類の特徴を問う問題……157

❸機能性下顎前突の診断に関する問題……158

❹機能性下顎前突の治療と治療後の変化を問う問題……159

❺手術を併用した骨格性下顎前突治療の変化を問う問題……161

❻上下顎前突の治療後の変化を問う問題……162

❼下顎の前方位を習慣化させる骨格性上顎前突治療の
変化を問う問題……163

❽咬合挙上板に関する問題……164

❾非抜歯矯正後の変化を問う問題……164

❶ 骨格性開咬，骨格性下顎前突の特徴を問う問題

・開咬をみたら舌癖（舌突出癖，異常嚥下癖）があると思うこと．

・子どもの頃の舌癖による開咬を放置すると，大人になって骨格性開咬に移行してしまう可能性大→タングクリブや MFT（口腔筋機能訓練）で舌癖を改善しておくことが必須である．

●歯槽性開咬と骨格性開咬

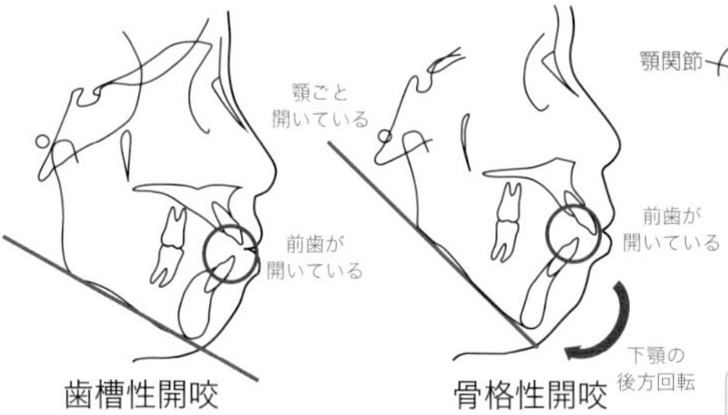

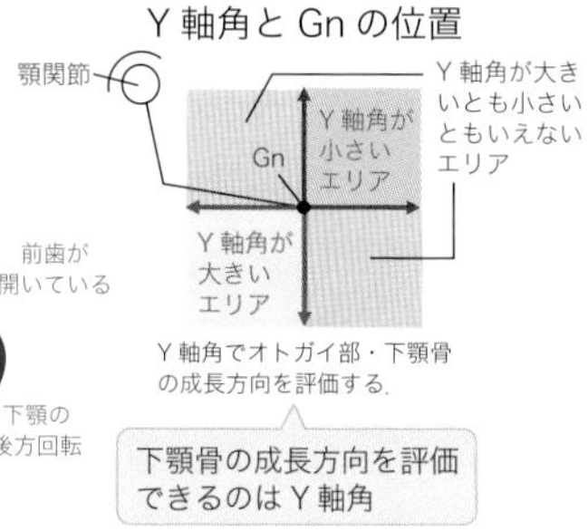

●骨格性開咬の特徴

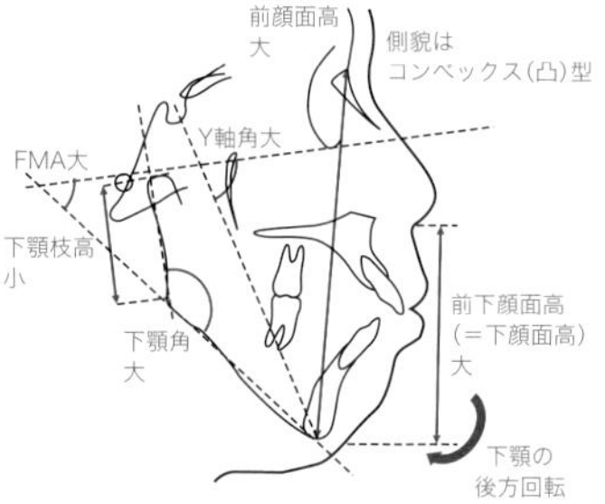

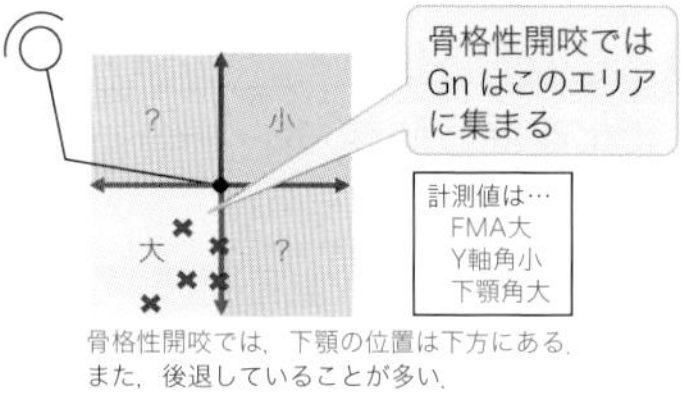

●骨格性下顎前突の特徴

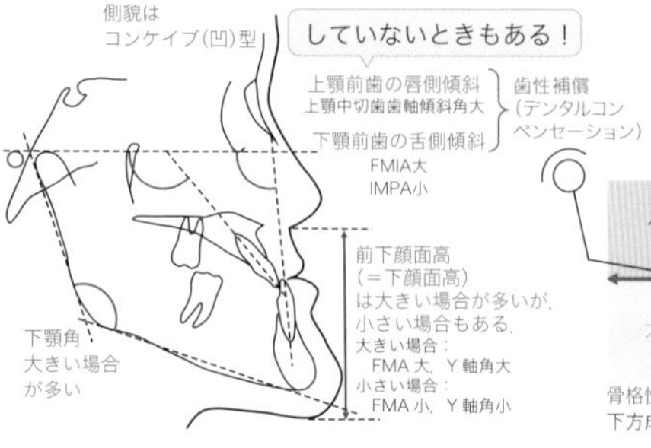

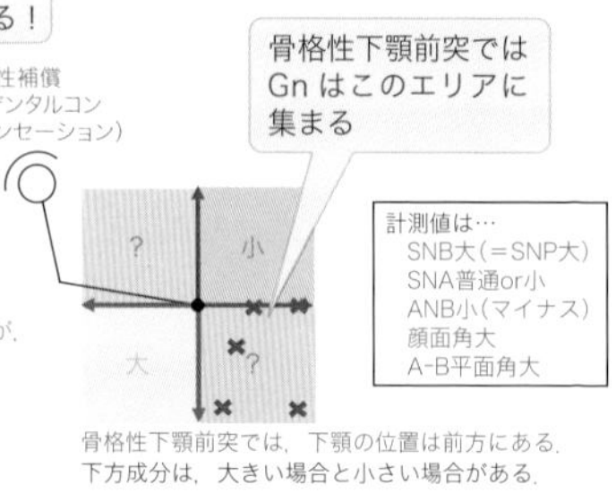

② Angle Ⅱ級2類の特徴を問う問題

● Angle Ⅱ級1類の特徴

・オーバジェット大

・SNA大 and/or SNB小

● Angle Ⅱ級2類の特徴

・過蓋咬合：オーバーバイト大,
　　　　　オーバジェット小

・SNA大 and/or SNB小

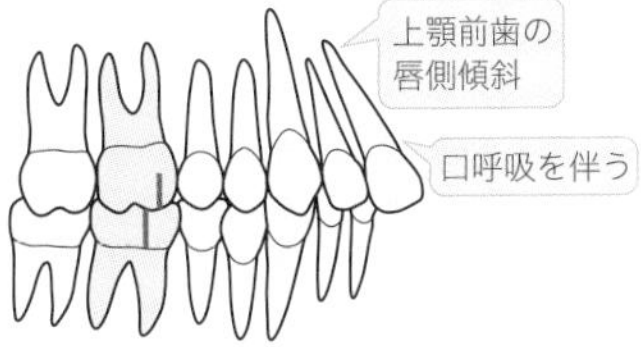

下顎遠心咬合
Angle Ⅱ級1類

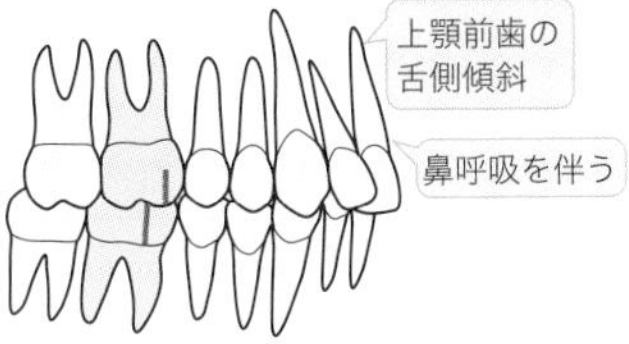

下顎遠心咬合
Angle Ⅱ級2類

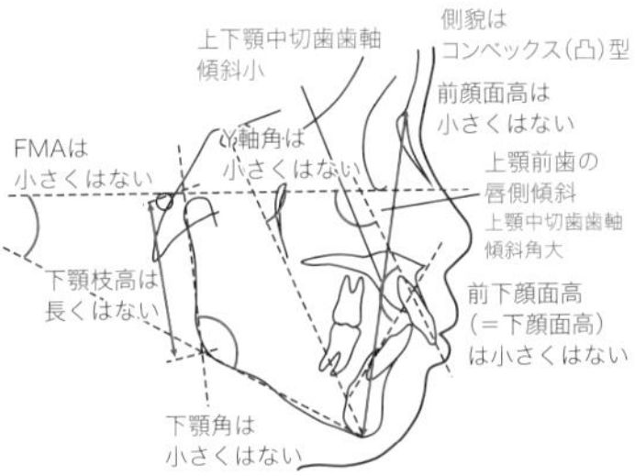

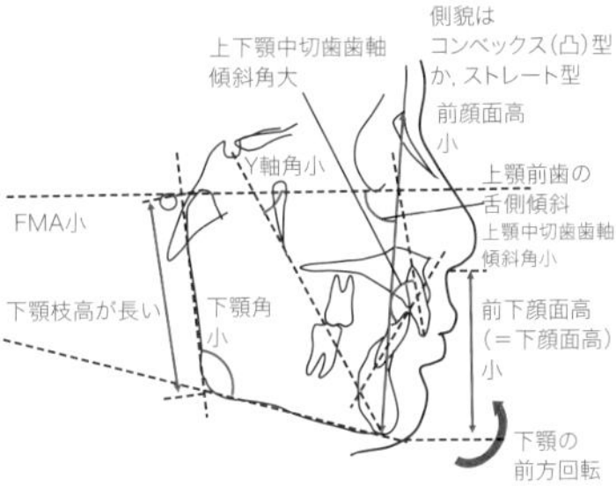

国試で出題される過蓋咬合は，下顎前歯がみえないほどオーバーバイトが大きいことが多いので，判別しやすい．

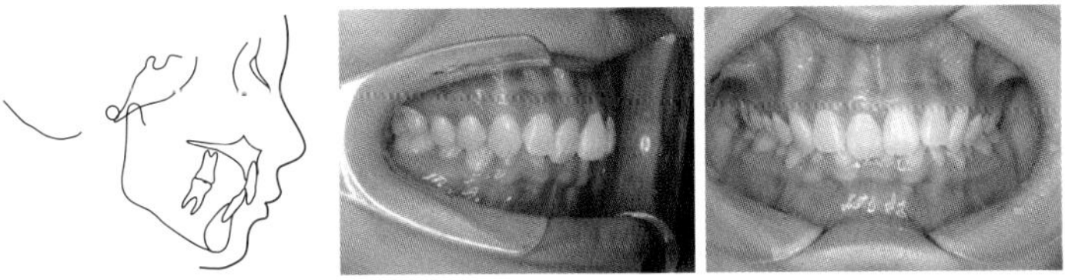

Angle Ⅱ級2類症例

3 機能性下顎前突の診断に関する問題

機能性下顎前突とは，閉口した際に早期接触（咬頭干渉）が生じて，下顎が前方に誘導されてしまう状態で，早期接触を改善すれば被蓋の改善が可能である．

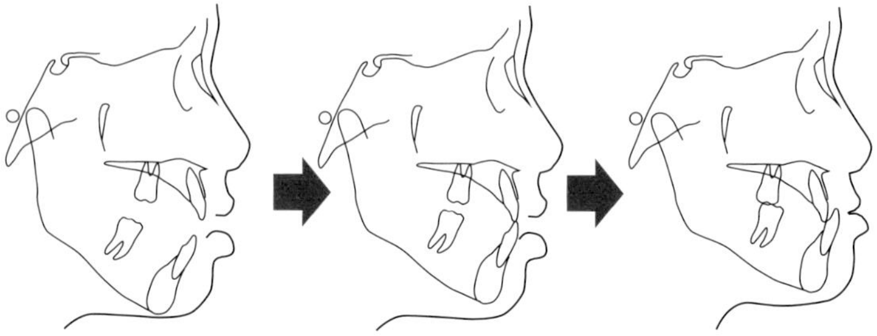

閉口すると早期接触を生じる

下顎が前方に誘導される

●機能性下顎前突の診断に用いる経路

①

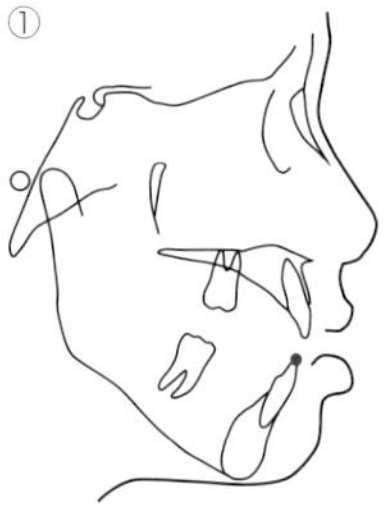

②

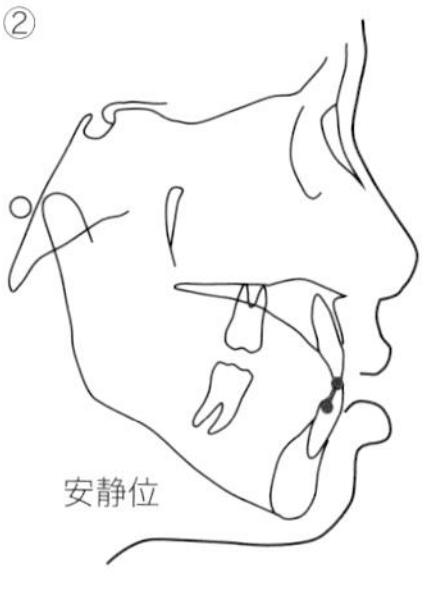

③

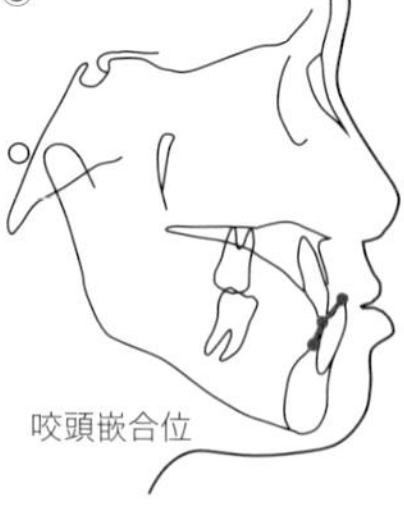

安静位〜咬頭嵌合位に至る経路（閉鎖経路＝閉鎖路）に異常が生じる！
↓
下顎限界運動路をチェックする．（ナソヘキサグラフ）

④

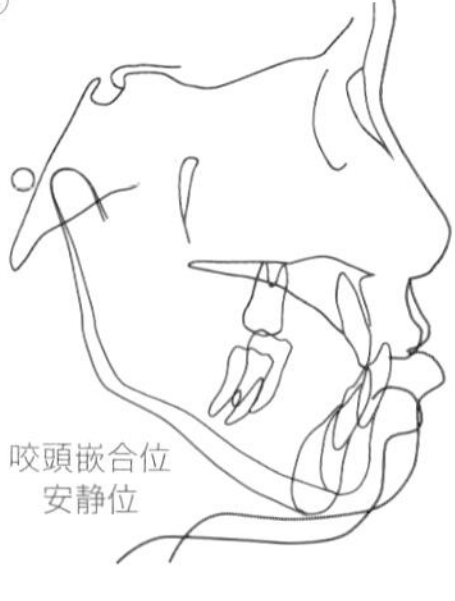

安静位と咬頭嵌合位との２種類のトレースを重ね合わせることで，下顎がどの程度偏位したのかがわかる．
↓
Thompson 分析
（神山分析）
→P.63 参照

●機能性下顎前突を放置して成長した場合

・混合歯列期の機能性下顎前突を放置していると，成長とともに骨格性下顎前突に移行する可能性が高い．

・混合歯列期ですでに骨格性下顎前突であっても，まだ成長期のため適切な矯正治療によって骨格性のずれを改善できる可能性がある．

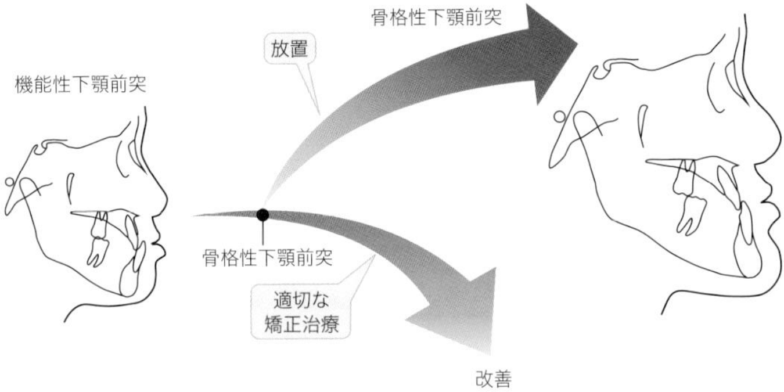

❹ 機能性下顎前突の治療と治療後の変化を問う問題

●機能性下顎前突の治り方

①

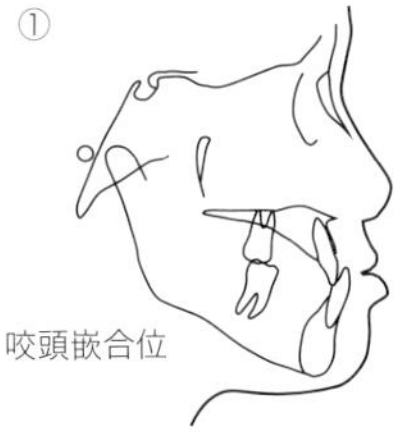

②

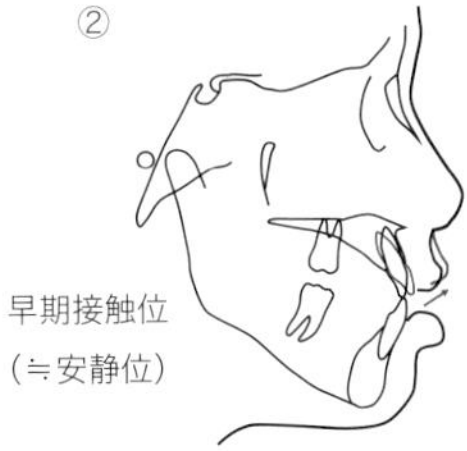

上顎前歯を唇側傾斜させる.

③

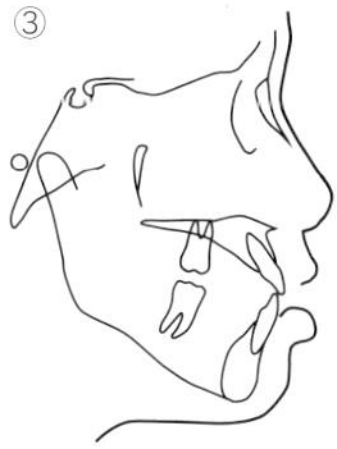

前歯部の被蓋が改善する

④

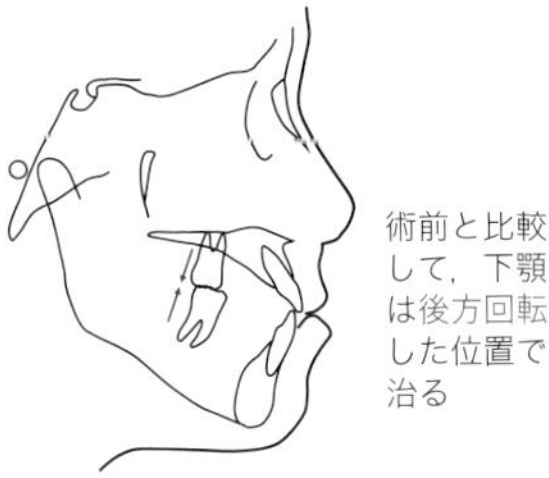

臼歯が咬みこみ，軟組織もついてくる

●機能性下顎前突の治療後の変化

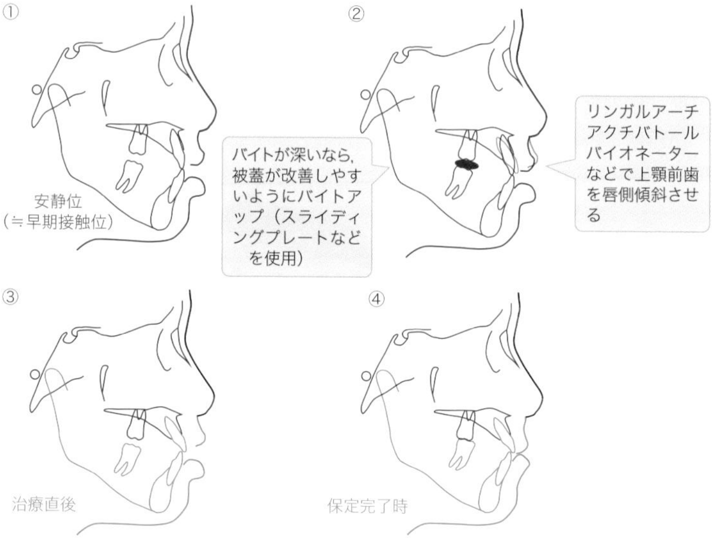

●機能性下顎前突の治療後の変化

・下顎の後方回転：FMA ↑，SNB ↓（≒ SNP ↓），Y 軸角 ↑，ANB ↑

・上顎前歯唇側傾斜：上顎中切歯歯軸傾斜角 ↑，
　上下顎中切歯歯軸傾斜角 ↓

・上下前歯被蓋改善：下顎前歯は舌側傾斜する場合としない場合があるため，IMPA は ± 0 or ↓

・下顎角：変化なし

・オーバージェット ↑，
　オーバーバイト ↓ 傾向

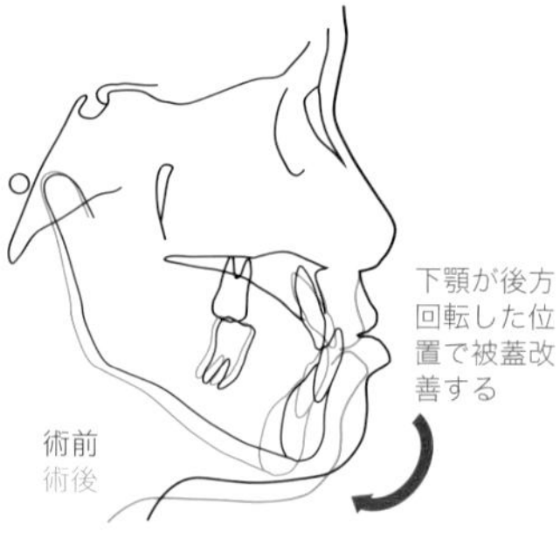

5 手術を併用した骨格性下顎前突の治療後の変化を問う問題

→ p.156 の「骨格性下顎前突の特徴」参照

●骨格性反対咬合の特徴

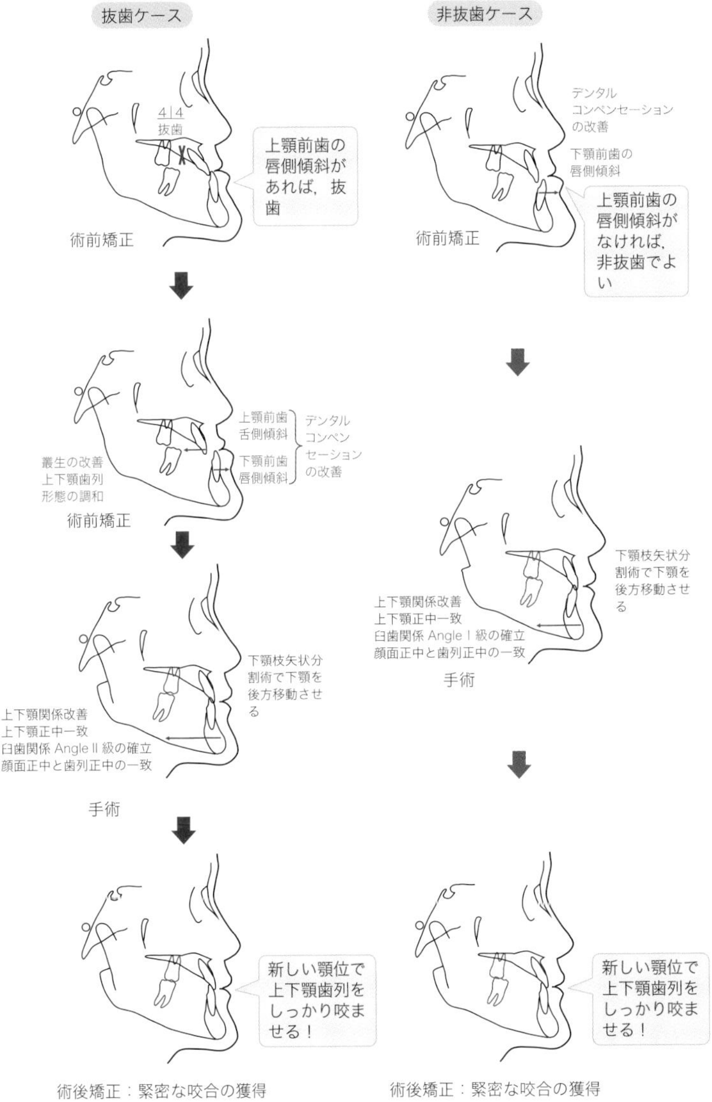

6 上下顎前突の治療後の変化を問う問題

●上下顎前突の特徴

・上下顎前突は舌突出癖があると考えること．舌突出癖はあるが口腔周囲筋が強いため開咬にならなかったと考える．

・上下前歯の唇側傾斜を改善するために $\frac{4|4}{4|4}$ 抜歯する．

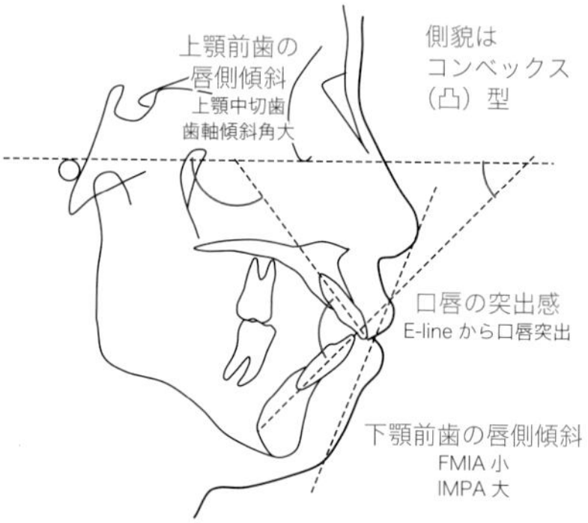

成人上下顎前突を $\frac{4|4}{4|4}$ 抜歯で最大の固定で治す問題が頻出！

●$\frac{4|4}{4|4}$ 抜歯して上下顎前突を治療した場合の変化

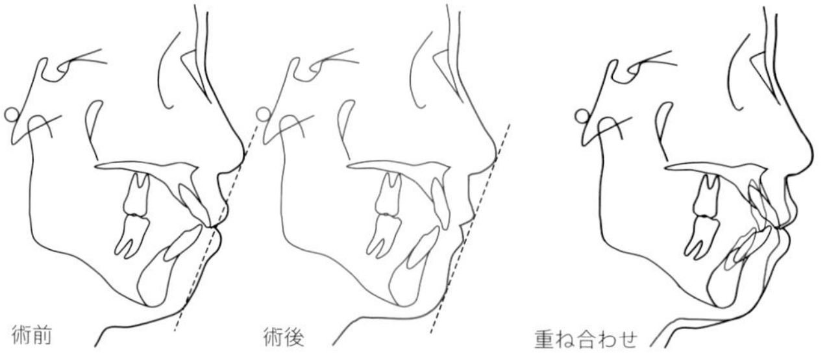

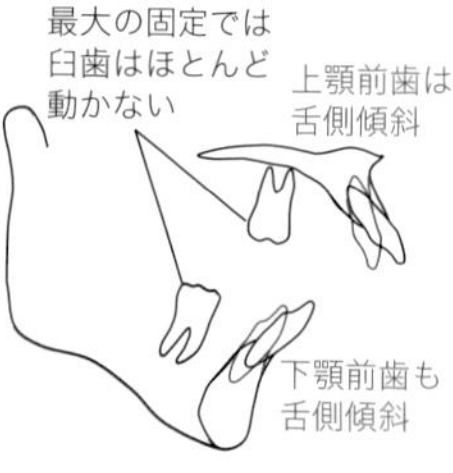

・上顎前歯舌側傾斜：上顎中切歯歯軸傾斜角↓，上下顎中切歯歯軸傾斜角↑

・下顎前歯舌側傾斜：FMIA ↑，IMPA ↓，上下顎中切歯歯軸傾斜角↑

・口唇の後退

・成人であれば骨格系はほとんど変化なし

7 下顎の前方位を習慣化させる骨格性上顎前突治療の変化を問う問題

●下顎劣成長による骨格性上顎前突を下顎の前方位を習慣化させる装置（咬合斜面板，アクチバトール，バイオネーター，Fränkel 装置）で改善する場合

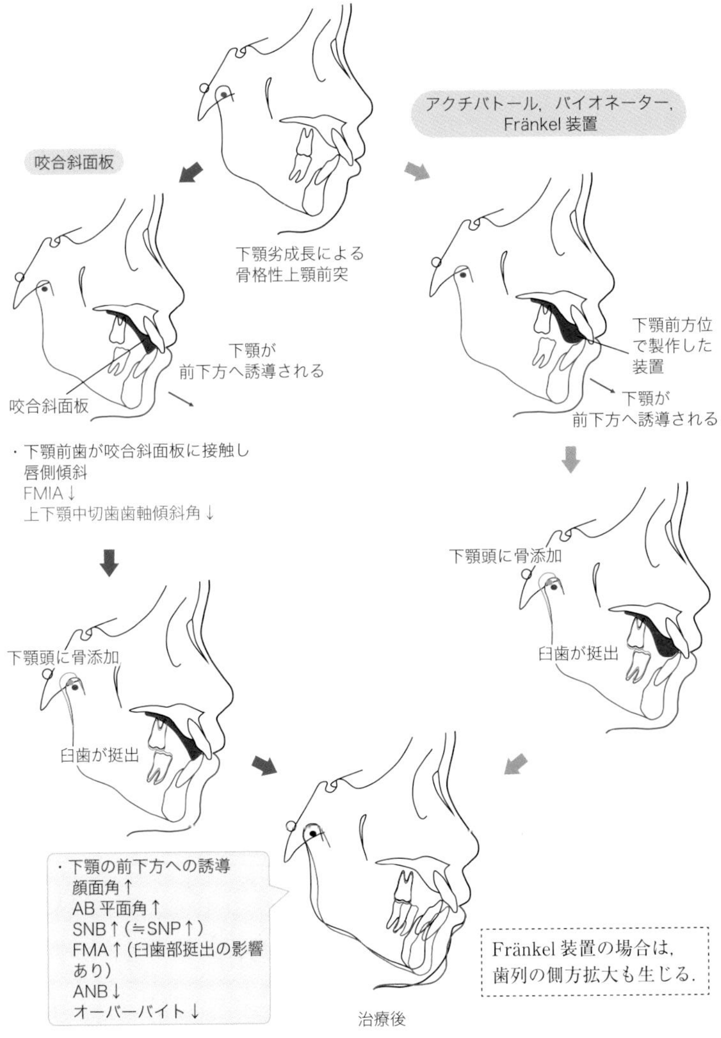

⑧ 咬合挙上板に関する問題

●過蓋咬合を咬合挙上板で改善する場合

ANB が正常かつ Angle Ⅰ級の過蓋咬合症例で咬合挙上板を用いる.

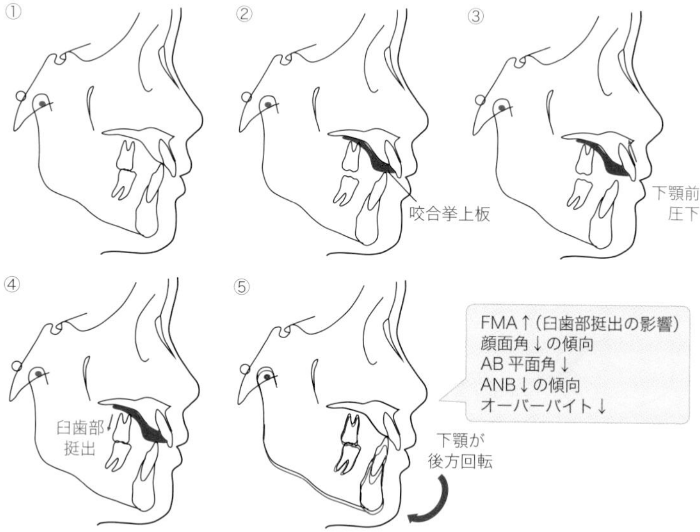

⑨ 非抜歯矯正後の変化を問う問題

●若干叢生がある場合の非抜歯矯正後の変化

・叢生の分,上下顎前歯は唇側傾斜する.

・上顎前歯唇側傾斜:上顎中切歯歯軸傾斜角↑,上下顎中切歯歯軸傾斜角↓

・下顎前歯唇側傾斜:FMIA↓,IMPA↑,上下顎中切歯歯軸傾斜角↓

・口唇の突出

・成人であれば骨格系はほとんど変化なし

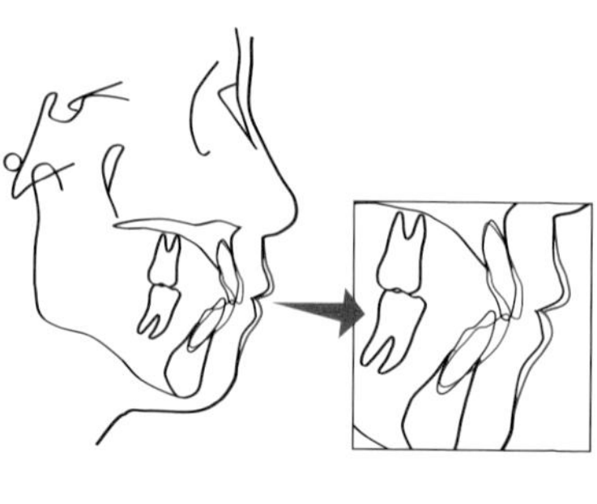

文献

1）飯田順一郎：歯科矯正学．第6版．医歯薬出版，東京，2019.

2）相馬邦道ほか編：歯科矯正学第5版．医歯薬出版，東京，2008.

3）苅部洋行：歯科国試パーフェクトマスター小児歯科学．第4版．医歯薬出版，2019.

Chapter 1

1）高石昌弘：身体計測値からみた小児の成長発達．新小児医学大系2 小児発達科学．中山書店，東京，1986，137～163.

2）槇 宏太郎ほか編：歯科矯正マニュアル．第4版．南山堂，2006.

3）Larry R. Cochard：ネッター発生学アトラス．南江堂，東京，2008.

4）Enlow DH：Facial Growth. 3rd ed. W.B. Saunders，Philadelphia，1990.

5）Melsen B：The cranial base. Acta Odontol Scand，32：9～126，1974.

6）Moyers RE：Handbook of orthodontics. 4th ed. Year book Medical Publishers，Chicago，1988.

7）Proffit WR：Contemporary Orthodontics. 5th ed. Elsevier-Mosby. St. Louis, 2013.

8）山下　浩：小児歯科学総論．医歯薬出版，東京，1977.

9）William R. Proffit：プロフィトの現代歯科矯正学．クインテッセンス出版，東京，2004.

10）吉原俊博，山﨑要一：小児歯科学第3版．医歯薬出版，東京，2007.

11）松村讓兒：イラスト解剖学．中外医学社，2002.

12）M.J.T. フィッツジェラルド，M. フィッツジェラルド：フィッツジェラルド人体発生学．西村書店，東京，1999.

Chapter 2

1）亀田 晃：歯科矯正学辞典．クインテッセンス出版，東京，2005.

2）藤田忠寛，青木英夫：歯科技工別冊 図解咬合の基礎知識．医歯薬出版，東京，1984.

Chapter 3

1）Graber TM：Orthodontics Principles and Practice. 2nd ed. W.B. Saunders，Philadelphia，1967，1～24.

2）田口 洋：小児歯科学第4版，医歯薬出版，東京，2011.

3）山口秀晴ほか：MFT入門．わかば出版，東京，2007.

Chapter 5

1）Thomas Rakosi：Atlasセファロ分析法－マニュアル．医歯薬出版，東京，1984.

2）野村真弓，茂木悦子：知っててほしい歯科矯正治療の基本．わかば出版，東京，2007.

Chapter 6

1）飯塚哲生ほか編：歯科矯正学第3版．医歯薬出版，東京，1991.

2）Jack G. Dale，Hali C Dale（Lee W. Graberほか編）：Orthodontics Current Principles and Techniques 5th ed. ELSEVIER MOSBY，Philadelphia，2005.

Chapter 10

1）宮﨑　隆ほか編：臨床歯科理工学．医歯薬出版，東京，2006.

索引

あ行

アーチフォーミングターレット……97, 100
アーチレングスディスクレパンシー……46, **49**, 50, 69, 70
アーチワイヤー……**90**, 92, 117, 119, 140
アーティキュラーレ……53
アウターボウ……110
アクチバトール……13, 73, 82, 96, 103, **125**, 129, 131, 133, 143, 150
アクロメガリー……30
アタッチメント……**94**
アダムスのクラスプ……92
圧下……**76**, 84
圧迫側……77, **78**
圧迫力……82
アップライトスプリング……92, **118**
アデノイド……33, **34**, 37, 39
アデノイド顔貌……34
後戻り……**141**, 143
アベイラブルアーチレングス……**47**, 49, 50
アンキローシス……83
鞍状歯列弓……**21**, 22
安定期……2
アンテリアレイシオ……**48**, 49
維持管……104
維持線……104
維持装置……104
維持バンド……**104**, 106, 123, 124
異常嚥下……36
異常嚥下癖……**35**, 37, 38
位置異常……**18**, 20, 31
一般型……1
移転……19
移動歯……74
医療面接……41
陰圧……31, **34**
咽頭扁桃の増殖肥大……33, **34**
インナーボウ……110
インフォームドコンセント……41
齲蝕……**38**, 131
永久歯の喪失……31
永久歯の早期萌出……28
永久歯の萌出順序……31
永久歯の萌出遅延……29
永久歯列期……116, 124, **134**
——の正常咬合……16
——の治療計画の立案……135
永久保定……**141**, 143
栄養障害……30
エックス線 CT……62
エッジワイズブラケット……93
エッジワイズ法……**116**, 139
エナメル質減形成……30
エラスティック……**95**, 116
エラスティックチェーン……73, 116
炎症……107
遠心移動……**84**, 87
遠心傾斜……**19**, 87
遠心転位……18
円錐歯……29
エンドカッター……98
凹顔型……27
応力-ひずみ曲線……**89**, 91
大坪式模型計測器……47, **100**
オーバーオールレイシオ……**48**, 49
オーバーコレクション……143
オーバージェット……**16**, 25, 27, 29, 46, 120, 122, 132
オーバーバイト……**16**, 25, 27, 29, 46, 120, 121, 122, 132
オープンコイルスプリング……91
オープンバーティカルループ……118
オーラルスクリーン……73, **103**, 131
オクルーザルエックス線写真……61
おしゃぶり……**31**, 37
オトガイ筋……36
オトガイ形成術……136
オトガイ帽装置……82, **112**
オメガループ……117, **118**
オルビターレ……53

か行

開咬……**24**, 28, 30, 32, 33, 37, 128, 131, 133, 135, 154
外傷……39
回転……76
回転中心……76
過蓋咬合……**23**, 25, 27, 72, 121, 122, 131, 133, 150, 154
下顎安静位……**13**, 14, 63
下顎位……62
下顎運動……13
下顎運動検査……62
下顎遠心咬合……**23**, 26, 27, 122, 131
下顎下縁平面……**55**, 59

下顎下縁平面角……57
下顎下縁平面傾斜角……57
下顎下縁平面に対する下顎中切歯歯軸傾斜角…57, **58**, 69
下顎角……**10**, 57, 58, 133
下顎過成長……**133**, 135, 147, 148, 152
下顎顔面異骨症……28
下顎近心咬合……**23**, 26, 27
下顎限界運動路……62
下顎犬歯間保定装置……92
下顎後縁平面……55
下顎後縁平面角……57, **58**
下顎後退位……131
下顎骨……6, **10**
下顎枝……133
下顎枝矢状分割術……135, **136**
下顎枝垂直骨切り術…135, **136**
下顎唇側誘導線……125
下顎前歯部骨切り術……136
下顎前突……**29**, 125, 131, 133, 135
下顎前方位……**126**, 128
下顎頭……**11**, 82
下顎劣成長……**28**, 126, 127, 128, 129, 133, 135, 150
下顔面高……60
加強固定……**87**, 88, 112, 129, 139
加強固定装置……**87**, 105, 106, 114, 116
顎外固定……**85**, 110
顎外固定装置……82, 88, 95, 103, **110**
角型線……92
顎間固定……85
顎間固定装置……103
顎間ゴム…73, 87, **95**, 103, 116
顎関節……82
顎関節円板……62
顎関節障害……39
顎関節部……82
——のエックス線写真…62
顎間誘導線……125
顎矯正手術……**135**, 136, 138
顎骨……82
顎整形力……**73**, 74, 82, 123
拡大装置……**123**, 133
拡大ネジ……**73**, 96
顎態模型……**45**, 46
顎内固定……85
顎内固定装置……88, **103**
顎内ゴム……95
仮骨……61
重ね合わせ……59
過剰歯……**29**, 31, 49, 61
下唇圧……129
下垂体窩……7
過大な矯正力……83
可撤式矯正装置……**103**, 120
可撤式保定装置……143
カルボキシレートセメント…94
眼窩……9
眼窩平面……45, **46**
眼球突出……28
間歇的な力……75
鉗子……97
眼耳平面……45, **46**, 52
冠状縫合……5
緩徐拡大装置……48, 122, **124**, 131, 133
顔面角……57, **58**
顔面高……60
顔面骨……2
顔面写真……42
顔面頭蓋……**2**, 46
——の成長……7
顔面非対称……28
顔面平面……55
器械的矯正装置……103
器械的矯正力……73
器械的保定……141
技工用器具……100
基礎床……120
基礎データ……41
機能性下顎前突……105, 110, **126**, 127, 128, 151
機能性不正咬合……**14**, 63
機能的下顎遠心咬合……15
機能的下顎近心咬合……15
機能的矯正装置……74, 82, **103**, 133
機能的矯正力……73
機能的検査……62
機能的正常咬合……15
機能的ワックスバイト法…64
脚部……104
臼歯部開咬……24
臼歯部交叉咬合……**24**, 31, 32, 34, 37
吸指癖……**32**, 34, 37, 38
臼歯用バンド……93
臼歯用ブラケット……93
吸唇癖……**32**, 37
急速拡大装置……48, 73, 74, 82, 103, **123**, 133
頬筋……**17**, 18, 36
頬骨上顎縫合……9, **10**
頬骨突起……9
狭窄歯列弓……21
矯正装置……103
——の基本的条件……103
——の種類……103
矯正用器械……97
矯正用器具……97
矯正用材料……89
矯正用ノギス……100

矯正用ワイヤー……73

矯正力……**73**, 74, 77, 126

——の作用様式……74

頬側傾斜……19

頬側転位……18

頬面管……110

巨口症……28

巨舌……20, 22, **28**, 29, **30**

巨舌症……30

巨大歯……**29**, 49

近遠心関係……25

——の異常……23

筋機能力……82

近心移動……84

近心傾斜……19

近心転位……18

金属アレルギー……96

銀ろう……96

空隙歯列……**22**, 29, 30, 33, 35, 37, 50

空隙歯列弓……22

空隙閉鎖……118

偶発症……140

グナチオン……53

グラスアイオノマーセメント……94

クラスプ……89, **92**, 120, 121, 122

グラベラ……43

クリアリテーナー……142

クリブ……**107**, 108

くる病……30

クロージング……85, **118**, 140

クロージングループ……**117**, 118, 140

クローズドコイルスプリング……91

クローズドバーティカルループ……118

クワドヘリックス装置……48, **124**, 133

経過観察……131

鶏冠……5

傾斜……19

傾斜移動……**76**, 77, 84, 87

計測点……53

計測用器具……100

形態異常歯……29

形態的検査……42

外科的矯正治療……135

——の流れ……138

結合組織……4

結紮……99

結紮線……**92**, 116

結紮用ゴム……95

欠如歯……**29**

欠損歯……20, 22

牽引側……77, **80**

牽引力……82

限局矯正……**131**, 132

犬歯間保定装置……143

犬歯の遠心移動……139

コイルスプリング……73, **91**, 116

高位……19

口蓋……8

——の狭窄……28

口蓋平面……**55**, 59

口蓋扁桃……**33**, 37

口蓋裂……**28**, 29, 61

後顔面高……60

咬筋……36

口腔衛生管理……140

口腔筋機能療法……**38**, 73, 133, 143

口腔周囲筋の訓練……38

口腔周囲筋の不調和……38

口腔習癖……**31**, 32, 37, 38, 108, 131, 143

口腔習癖除去装置……**103**, 131

口腔腫瘍……39

口腔内写真……44

口腔軟組織……30

口腔模型……45

咬合……**12**

高口蓋……28

咬合干渉……63

咬合挙上板……73, 103, **121**, 122, 133

咬合採得……127

咬合斜面板……13, 73, 82, 103, **120**, 122, 129, 133, 150

咬合調整……**131**, 133, 143

咬合平面……19, **55**

咬合平面角……57, **58**

口呼吸……26, 27, **33**, 34, 37, 38

交叉咬合……**24**, 25, 131, 132, 133, 135

交叉ゴム……85, **86**, 103

甲状腺機能亢進……30

甲状腺機能低下……30

口唇圧……129

口唇・口蓋裂……28

口唇閉鎖不全……34, **37**

咬唇癖……**32**, 37, 38

口唇裂……28

構成咬合位……**126**, 128, 129, 151, 152, 153

構成咬合器……100

咬舌癖……**33**, 37

咬爪癖……**36**, 37

後側頭泉門……5

後頭蓋底……**6**, 54

咬頭嵌合……140

咬頭嵌合位……**12**, 13, 63

咬頭干渉……34, **131**

後頭骨……**5**, 6

後頭骨底……5

後方限界運動路……**13**, 14

後方咬合位……12

口輪筋……**17**, 18, 33, 36, 37
弧線装置……104
骨格性Ⅰ級……**27**, 43
骨格性Ⅱ級……**27**, 43
骨格性Ⅲ級……**27**, 43
骨格性開咬……29, **59**
骨格性下顎前突……30, 59, **67**, **137**, 138, 152, 153
骨格性上顎前突……126
骨格分類……27
骨格分類-側貌型の関係……43
骨芽細胞……80
骨化様式……4
骨基質……80
骨吸収……**7**, 8, 9, **10**, **77**, 81
骨成熟度……62
骨成長様式……4
骨組織……4
骨添加……**7**, 8, 9, **10**, **77**, 81
骨膜性成長……**4**, 5
骨リモデリング……7, **10**, **77**
固定……84
——の喪失……84
——の強さ……134
固定源……74, **84**
固定式矯正装置……103
固定式保定装置……143
ゴニオン……53
コバルトクロム線……**89**, 140
コンケイブタイプ……27, **43**
混合歯列期……71, 105, 109, 122, 124, 130, **132**
——の矯正装置……133
——の治療……132
——の治療対象……133
コンダイル……53
コンベックスタイプ……27, **43**

さ行

サードオーダーベンド……119
サービカルプルタイプ……111
再移動……83
最後方位……13
最小の固定……68, **88**
最前方位……13
最大開口位……13
最大の固定……68, **88**, 111, 112
最適な矯正力……74
再発防止策……143
鎖骨頭蓋異形成症……29
鎖骨頭蓋異骨症……29
差動矯正力……**74**, 140
サブナザーレ……43
三嘴プライヤー……97
残余成長の観察……3
シース……94
歯科矯正用アンカースクリュー……88, 114, **115**
歯牙腫……31
歯間空隙の閉鎖……95
歯冠幅径の和……49, **50**
歯間分離……95
ジグリング……81
篩骨……5
篩骨垂直板……5
篩骨迷路……5
歯根吸収……61, **81**
歯根の平行性……61
歯根膜……**77**, 78
歯根膜腔……80
示指吸引癖……37
歯軸傾斜角……27
四肢短縮型小人症……29
歯周疾患……**38**, 39
思春期成長のピーク……2
矢状縫合……5
持針器……99
歯髄反応……81
歯数の異常……29
歯性補償……67, **137**
自然的保定……141
歯槽基底弓長径……47
歯槽基底弓幅径……**47**, 48
歯槽骨吸収……61
歯槽性開咬……128
歯槽性下顎前突……**126**, 127, 128
歯槽性上下顎前突……66
歯槽性上顎前突……66, 67, **126**, 127
歯槽突起……8
持続的な力……75
歯体移動……**76**, 77, 84, 87
歯肉退縮……**81**, 140
歯肉の肥厚……31
歯胚の位置異常……31
斜位……42
斜台……7
ジャラバックのプライヤー……97
習慣性運動路……**13**, 14
習慣性開閉運動……12
習慣性咬合位……12
充血帯……**79**, 80
終末蝶番運動の終点……13
終末蝶番運動路……**13**, 14
主線……89, **92**, 104, 106, 124
手部エックス線写真……62
準備固定……87
上咽頭収縮筋……**17**, 18
上下顎移動術……135, **137**
上下顎遠心咬合……23
上下顎近心咬合……23
上下顎骨・頬骨形成不全……28
上下顎歯列弓関係の不正……23
上下顎前歯歯軸の適正化……137

上下顎前突 …… **30**, 33, 35, 37, 139

上下顎中切歯歯軸傾斜角 …… 27, 57, **58**

上顎 Le Fort I 型骨切り術 …… **135**, 136

上顎遠心咬合 …… 23

上顎過成長 …… **133**, 135, 149

上顎近心咬合 …… 23

上顎骨 …… 8

小顎症 …… **28**, 29

上顎歯列弓 …… 9

——の狭窄 …… **28**, 34

上顎歯列弓幅径 …… 124

上顎唇側誘導線 …… 125

上顎前歯の唇側傾斜 …… 29

上顎前歯の舌側傾斜 …… 105

上顎前歯部骨切り術 …… 135, **136**

上顎前突 …… **25**, 29, 32, 37, 125, 127, 128, 129, 131, 133, 135

上顎前方牽引装置 …… 73, 74, 82, 85, 103, **113**, 133, 153

上顎中切歯歯軸傾斜角 …… 27

上顎突出度 …… 57, **58**

上顎劣成長 …… **28**, 133, 135, 153

上顔面高 …… 60

上気道閉塞 …… 28

床矯正装置 …… 96, 103, 108, **120**, 122

小耳症 …… 28

硝子様変性 …… **78**, 80

硝子様変性組織 …… 83

上唇小帯 …… 38

小舌症 …… 30

小泉門 …… 5

小帯異常 …… 38

指様弾線 …… 105

上方限界運動路 …… **13**, 14

正面頭部エックス線規格写真 …… 52

床用レジン …… 96

初期移動 …… 83

食物残渣 …… 107

初潮 …… 3

歯列弓形態の不正 …… 21

歯列弓周長 …… **47**, 49, 50

——の不足 …… 65

歯列弓長径 …… 47

歯列弓の狭窄 …… 30

歯列弓の変形 …… 28

歯列弓幅径 …… **47**, 48

歯列非対称 …… 28

唇顎口蓋裂 …… 61, **154**

神経系型 …… 1

神経頭蓋 …… 2

診察 …… 41

新生骨 …… 123

唇舌側弧線装置 …… **109**, 133

唇側傾斜 …… **19**, 27

唇側弧線装置 …… 109

唇側線 …… 89, **120**, 121

唇側転位 …… 18

唇側誘導線 …… 92

診断 …… 40

診断用予測模型 …… 51

真鍮線 …… 47

身長の成長曲線 …… 2

心理療法 …… **131**, 133

吸いだこ …… 32

垂直関係の異常 …… 23

垂直ゴム …… **85**, 86, 103

垂直被蓋 …… 16

水平関係の異常 …… 24

水平被蓋 …… 16

睡眠態癖 …… **36**, 37

スウェーデンのバナナ …… 13

スクリュー …… **123**, 124

スクリューキー …… **123**, 124

スクリュータイプ …… 124

ステンレス鋼線 …… 140

ストップループ …… 118

ストレートタイプ …… 27, **43**, 106

ストレートプルタイプ …… 111

ストレートワイヤーブラケット …… 119

スプリングリテーナー …… 142

スペースコントロール …… 133

スペースリゲーナー …… 133

スポットウェルダー …… 100

スマイル …… 42

スライディングプレート …… 112

スレッドタイプ …… 96

成熟型嚥下 …… 35

正常嚥下 …… 36

正常咬合 …… **16**, 61

正常な犬歯関係 …… 26

正常な大臼歯関係 …… 26

生体反応 …… 77

正中口蓋縫合 …… 10, 61, 123, 124, 125

正中矢状平面 …… 45, **46**

正中離開 …… **20**, 29, 33, 35, 37

成長期 …… 62

成長速度曲線 …… 2

成長のピーク …… 3

成長発育 …… 1

——の評価法 …… 3

正貌 …… 42

生理的年齢 …… 3

セカンドオーダーベンド …… 119

セクショナルアーチ …… 118

舌圧 …… 18

舌根沈下 …… 28

舌小帯 …… 38

舌側傾斜 …… **19**, 27

舌側弧線装置……85, 91, 92, 103, **104**, 105, 108, 109, 133
舌側転位……**18**, 31
絶対成長……3
切端咬合……23
切端咬合位……12, **13**
セットアップモデル……**51**, 134
舌突出癖……**33**, 37, 38, 44, 107, 108, 154
舌の訓練……38
舌の肥大……30
セパレーティングエラスティックプライヤー……98
セファログラムコレクション……69
セファロ（グラム）分析……**51**, 69
セプトトミィ……143
セメント……94
セメント芽細胞……**80**, 81
セメント質……80
セラ……53
線維芽細胞……80
穿下性骨吸収……78, 80
前顔面高……60
——の増大……37
線屈曲……97
漸減期……2
線材料……**89**, 92
前歯部開咬……24
前歯部交叉咬合……24
前歯部叢生……66
栓状歯……29
前歯用ブラケット……93
線切断……98
前側頭泉門……5
先天異常疾患……28
前頭蓋底……**6**, 54
尖頭合指症……29
前頭縫合……5
前方限界運動路……**13**, 14
前方咬合位……12, **13**
泉門……5
早期接触……**14**, 44, 63, 64, 131
早期治療……**130**, 143
早期萌出……31
叢生……**20**, 28, 29, 30, 37, 50, 130
相対成長……3
装置の撤去……140
層板骨……80
相反固定……87
束状骨……80
側頭筋……36
側頭骨……6
側頭骨錐体部……5
側頭骨鱗部……5
側貌……27, **42**
側方拡大……82, **107**, 123, 124, 128, 129, 131
側貌型……**43**, 60
側方咬合位……12
側方歯群……31
側方歯の頬側傾斜……**124**, 125
側面頭部エックス線規格写真……52
——による機能分析……63
——の分析……69
——の分析法……56
咀嚼運動路……63
咀嚼筋の訓練……38
咀嚼周期……15

た行

第一急進期……2
第一小臼歯抜歯……68
第一第二鰓弓症候群……28
第一期治療……131
対角ゴム……85, 86
大臼歯バンド……110
大後頭孔……**2**, 5
大後頭孔前縁……7
対称捻転……20
大泉門……5
第二期治療……131
第二急進期……2
第二小臼歯抜歯……68
たわみ……**89**, 91
タングクリブ……**107**, 133, 154
単式弾線……104
単純固定……87
弾性……90
弾性エネルギー……90
弾性限……90
弾性高分子材料……96
弾線……**91**, 92
断続的な力……75
チェーンタイプ……95
チタンモリブデン線……89
チューイングサイクル……15
中顔面……29
——の劣成長……29
中顔面高……60
中心咬合位……12, **13**
中等度の固定……88
チューブ……**93**, 116
長期保定……143
蝶形骨……**6**, 7
蝶形骨間軟骨結合……6
蝶形骨小翼……5
蝶形骨体……5
蝶形骨大翼……5
蝶形篩骨軟骨結合……6
蝶後頭軟骨結合……6
超弾性……91
超弾性合金……91
蝶番運動……13

直接性骨吸収……**79**, 80
直線型……27
治療経過記録……**40**, 41
治療計画の立案……132, 134
チンキャップ……73, 74, 82, 85, 96, 103, **112**, 131, 133, 143, 152
チンキャップタイプ……113
ツイードのアーチベンディングプライヤー……97
ツイストワイヤー……92
強い矯正力……74
強い力……80
低位……**19**, 33
低位唇側転位……19
低位舌……34, **37**, 38
抵抗中心……76
挺出……**76**, 84
低身長……29
ディスクレパンシー……65
停滞期……83
適切な矯正力……83
転位……18
テンションゲージ……100
デンタルエックス線写真……61
デンタルコンペンセーション……**137**, 138, 147, 148
デンタルディコンペンセーション……**137**, 138, 147, 148
トゥースサイズレイシオ……30, 46, **48**, 49
トゥースポジショナー……96, **142**
頭蓋冠……**2**, 5
——の成長……5
頭蓋顔面異骨症……28
頭蓋骨……2
——の骨化……4
頭蓋底……**2**
——の成長……6
——の発生……6
頭蓋底角……54
頭蓋縫合の早期癒合……28
頭部エックス線規格写真……**51**, 52
頭部・顎顔面の成長発育……4
トータルディスクレパンシー……**69**, 71, 134
トーチ……100
凸顔型……27
トランスパラタルアーチ……87, 88, **106**, 112, 114, 123, 125
トリミング……131
トルキングアーチ……92
トルク……**76**, 106, 116
トルコ鞍……2

な行

内臓頭蓋……2
内分泌障害……30
ナジオン……53
軟骨原基……6
軟骨性成長……**4**, 82
軟骨組織……4
軟骨内骨化……**4**, 5, 6
軟骨無形成症……29
軟組織側貌……60
二次性徴……3
二重歯列……154
二態咬合……12
ニッケルアレルギー……96
ニッケルクロム線……89
ニッケルチタン線……**89**, 139, 140
ニッケルチタンワイヤー……91
乳児型嚥下……**35**, 37
乳歯の早期喪失……31
乳歯の晩期残存……**29**, 31
乳歯列期……124, **130**
——の治療……130
——の治療対象……131
——の治療法……131
猫鳴き症候群……28
ネックバンド……96
捻転……**18**, 106
捻転歯……143
脳頭蓋……2
能動素子……120
嚢胞……31
ノギス……47

は行

バードビークプライヤー……97
ハイアングル……112
バイオネーター……13, 73, 82, 103, **127**, 128, 129, 131, 133, 150
ハイプルタイプ……**111**, 149
ハイプルチンキャップ……**112**, 133
歯ぎしり……39
バクシネーターメカニズム……**17**, 18
破骨細胞……4, **78**, 79, 80
鋏状咬合……25
バジオン……53
発育指数……3
バッカルシールド……128
抜歯……**65**, 71, 134, 138, 145
——の適応症……65
——の目的……65
抜歯空隙利用……88
抜歯部位……65, **66**, 134
歯と顎骨の不調和……65
ばねばかり……100
歯の移動しやすさ……84
歯の移動速度……74

歯の移動様式……76
歯の形態異常……28, **29**, 30
歯の骨性癒着……31
歯の先天性欠如……28
歯の萌出異常……30
歯の萌出促進……30
歯の萌出遅延……30
パノラマエックス線写真……60
反対咬合……**24**, 25, 27, 29, 109, 113, 131
バンド……116
バンドコンタリングプライヤー……98
バンド材料……93
バンドシーター……98
バンド追進器……98
バンド撤去……99
バンド賦形鉗子……98
バンドプッシャー……98
バンドリムービングプライヤー……99
ピーソーのプライヤー……97
鼻咽腔疾患……39
光重合照射機……99
鼻呼吸……**26**, 27, 33
非骨格性……134
鼻上顎複合体……7
ひずみ……89
鼻中隔彎曲……**33**, 37
非抜歯……**71**, 134, 138, 148
標準偏差図表……48
ピンカッター……98
貧血帯……**78**, 80
ファーストオーダーベンド……119
ファンクショナルワックスバイト法……64
ブーンのブラケットポジショニングゲージ……99
フェイスボウ……96
フェイスボウタイプ……110
フェイスマスク……96
フェイスマスクタイプ……113
付加装置……87
副耳……28
複式弾線……104
不正咬合……**18**, 29, 36
——の原因……28
——の分類……25
フッ化物徐放性……94
フック……**92**, **94**, 116
不適合修復物……39
不適合補綴装置……39
不動固定……87
部分矯正……131
部分分割セットアップモデル……51
プラーク……107
ブラキシズム……39
ブラケット……**93**, 116, 140
ブラケットスロット……116
ブラケット撤去……99
ブラスワイヤー……92
ブラッシング指導……154
フランクフルト下顎下縁平面角……33, 37, **57**, 58, 69
フランクフルト平面……27, 45, 46, 52, **55**
平行模型……**45**, 46
閉鎖経路……**14**, 63
閉鎖路……**14**, 63
ヘッドギア……73, 74, 82, 85, 87, 88, 103, **110**, 112, 114, 133, 149
ヘッドキャップ……96, **112**
ヘッドプレートコレクション……69, **70**
ベネット運動……15
ヘリカルループ……118
ヘリックス……124
偏心咬合位……12
縫合……5
縫合性成長……**4**, 5, 9
縫合部……9, 82
萌出位置異常……30
萌出スペース……30
萌出遅延……**28**, 30, 31
ボウタイプ……113
ホウのプライヤー……99
ボールクラスプ……92
保隙……131
保隙装置……96, **105**, 133
ポゴニオン……43, **53**
母指吸引癖……**32**, 37, 108, 131
母指尺側種子骨……**3**, 62
補助弾線……89, **104**
——の活性化……105
ポッセルトの図形……**13**, 14
保定……113, 140, **141**
保定装置……96, 105, 141, **142**, 143
ポリオン……53
ポリゴン図表……**56**, 57
ホリゾンタルループ……118
本格矯正……131

ま行

埋伏歯……**28**, 61
膜性頭蓋骨……6
膜内骨化……**4**, 5, 6
マクロファージ……79
末端肥大症……30
丸型線……92
マルチブラケット装置……103, **116**, 131
耳の形態異常……28

ムシャーンのバンドコンタリングプライヤー……98
無舌症……30
メチルメタクリレート……96
メントン……53
模型計測……46
模型分析……69
モスキートプライヤー……99
問題志向型診療システム……40
問題リスト……41

や行

ヤングのプライヤー……97
ユーティリティプライヤー……99
誘導線……**125**, 127
誘導面……**126**, 127
癒合歯……**29**, 30, 49
癒着歯……29
指しゃぶり……37
翼状捻転……20
抑制矯正……**131**, 132
翼突下顎縫線……17
予防矯正……131
弱い矯正力……74
弱い力……80

ら行

ラウンドワイヤー……116, **118**
ラップアラウンドリテーナー……142
ラビアルアーチ……109
ラビアルパッド……128
ラビオリンガルアーチ……**109**, 133
ラムダ縫合……5
リーウェイスペース……30
リガチャータイイングプライヤー……99
リガチャーディレクター……99
リクワイアードアーチレングス……49, **50**
リップバンパー……73, 74, 87, 103, **129**
リテーナー……108
リバースタイプ……106
リンガルアーチ……**104**, 109, 112, 123, 133, 143
リンガルボタン……94
リン酸亜鉛セメント……94
隣接歯の傾斜……29
類骨……80
類セメント質……80
ループ……90, **117**, 118
ループフォーミングプライヤー……97
レクタンギュラーワイヤー……116, **118**, 140
レジリエンス……90
レジン強化型グラスアイオノマーセメント……94
レジン床……124
レジンボタン……106
レジンリムーバー……99
レベリング……**118**, 139
連続弾線……105
連続抜去法……71
弄唇癖……**32**, 37
弄舌癖……**33**, 37, 131
ローアングル……112

わ行

矮小歯……**29**, 30, 49
ワイヤー……123
ワイヤー交換……100
ワイヤーニッパー……98

数字

1 歯対 2 歯……16
18-8 ステンレス鋼線……89
II 級ゴム……13, 85, **86**, 87, 103
III 級ゴム……85, **86**, 87, 103, 109

欧文

A（点）……53
A-B 平面角……57, **58**
ANB（角）……27, 57, **58**, 132, 134
anchorage……84
anchorage loss……84
Angle I 級……26, **27**, 43, 66, 71, 120, 121, 128, 139
Angle II 級……12, **27**, 43, 66, 67, 68, 120, 122, 128, 129, 133
Angle II 級 1 類……26, **27**, 126, 127, 128
Angle II 級 2 類……26, **27**, 154
Angle III 級……26, **27**, 43, 67, 128
Angle の不正咬合の分類……**25**, 26, 27, 43
ANS……**53**, 59
Apert 症候群……28
Ar……53
arch length……47
arch length discrepancy……49
arch width……47
B（点）……53
Ba……53
basal arch length……45
basal arch width……45
Beckwith-Wiedemann 症候群……29
Begg タイプリテーナー……122, **142**
Begg ブラケット……94

Begg 法……118
Bimler のアダプター……103
Bis-GMA 系……94
Cd……53
Co-Cr 線……89
Coffin の拡大装置……124
condyle……53
Crouzon 症候群……28
DAI……45
dental aesthetic index……45
Down 症候群……28
E-line……**43**, 44, 60
EMG 症候群……29
esthetic line……43
FH 平面……55
FH 平面に対する下顎下縁平面角……57
FH 平面に対する下顎中切歯歯軸傾斜角……69
FH 平面に対する上顎中切歯歯軸傾斜角……**57**, 58
FMA……27, 33, 57, **58**, 69, 112, 122, 133, 135
FMIA……57, **58**, 69
——の理想値……69
Fränkel 装置……73, 82, 103, **128**, 129, 133
Gn……53
Go……53
Goldenhar 症候群……28
Hawley タイプリテーナー……122, **142**
Ii……53
IMPA……57, **58**, 69
Is……53
IVRO……136
J フックタイプ……111
Köle 法……136
Marfan 症候群……29
Me……53, 59
MFT……**38**, 131, 133, 143, 154
MMA 系……94
Mo……53
MRI……62
MTM……131
N……53
Nance のホールディングアーチ……87, 88, **106**, 108, 112
Ni-Cr 線……89
Ni-Ti 線……89
Obwegeser-Dal Pont 法……137
Or……53
PAR Index……45
peer assessment rating index……45
Pierre Robin 症候群……28
PNS……53
Po……53
Pog……53
POS……40
Ptm……53
Robin シークエンス……28
Russell-Silver 症候群……28
S……**53**, 59
Scammon の臓器別発育曲線……1
Simon の顎態診断法……46
Simon の顎態模型……46
Simon の三平面……45
SNA（角）……57, **58**, 133, 134, 135
SNB（角）……57, **58**, 129, 133, 134, 135
SNP 角……58
SN 平面……**55**, 59
SN 平面に対する下顎枝傾斜角……**57**, 58
SOAP……**40**, 41
Spee 彎曲……**17**, 70
——の除去……138
——の平坦化……70
SSRO……136
Steiner の抜歯基準……71
ST ロック……**94**, 104
Thompson 法……63
Ti-mo 線……89
tooth size ratio……48
Treacher Collins 症候群……28
Turner 症候群……28
Tweed の三角……69
Tweed の準備固定……87
Tweed の抜歯基準……**69**, 134
V 字型歯列弓……21
Wassmund 法……136
Wunderer 法……136
Y-axis……55
Y 軸……55
Y 軸角……57, **58**

【著者略歴】

清《し》水《みず》典《のり》佳《よし》

1977 年　日本大学歯学部卒業
1982 年　日本大学大学院松戸歯学研究科修了
2003 年　日本大学歯学部教授
2018 年　日本大学歯学部特任教授
2023 年　日本大学名誉教授　歯学部歯科矯正学講座，現在に至る

鈴《すず》木《き》里《り》奈《な》

2005 年　日本大学歯学部卒業
2009 年　日本大学大学院歯学研究科修了
2013 年　日本大学歯学部助教
2018 年　一番町矯正歯科院長，現在に至る

歯科国試パーフェクトマスター
歯科矯正学 第2版　ISBN978-4-263-45874-7

2016 年 12 月 10 日　第 1 版第 1 刷発行
2020 年 3 月 25 日　第 1 版第 4 刷発行
2022 年 6 月 10 日　第 2 版第 1 刷発行
2024 年 5 月 10 日　第 2 版第 2 刷発行

著　者　清　水　典　佳
　　　　鈴　木　里　奈
発行者　白　石　泰　夫

発行所　**医歯薬出版株式会社**

〒113-8612　東京都文京区本駒込 1－7－10
TEL.（03）5395－7638（編集）・7630（販売）
FAX.（03）5395－7639（編集）・7633（販売）
https://www.ishiyaku.co.jp/
郵便振替番号 00190－5－13816

乱丁，落丁の際はお取り替えいたします　印刷・あづま堂印刷／製本・皆川製本所

© Ishiyaku Publishers, Inc., 2016, 2022. Printed in Japan

本書の複製権・翻訳権・翻案権・上映権・譲渡権・貸与権・公衆送信権（送信可能化権を含む）・口述権は，医歯薬出版(株)が保有します.

本書を無断で複製する行為（コピー，スキャン，デジタルデータ化など）は，「私的使用のための複製」などの著作権法上の限られた例外を除き禁じられています．また私的使用に該当する場合であっても，請負業者等の第三者に依頼し上記の行為を行うことは違法となります.

JCOPY ＜出版者著作権管理機構 委託出版物＞
本書をコピーやスキャン等により複製される場合は，そのつど事前に出版者著作権管理機構（電話 03-5244-5088，FAX 03-5244-5089，e-mail：info@jcopy.or.jp）の許諾を得てください.